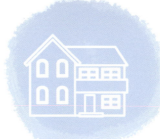
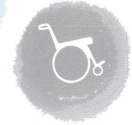

訪問
リハビリテーション
アドバイスブック

監修
青山朋樹
京都大学大学院医学研究科 人間健康科学系専攻
リハビリテーション科学コース 理学療法学講座 運動機能開発学分野 准教授

高橋紀代
篤友会リハビリテーションクリニック 院長

編集
辰巳昌嵩
京都大学大学院医学研究科 人間健康科学系専攻
リハビリテーション科学コース 理学療法学講座 運動機能開発学分野

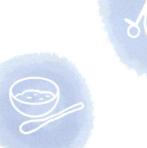
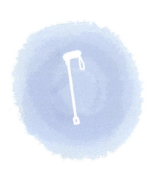

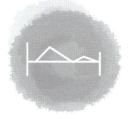

MEDICAL VIEW

Advice Book for Home-Visit Rehabilitation
(ISBN 978-4-7583-1914-0 C3047)

Chief Editors: Tomoki Aoyama
　　　　　　　Noriyo Takahashi
Editor: Masataka Tatsumi

2018. 4. 1　　1st ed

©MEDICAL VIEW, 2018
Printed and Bound in Japan

Medical View Co., Ltd.
2-30 Ichigayahonmuracho, Shinjyukuku, Tokyo, 162-0845, Japan
E-mail　ed@medicalview.co.jp

監修のことば

「リハビリテーションは，能力低下やその状態を改善し，障害者の社会的統合を達成するためのあらゆる手段を含んでいる。リハビリテーションは障害者が環境に適応するための訓練を行うばかりでなく，障害者の社会的統合を促す全体として環境や社会に手を加えることも目的とする。そして，障害者自身・家族・そして彼らの住んでいる地域社会が，リハビリテーションに関するサービスの計画と実行に関わり合わなければならない」がWHOのリハビリテーションの定義であることは誰もが知っています。しかしながら病院でリハビリテーションを行っているときに，行っていることと定義との間に少し隔たりがあると感じることはないでしょうか？もちろん対象者本人および家族から退院後の希望の聞き取り，ゴールの設定，退院後の生活を想定してのトレーニング，家屋調整など社会生活適応のためにさまざまな工夫はしていると思います。しかし期日や機能が決められた現代のリハビリテーションシステムのなかにおいては，実施内容が全体の一部にすぎないと考えるときもあろうかと思います。

それに比べて訪問リハビリテーションの現場においては，対象者の機能を維持するだけでなく，在宅という環境に適応するべき機能を新たに付加し，対象者自身および家族の生活環境や地域環境に手を加え，ときには急性増悪対応をするという定義そのものの働きを求められます。したがってセラピストは極めて広い領域をカバーしなければならず，幅広い技術，知識を駆使することとなります。バイタルサイン，排泄状況，服薬状況などの医学的アセスメント，専門外であっても理学療法，作業療法，言語聴覚療法のそれぞれのスキル，家族や地域社会でのコミュニケーション状況や活動性の把握なども必要です。すなわちセラピストとしての専門的領域を超えて，他の専門職領域への対応が求められるということです。ここで重要なのはすべての評価，処置や療法を1人で抱え込むということではなく，これまで以上に他職種連携を機能的に行うことを認識しなければならないということです。必要なときに必要なバトンを最も適切な形で他の専門職に手渡す「プロフェッショナル」のリレーのプレーヤーでなければなりません。現代の病院内において医療専門職は高度に細分化されていることから，自分のテリトリー以外への関心が希薄になり，さまざまな場面で各専門職間の無関心領域が生じてしまい，ときどきバトンミスが生じます。しかし1人で向き合う訪問リハビリテーションの現場においてはそのような空白地帯は許されません。それを防ぐためには他の専門職が行う評価，処置，療法を，教科書的な知識だけでなくその意味するところや運用方法などまできちんと理解しておく必要があります。訪問リハビリテーションには大きな責任と高い人間力が求められますが，本書において他の専門職の方々に記載していただいた内容を理解することが最初の一歩になるのではないでしょうか。

2018年2月

青山朋樹

高橋紀代

編集のことば

　現在，日々推移している日本社会の人口分布とともに在宅医療のニーズは高まっており，国も地域包括ケアシステムの推進に努めている。

　そして，訪問リハビリテーション（以下，訪問リハ）が在宅医療の重要な一端を担い，これに携わるセラピスト（理学療法士，作業療法士，言語聴覚士）には非常に高度な能力が求められている。なぜなら，訪問リハは基本的に単独で赴き実施する必要があるなか，対象者の疾患・病期はさまざまであるため，幅広い知識をもって，個人に留まらず家庭や入居施設，周辺の人々や環境による多様かつ個別性の高い対応を行うことが求められるからである。多様な環境下において，提供するリハビリテーションの質の担保を大前提とし，バイタルサインのチェックや吸痰，口腔ケア，褥瘡管理，排泄ケアなどの知識や技術も求められることがある。それはつまり，ときにはセラピストが直接実施する領域ではない課題にも取り組む必要が生じる現場だということである。当然，セラピストとしてすべての医学的対処を単独で行う必要はないが，領域外のトラブルに遭遇しても，現状分析と的確な職種に連絡を行い，最良の状態で引き継ぐ対処がとれるように努める必要がある。

　さらに，制度やケアプラン，福祉用具導入の選定に住宅改修への助言や相談，ときには受診の促しなど，在宅医療を望む対象者の生活を包括的にサポートする役割が求められる。

　つまり，在宅におけるセラピストは，病院や施設などの多くの医療機関において提供しているアプローチに加えて，分業として他部署が担っていた分野の知識も必要となる可能性があり，より多角的な視野で物事を捉える能力と生命維持にかかわる全身状態の評価・対応が可能となる総合的な能力が強く求められるということである。

　このような状況を踏まえ，訪問リハに携わるセラピストを対象に，現場でのあらゆるケースに対応できるための知識，技術を解説し，現場における応用力・柔軟性・実践力を養う一助とすることを目的に本書は企画された。

　本書は，セラピストとそれ以外の医療従事者の相互理解の向上および他職種が在宅においてセラピストに求めるかかわり方を網羅するために，全6部25章59節で構成した。

　Ⅰ部では訪問に携わるセラピストが担保すべき「基本技能」として，セラピストに求められる特性と働き方，コミュニケーション手法からチームアプローチを行う他職種について掲載した。Ⅱ部では在宅でのリハビリテーションが安全に遂行されるうえで踏まえておきたい「評価とアセスメント」として，評価のポイントとアセスメントの実践的なサイクル，さらに在宅における小児分野の特性について解説した。

また，在宅医療は病期で役割がある程度区分された医療機関とは異なり，症状が安定してから退院準備を経て在宅や入居施設への退院に至るケースから，経済的な問題などにより離床開始と退院がほぼ同時期となるケースまでさまざまな状況で在宅医療にシフトしてくる。そして，介入中においても緊急性の高い症状変化に遭遇し，再度医療機関へつなぐケースもある。この特異性を踏まえ，Ⅲ～Ⅴ部は，より実際の現場を意識した内容で構成する。Ⅲ部では在宅における「リスク管理と緊急時対応の技能」として，緊急時に適切な対応をとるための確認事項および薬剤知識，集中的介入が求められる時期とその対応について掲載した。

　Ⅳ部では「環境へのアプローチ」として，対象者の置かれている状況に沿って行われるべき環境調整や計画立案と変更に携わり，その際留意すべき内容と情報共有方法の基礎と実践，療育的ケア，対象者の地域性における工夫について掲載した。Ⅴ部では「身体ケア技能」として，排泄や清拭，創部ケアや口腔ケア，水分摂取や栄養状態の管理などの生命活動や尊厳にかかわるケアにおける理解を深め，より他職種との連携が円滑に行われるための具体的な方法を提示した。

　最後に，全体の流れを受けⅥ部では包括的で実践的な「総合的アプローチ」として，筋力増強や可動域訓練，転倒予防，ADL動作訓練における基本を踏まえ，さらに在宅現場で重点的に考慮しなければならないポイントを提示した。また，日本各地や海外の現場で経験のある筆者達のコラムも各章の末尾に添えることで，現場の実例から学んだ実践的な臨場感のある事例として提示した。

　各項の執筆においては，訪問現場で活躍しているセラピスト（理学療法士／作業療法士／言語聴覚士）を中心に，医師，看護師，介護福祉士，歯科衛生士，薬剤師，管理栄養士，保健師，義肢装具士，社会福祉士，介護支援専門員や相談支援専門員にも協力いただき，より多角的な視点に配慮した。また，「訪問リハビリテーションをうける人」を表す用語として「患者」「要介護者」などの表現があるが，本書においては，基本的に「対象者」に統一し，文脈により「要介護者」等の表現を用いている。

　本書を訪問リハの現場でご活用いただき，セラピストをはじめとする医療従事者にとっては日々の在宅医療がよりよくなるアドバイスブックとなり，対象者にとってはより質の高いサービスが受給される一端を担えればと願う。

2018年2月

辰巳昌嵩

執筆者一覧

■監修

青山朋樹	京都大学大学院医学研究科 人間健康科学系専攻 リハビリテーション科学コース 理学療法学講座 運動機能開発学分野 准教授
高橋紀代	篤友会リハビリテーションクリニック 院長

■編集

辰巳昌嵩	京都大学大学院医学研究科 人間健康科学系専攻 リハビリテーション科学コース 理学療法学講座 運動機能開発学分野

■執筆者（掲載順）

辰巳昌嵩	京都大学大学院医学研究科 人間健康科学系専攻 リハビリテーション科学コース 理学療法学講座 運動機能開発学分野
阿毛裕理	株式会社 AAパートナーズ CEO & Founder
片桐辰徳	株式会社 Think Life
藤本修平	株式会社 豊通オールライフ 新規事業開発部 新規事業グループ
光武誠吾	東京都健康長寿医療センター研究所 福祉と生活ケア研究チーム
高橋紀代	篤友会リハビリテーションクリニック 院長
八木街子	自治医科大学 看護学部 基礎看護学／看護師特定行為研修センター 講師
宇野雄祐	株式会社 Luxem 介護事業部 Luxemデイサービス
杉田 翔	株式会社 Luxem 介護事業部 Luxemデイサービス
三好早苗	竹原・豊田地区地域歯科衛生士会
山﨑真一	協和ケミカル株式会社 在宅薬局事業部
奥村圭子	杉浦医院／地域ケアステーション はらぺこスパイス
川場康智	株式会社 小豆澤整形器製作所
東田全央	大阪大学大学院 人間科学研究科
今枝敬典	社会医療法人 愛生会 愛生居宅介護支援事業所
倉田昌幸	医療法人 松徳会 花の丘病院
木村圭佑	医療法人 松徳会 花の丘病院
羽田真博	株式会社 AGRI CARE
岩田研二	医療法人 松徳会 花の丘病院
青山朋樹	京都大学大学院医学研究科 人間健康科学系専攻 リハビリテーション科学コース 理学療法学講座 運動機能開発学分野 准教授
藤田美和子	京都博愛会病院 リハビリテーション科
嶋本尚恵	協和ケミカル株式会社 総合ケア在宅支援事業部
杉浦 徹	株式会社 いやしの心
三木貴弘	札幌円山整形外科病院 リハビリテーション科
朝倉健太郎	社会医療法人 健生会 大福診療所所長
尾畑翔太	協和ケミカル株式会社 総合ケア在宅支援事業部
中川征士	株式会社 Community Management 代表取締役
大場やよい	社会福祉法人 ふれ愛名古屋 重症児者相談支援ルピナス
上野多加子	特定非営利活動法人 まいゆめ 重症児デイサービスmiki
森下元賀	吉備国際大学 保健医療福祉学部 理学療法学科 准教授
小泉裕一	東京都神津島村保健センター
小口妃小江	協和ケミカル株式会社 総合ケア在宅支援事業部
園山真弓	篤友会リハビリテーションクリニック
池田耕二	大阪行岡医療大学 医療学部 理学療法学科 准教授
大浦智子	星城大学 リハビリテーション学部 リハビリテーション学科 作業療法学専攻 講師
鳴尾彰人	篤友会リハビリテーションクリニック
樺元大輝	篤友会リハビリテーションクリニック
南條拓也	篤友会リハビリテーションクリニック
田代雄斗	京都大学大学院医学研究科 人間健康科学系専攻 リハビリテーション科学コース 理学療法学講座 運動機能開発学分野

CONTENTS

I部　基本技能

1章　訪問セラピストの特性

1. 訪問リハに必要な資質や視点 … 辰巳昌嵩　2
- 訪問リハに求められること …… 2
- 訪問セラピストの特性と視点 …… 3
- 医療機関と訪問リハにおけるセラピストの役割の違い …… 11
- 在宅でのセラピストと対象者およびその家族との関係の変化 …… 12
- 環境面での工夫の必要性 …… 13

2. セラピストが地域で発揮すべき5W1H … 阿毛裕理　6
- Why—多職種協働の課題と重要性 …… 6
- What—多職種連携においてセラピストが発信すべきこと …… 7
- When—セラピストが介入すべきタイミング …… 7
- Where—地域での役割発揮の場 …… 7
- Who—セラピストがかかわる職種 …… 8
- How—セラピストの役割発揮方法 …… 8

3. 訪問リハにかかわるセラピストに求められる働き方－事例紹介を中心に－ … 片桐辰徳, 辰巳昌嵩　10
- 医療機関のリハと訪問リハの目的の違い …… 10

4. 訪問リハにおけるヘルスコミュニケーション … 藤本修平　16
- ヘルスコミュニケーションとは …… 16
- インフォームド・コンセントとshared decision making (SDM) …… 16
- shared decision makingの9 steps …… 17
- 治療意思決定におけるコミュニケーションツールの紹介 …… 19
- 診療ガイドラインを用いたSDMのすすめ …… 19
- コラム①訪問リハ，訪問看護ステーションからのセラピストによる訪問リハの提供実態 … 光武誠吾　23

2章　関連職種とチームアプローチ －在宅での各職種の働きと他職種がセラピストに求めること－

1. 医師 … 高橋紀代　28
- 訪問リハを検討する理由 …… 28
- 訪問リハ開始時期の見極め …… 28
- 訪問セラピストと共有したい情報 …… 29

2. 看護師 … 八木街子　32
- 在宅での看護師の働きと他職種との協働 …… 32
- 他職種がセラピストに求めること …… 32

3. 介護福祉士 … 宇野雄祐, 杉田 翔, 藤本修平　36
- 介護福祉士の働き …… 36
- 在宅介護における介護士と他職種の連携 …… 37
- 訪問セラピストに期待すること …… 38

4. 歯科医師, 歯科衛生士 … 三好早苗　41
- 歯科衛生士の在宅訪問にかかわる制度 …… 41
- 在宅訪問における歯科医師, 歯科衛生士の役割 …… 41
- 在宅における歯科衛生士の働き方―事例紹介― …… 42
- セラピストに期待する連携 …… 44

5. 薬剤師 … 山﨑真一　45
- 薬剤師による訪問薬剤管理指導業務について …… 45
- 薬の心身への影響 …… 45
- リハを安全・有効に行うために …… 46

6. 管理栄養士 … 奥村圭子　48
- 在宅における管理栄養士の働きの仕組み …… 48
- 訪問栄養士の活動目的と活動の現状 …… 48
- 訪問栄養士と多機関多職種協働 …… 49
- 同じ在宅医療にかかわる管理栄養士として，

訪問セラピストに期待する連携 ………………… 50

7. 保健師の役割と在宅におけるセラピストへの期待 …………………………… 阿毛裕理 52
保健師とは ………………………………………… 52
在宅医療における保健師の役割 ………………… 52
保健師，セラピスト，多職種における連携の実際 …………………………………………………… 54
在宅医療のコーディネート機能における課題とセラピストに期待する役割と課題 ………………… 55

8. 義肢装具士 ……………………… 川場康智 57
在宅対応の現状 …………………………………… 57
装具環境改善に向けたチームアプローチ ……… 58
装具の耐用年数と装具ノート …………………… 58
破損の具体例と危険度 …………………………… 59
装具の支給制度 …………………………………… 59

再作製に向けてのアドバイス …………………… 61

9. 社会福祉士，ソーシャルワーカー ……………………………………… 東田全央 62
ソーシャルワーカーによる地域実践と協働 …… 62
連携における視点と課題 ………………………… 64
地域連携の実践事例：えっころネット ………… 64

10. 介護支援専門員（ケアマネジャー） ……………………………………… 今枝敬典 67
ケアマネジメントとは …………………………… 67
支援の実際〜訪問セラピストとのかかわり〜 ………………………………………………………… 70
多職種連携 ………………………………………… 71
コラム② 自治体，クリニック，家族から捉えた訪問リハのあり方 ……………… 倉田昌幸 73

3章　日々の情報共有方法と担当者会議のポイント

1. 目標設定 ………………………… 木村圭佑 76
目標設定の必要性 ………………………………… 76
目標設定時に留意すべきポイント ……………… 77
サービス担当者会議におけるポイント ………… 79

コラム③ 職種間および機関における相互の関係性とコミュニケーションの重要性 ……………………………………… 羽田真博 82

Ⅱ部　評価とアセスメント技能

1章　評価とアセスメント：総論

1. バイタルチェック ……………… 岩田研二 88
体温 ………………………………………………… 90
血圧 ………………………………………………… 90
脈拍 ………………………………………………… 91
呼吸 ………………………………………………… 91

2. 情報収集 ………………………… 岩田研二 93
情報収集のポイント ……………………………… 93
訪問リハ提供前 …………………………………… 95

訪問リハ提供時 …………………………………… 97
訪問リハ終了時 …………………………………… 98

3. 問診から対象者・家族における真のニーズを引き出すコツ ……………… 岩田研二 99
コミュニケーションのテクニック ……………… 99
主訴，ニーズとは何なのか …………………… 100
人間作業モデルから考えるニーズを聴取する質問例 ……………………………………………… 100

2章　評価とアセスメント：実践

1. SPDCAサイクル ……………………………… 青山朋樹，藤田美和子 107
リハマネジメントにおける評価の考え方 …… 107

SPDCAサイクルにおける各種評価 …………… 108

3章　小児

1. 小児分野で訪問リハが介入する経緯／身体状況と発達段階 ……… 嶋本尚恵　112
　小児在宅医療の現状 …………………………… 112
　小児訪問リハの対象 …………………………… 112
　小児訪問リハの役割 …………………………… 112
　各発達段階におけるかかわり ………………… 114

2. 発達段階を踏まえた福祉用具の選定／医療的ケアとその工夫 ……… 嶋本尚恵　116
　発達段階を踏まえた福祉用具の選定 ………… 116
　介入時に注意すべき医療的ケア ……………… 117
　症例紹介 ………………………………………… 118
　コラム④ 介護支援専門員（ケアマネジャー）資格を取得する過程で理学療法士が学んだこと
　………………………………………… 杉浦　徹　121

Ⅲ部　リスク管理と緊急時対応の技能

1章　リスク管理とリハのバランス

1. レッドフラッグ徴候を含む疾患において留意すべき症状 ……………… 三木貴弘　124
　レッドフラッグ（red flags）………………… 124

2章　緊急／事故対応

1. 各種トラブル対応 ……………… 朝倉健太郎　128
　トラブルが生じた際，セラピストに求められる役割
　………………………………………………… 128
　情報共有の重要性 ……………………………… 130
　本人や家族の思い，期待を踏まえた理解 … 130
　個々のトラブルへの対応：まず何をすべきか？
　―3つのモードを意識する― ………………… 131

2. 医療機器の管理・使用法の指導と機器トラブル時の対処法 ……………… 尾畑翔太　138
　吸引器 …………………………………………… 138
　在宅酸素療法（home oxygen therapy；HOT）
　…………………………………………………… 140

3. 緊急時対応における記録と報告
　……………………………………… 尾畑翔太　144
　記録 ……………………………………………… 144
　報告 ……………………………………………… 146

3章　集中的介入

1. 医療ニーズの高い療養者に対する訪問リハ
　……………………………………… 中川征士　148
　医療ニーズの高い在宅療養者と在宅医療の推進
　…………………………………………………… 148
　在宅移行期における訪問リハ―どの時期からかかわるべきか？― …………………………… 148
　緩和ケアにおける訪問リハ―最期までリハビリテーションは必要か？― ………………… 150
　医療依存度の高い要援助者への支援の実際
　―訪問看護ステーションの支援を例に― …… 151

4章　知っておくべき薬剤知識

1. 知っておくべき薬剤知識 ……… 高橋紀代　154
　リハ実施患者で使用されていることが多い薬剤の注意点 ……………………………………… 154
　精神科の薬 ……………………………………… 154
　内科の薬 ………………………………………… 155
　整形外科，その他の薬 ………………………… 158
　訪問リハ場面で特に注意が必要な副作用 … 159
　重篤副作用 ……………………………………… 159
　転倒 ……………………………………………… 159
　薬剤性パーキンソニズム ……………………… 159
　コラム⑤ 現場で遭遇するトラブルとその対応
　………………………………………… 朝倉健太郎　165
　コラム⑥ 医療機器，物品がない場合の対応の工夫
　…………………………………………… 岩田研二　166

Ⅳ部　環境へのアプローチ技能

1章　参加・活動レベルと生活範囲の捉え方

1. 参加・活動レベルと生活範囲の捉え方
　　　　　　　　　　　　　　　　　杉浦　徹　170
　「活動」「参加」が求められる背景 ………… 170
　訪問リハにおける「活動」「参加」と生活範囲の捉え方 ………………………………………………… 170

2章　ケアプランにおける訪問リハ

1. ケアプランにおける訪問リハのあり方
　　　　　　　　　　　　　　　　　中川征士　173
　ケアマネジメントとわが国における導入の背景 … 173
　　　　　　　　　　　　　　　　　　　　　173
　ケアマネジメントにおけるケアプラン ………… 173
　訪問リハのあり方 …………………………… 174

3章　住環境評価と住宅改修へのかかわり方

1. 住宅改修の基礎と応用 ……… 杉浦　徹　176
　住環境評価の捉え方とかかわり方 ………… 176
　住宅改修に関する制度 ……………………… 177

4章　家族の介護負担／介護能力

1. 人的介入 …………………… 杉浦　徹　179
　介護者となる家族の捉え方 ………………… 179
　介護負担を抱える家族へのかかわり方 ……… 180

5章　小児対象者における環境設定へのかかわり

1. 発達過程と就学・就労にかかわる変化とその対応について ………… 大場やよい　182
　相談支援とは ……………………………… 182
　相談支援専門員について ………………… 182
　障害児支援利用計画書の詳細 …………… 182
　在宅生活に向けて ………………………… 182
　在宅の概念 ………………………………… 183
　セラピストとの連携 ………………………… 183
　情報共有の大切さ ………………………… 183

2. 療育的ケア／福祉サービスと制度について
　　　　　　　　　　　　　　　　　上野多加子　184
　障害をもつ子どもとのかかわり …………… 184
　児童発達支援 ……………………………… 185
　放課後等デイサービス …………………… 186
　機能訓練担当員としての連携 …………… 186
　今後の展望と課題 ………………………… 187

6章　対象者における近隣の医療・介護資源

1. 大都市型 ………… 杉田　翔, 藤本修平　189
　訪問リハにかかわる医療・介護サービスの種類とメリット・デメリット ………………………… 189
　都市部における訪問リハの課題 …………… 190
　訪問リハの課題に関する自治体レベルでの対応策 ……………………………………………… 191

2. 中規模型（小規模から中規模の都市）
　　　　　　　　　　　　　　　　　森下元賀　194
　小規模から中規模都市の課題とサービス提供にあたってのデメリット ………………………… 194
　小規模から中規模都市のサービス提供にあたってのメリット ………………………………… 195
　岡山県の実情 ……………………………… 195
　中山間地域等に居住する者への介護保険点数の加算 ……………………………………… 196
　小規模から中規模都市の課題への対策方針
　　　　　　　　　　　　　　　　　　　　　197
　小規模から中規模都市の課題に対するセラピストの役割 …………………………………… 197
　岡山県における実例 ……………………… 200

3. へき地型 .... 小泉裕一 201
　へき地・過疎地域の定義 201
　へき地の訪問リハの資源 201
　へき地における医療・介護サービスのメリット・
デメリット 202
コラム⑦へき地医療での理学療法士のかかわり
方の工夫 .... 小泉裕一 205

V部　身体ケア技能

1章　身体ケア

1. おむつ交換と清拭 .... 羽田真博 208
　おむつ交換 208
　清拭 209

2. 創傷ケア，管理，保湿 ..... 小口妃小江 214
　環境 214
　高齢者の皮膚の特徴 214
　スキンケア 215
　創傷への対応 216

3. 胃瘻・人工肛門の管理とケア
.... 小口妃小江 218
　胃瘻と人工肛門の違い 218
　人工肛門（ストーマ） 220

4. 口腔ケア .... 三好早苗 223
　セラピストができる口腔の観察のポイント 223
　在宅療養者にみられる口腔の諸症状に対するセラ
ピストができる対処法 225

5. 体位変換とポジショニング
.... 岩田研二 230
　姿勢の評価 231
　上方移動 231
　スライディングシートを使用した方法 232
　介助グローブを使用した横移動 233
　介助のヒント 234
　ポジショニング 235
　福祉用具の活用 237

6. 座位と移乗動作 .... 岩田研二 238
　座位 238
　　座位姿勢の評価 238
　　座位能力の選択基準 239
　　番外編：排便時の座位姿勢 240
　移乗 240
　　立ち上がり動作準備期の確認 240
　　3つのバランスで考える 241
　　福祉用具の活用 242

2章　管理と指導

1. 水分摂取量の管理と指導の留意点
.... 羽田真博 244
　脱水の定義 244
　症状および徴候 244
　脱水の予防 245
　脱水症の治療 246
　脱水リスクを伴う薬剤 246

2. 服薬状況の管理と指導の留意点
.... 羽田真博 248
　求められるセラピストになるための姿勢〜チーム
メンバーとして〜 248
コラム⑧感染対策−サービス付高齢者住宅等の
環境− .... 園山真弓 251
コラム⑨終末期／ターミナル患者と，その家族
に対する訪問スタッフ（セラピスト）のあり方
.... 池田耕二 254

VI部　総合アプローチ技能

1章　筋力維持・増強

1. 筋力維持・増強 .... 大浦智子 260
　筋力維持の工夫 261
　筋力増強訓練の選択 262

2章　関節可動域の維持と改善／疼痛管理

1. 関節可動域訓練 …………… 大浦智子　266
ROMに影響する因子と最終域感，ROM制限 ……………………………………………… 266
ROM改善のための直接的アプローチ ……… 267
ROM改善のための間接的アプローチ ……… 268

3章　転倒予防および転倒時対応

1. 転倒予防および転倒時対応
……………………………… 大浦智子　270
転倒予防 ……………………………………… 270
転倒時の対応 ………………………………… 273

4章　ADL動作へのアプローチ

1. 慢性痛を有する高齢者に対するリハの視点
………………………………… 鳴尾彰人　276
介入初期－まずは信頼関係を築くことから …… 276
リハアプローチ ……………………………… 278
薬物療法について …………………………… 280

2. 食事 ………………………… 樺元大輝　282
食前評価の視点 ……………………………… 282
食事評価の視点 ……………………………… 285
食後評価の視点 ……………………………… 288

3. 排泄 ………………………… 南條拓也　290
アプローチ・評価の視点 …………………… 290
訪問リハの実際 ……………………………… 291
夜間の排泄について ………………………… 292

4. 入浴 ………………………… 南條拓也　293
評価・アプローチの視点 …………………… 293
事業所連携について ………………………… 294
環境設定ついて ……………………………… 294
意外と便利で実用的な入浴関連の福祉用具など
…………………………………………………… 295

5章　高次能機能障害への対策

1. 高次脳機能障害と生活管理
………………………………… 園山真弓　297
日常生活でどんな症状が問題となるか ……… 297
介入を行ううえでの必要なポイント ……… 298
訪問リハの実際 ……………………………… 299

6章　住環境の調整方法

1. 住環境整備の具体例 ……… 園山真弓　303
住環境整備を行ううえでの考え方 ………… 303
ケアマネジャーや他職種との連携を図るタイミング
…………………………………………………… 305
住環境整備の実際 …………………………… 306

7章　外出

1. 外出支援を行う際に必要な視点
………………………………… 鳴尾彰人　309
外出に影響を与える要因 …………………… 309
外出方法を検討する際の考え方 …………… 310
実際に外出する前の準備 …………………… 310
外出支援のフォローアップ ………………… 311

コラム⑩ 在宅リハと障害者スポーツのかかわり
………………………………… 田代雄斗　312
コラム⑪ 開発途上国と国内地域医療との繋がり
………………………………… 辰巳昌嵩　316

索引 …………………………………………… 320

- 本書掲載の患者様の画像は，撮影・掲載にあたりご本人様もしくはご家族様より原則許諾を得ており，患者様が特定できないよう細心の注意を払っております．
- 患者様以外の人物写真につきましては，健常者のモデルで撮影しております．ご協力いただきました皆様のご厚意に，心より深謝申し上げます．

I 部

基本技能

1 訪問リハに必要な資質や視点

辰巳昌嵩

訪問リハに求められること

● 社会的背景

日本国内における理学療法士，作業療法士，言語聴覚士（以下，セラピスト）の働きは，数年前までは病院を中心とした医療機関でのリハビリテーション（リハ）が主であった．しかしながら，近年の国内人口における年齢構造は，年少人口（15歳未満）の減少と老年人口（65歳以上）の増加が著しく，少子高齢化が急速に進んでいる．人口構造の変化として用いられる人口ピラミッドの変遷をみると，戦前の「富士山型」から現在は「釣鐘型」となっている．また，将来的には少子化が進行して「つぼ型」となっていくと予測されている（図1）．この人口動態の変化は，被保険者の公的保険制度（介護保険や医療保険／後期高齢医療制度，健康保険・国民健康保険）の利用分布や社会保障制度の変革を生じさせる．

この変革を見越し，厚生労働省では地域の包括的な支援・サービス提供体制（地域包括ケアシステム）の構築を推進し，自立支援型の訪問介護の徹底・普及を図る指針が示されている．そして，近年の社会保障審議会からの報告では，訪問リハについて「訪問リハビリテーションは，特に退院（退所）直後もしくは生活機能低下時の集中的な訪問は効果が高いことから，病院・診療所・老健・訪問看護ステーションなど提供拠点を拡充し，サービス供給量の充実を図る必要がある（抜粋）」とした指針も示されている．つまり，行政もまた医療機関外でのセラピストの働きに大きく期待していることがわかる．

このように，社会からの需要の増加に伴い，近年訪問看護または訪問リハビリステーションからの訪問リハは増加の一途をたどっている．これは，介護給付費実態調査から算定していることでも明らかである．つまり，現代社会において在宅医療を必要とする方々は増加しており，リハは医療機関内では完結しなくなっていることから，セラピストの幅広い取り組みが求められているといえるだろう．

● 訪問リハの基本的な考え方

要介護者および要支援者（以下，対象者）に対するリハの報酬・基準について，行政は医療と介護の機能分化・連携を強化するとともに，対象者のニーズに合った在宅サービスの提供体制を整備するという観点から，「退院（所）後早期に，家の構造等を考慮したリハを集中的に提供するなど，通所リハでは対応しにくいサービス提供の充実・強化」とする基本方針を示している．

そのため，セラピストは直接サービスを提供する存在となるだけでなく，対象者の生活機能にかかわる状態を包括的にアセスメントし，生活機能向上につなが

図1 人口ピラミッドの変遷

富士山型
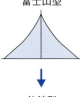

↓

釣鐘型
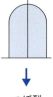

↓

つぼ型
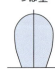

るリハ計画や，新規サービスの導入の提案，他事業所との情報共有や相談，介護士などの関連職種に対する技術的な指導など，在宅ケアの構成全般に対して徹底した介入が必要であるとして，セラピストの多様性と柔軟な働きに期待を示している。

訪問セラピストの特性と視点

● 求められる特性

訪問リハの対象となる対象者は，なんらかの機能低下があり在宅生活を継続するうえで介助が必要と認定された者である。そのため，在宅においても機能回復／向上を図りつつ，身体能力や認知機能と生活環境を順応させていくことが在宅におけるリハアプローチに重要となる。

その際，最重要となるのが対象者本人の尊厳を守ることを前提とした環境調整や機能回復／向上プログラムの立案と提示ができるかどうかである。つまり，専門職としての知識だけでなく，対象者個人の経験や見識，思想，大切にしている事象（いわゆるこだわりなど）や事柄，抱えている疑問を吸い上げ，それらと知識を関連させ包括的に判断し，国際生活機能分類（International Classification of Functioning, Disability and Health；ICF）に基づく総合的な評価のなかで，活動と参加に制約をきたしている要因に対し，対象者の生活の質（quality of life；QOL）の向上につながるアプローチを選択するに足る知識と見識を，セラピスト自身が保有していなければならないということである。

● 視点と行動

生活空間で専門的アプローチをするということ

訪問リハにおいて特徴となることは，文字どおりセラピストが対象者の居住／生活空間に訪れ直接サービスを提供するものであり，プライベートな空間に受け入れてもらうことからが始まりである。また，このこと自体が特別なことであると意識して臨まなければならない。なぜなら，セラピストと対象者（およびその家族）は，病院などの医療施設においては公共の場として社会的な関係性を築くことになる。しかし，在宅という環境では，プライベートの場として個別的な関係性になるからである。

まず，訪問時のセラピストは，常に対象者のプライベート空間に身を置くことになる。そのため，セラピストの軽率な行動は，ただちに不満や不快感をもたらす可能性を内包していることを常時念頭に置いておくべきである。だからこそ，信頼関係の構築を最優先とし，接遇とマナーの知識をもって仔細な配慮のもと振る舞うことが求められる。しかしながら，緊張するのではなく，敏感でありながら安心感を提供できる落ち着きのある行動が必要となる。

この安心感とは，標準的理学療法技術と専門的知識を大前提とし，専門的な知識から導いた見通しをわかりやすく言語化して表現できることで提供できる。さ

らに，対象者が感じる印象は，視覚情報としての「身だしなみ」と「所作」，聴覚情報としての「会話」における調子や音量，音程の高低，会話の運びから決定されるため，技術として意識的にコミュニケーションのとり方を構築していく必要がある。また，医療保健分野に留まらず，心理，経済，政治，スポーツに国際情勢や他職種についての広い見識を保有する必要がある。つまり，他分野の理解や協調性を備え，そのうえで高いコミュニケーション能力と積極的なネットワークづくりを実践，構築できることが求められ，人間性としての豊かさが不可欠な分野が在宅医療／訪問リハなのである。

● 日常生活活動(activities of daily living；ADL)

在宅医療における役割とその変化

　社会的な役割，つまりある一定の集団において，人はそれぞれが役割を担うことでコミュニティを形成する。役割は，年齢や身体的特徴，知識や見識，身体能力などのなんらかの個性および能力の程度によって自ずと決まり，役割はその各々の能力に依存している。

　最小単位のコミュニティが家庭であるとするならば，各家庭でも役割の分担が，自然となされているものである。また，諺に「老いては子に従え」とあるように，コミュニティにおいて身体能力をはじめとした能力の変化によって役割は流動的に変化するものである。

　一般にこの役割は能力に依ることから，本来は流動的で次第に変化するものである。この変化があるからこそ，人は自身のアイデンティティを保ちながら役割の変化を受け入れていく。しかしながら，疾病や傷害などから生じた急速な能力の変化は，コミュニティにおける役割の変容を強制し，アイデンティティのありようにも大きな変化を迫る。そして，退院(所)などによる在宅復帰を契機に，家庭における他者との関係性として「自立」と「依存」のバランスの再構築が迫られ，精神的な危機感として表面化する。そのため，当事者だけでなく，そのコミュニティに属するすべての人々に強制的な変化に対する「適応」が求められ，皆一様に順応するための時間を必要とするのである。

専門的な第三者としてかかわる意義

　在宅介護では，ADLを営むうえで，血縁者や介護スタッフなどなんらかの社会的サポートが不可欠である。血縁者であれば，程度は異なってもサポート／介護のために介護者自身の生活に制約や制限が生じる。そのため，その対象者との関係性自体を構築し直すことが求められ，その再構築は対象者，血縁者，どちらの立場であっても容易なものではない。自然と良好な関係の再構築がなされる場合もあるが，家族関係をこじらせることがある。その原因が「自立」と「依存」のバランスの不一致である。

　この「自立」と「依存」のバランスを良好な状態に再構築するために必要なことは，客観的かつ公平に社会的な（／家庭内の）役割を確認できる環境だろう。

ここで重要となるのが公平な第三者からの働きかけではないだろうか。在宅医療の現場において、役割を再確認するために重要な要素はそれぞれの身体機能や認知機能であり、それらを専門的かつ論理的に分析する能力が必要である。また、分析から方策を提示するコミュニケーション能力も必要である。これらの働きかけには訪問を通してお互いの理解を深めていく間柄となった医療職が担うことが適しており、訪問セラピストもその一端を担っている。

チームアプローチとは

質の高いケアを提供するためには、専門の異なる多職種でアプローチすることが不可欠であり、近年、多職種連携（interprofessional work；IPW）に注目した報告もみられ始めている。しかし、IPWはただ多職種が集まるだけでは、よりよいサービスを提供することには繋がらない。なぜならチームは構成するメンバーによってそれぞれに特徴をもつからである。

例えば、在宅医療はケアプランを作成するケアマネジャーが主体という思い込みをもたれてしまうケースがあるが、本来は対象者・家族が主体であり、その重要な関心事／課題に焦点を当て、共通の目標を設定することができることが最優先である。つまり、課題に対する方針は、ケアマネジャーに限らず、どの専門職が担ってもよいのである。

重要なことは、どんなチームであったとしても、チームの構成メンバー各々がチーム全体の性質を見極め、チームの特性に合わせ、ときには主導権をもち、ときには他者の方針を尊重できる柔軟な対応が必要だということである。

つまり、専門職の各々が専門性を発揮し、各職種が個々の対象者のケアの目標に合意したうえでチームとして取り組み、協働／共同して初めてIPW／チームアプローチの実行が可能となる。

参考文献

1) 千野雅人：「人口ピラミッド」から日本の未来が見えてくる！？〜高齢化と「団塊世代」、少子化と「団塊ジュニア」〜．総務省統計局，2016．(http://www.stat.go.jp/info/today/114.htm)
2) 厚生労働省政策統括官（統計・情報政策担当）：平成29年 我が国の人口動態．
(http://www.mhlw.go.jp/toukei/list/dl/81-1a2.pdf)
3) 厚生労働省：地域包括ケアシステム
(http://www.mhlw.go.jp/stf/seisakunitsuite/bunya/hukushi_kaigo/kaigo_koureisha/chiiki-houkatsu/)
4) 厚生労働省：社会保障審議会（介護給付費分科会）．
(http://www.mhlw.go.jp/stf/shingi/shingi-hosho.html?tid=126698)
5) 地域包括ケア研究会：地域包括ケア研究会 報告書．2010．
(http://www.mhlw.go.jp/shingi/2010/06/dl/s0621-5d.pdf)
6) 藤崎宏子：高齢者・家族・社会的ネットワーク，培風館，1998．
7) 田中千晶，吉田裕人，天野秀紀，ほか：地域高齢者における身体活動量と身体、心理、社会的要因との関連．日公衛誌 53 (9)：671-680，2006．
8) 竹内一郎：人は見た目が9割，新潮社，2005．

2 セラピストが地域で発揮すべき 5W1H

阿毛裕理

　多くの関係機関，職種がかかわる地域においては，密な連携が不可欠である。それでは，地域のセラピストが「連携体制の構築」「多職種間での情報共有」を実現し円滑化するためにはどのように行動すべきか。その手法とそのポイントは5W1Hで表される（図1）。

Why―多職種協働の課題と重要性

　地域では医療機関内とは異なり各機関の役割と独自の運営により稼働していることで，時間的・物理的理由により多職種との接点が持ちにくい。また医師，ケアマネジャー，保健師はそれぞれで立場や役割が異なり，必要とする情報やリハビリテーション（以下，リハ）に関する概念や必要性の認識も異なるため，共通の理解が醸成されない。特にリハについては広義の概念であり，対象者とその家族とも認識の異なることがある。

　ここでセラピストに求められる役割として，日本訪問リハビリテーション協会は，「訪問リハビリテーションはその人が自分らしく暮らすために，それぞれの地域に出向いて，リハビリテーションの立場から行われる支援である。その中で理学療法士・作業療法士・言語聴覚士は健康状態を把握した上で，生活機能及び背

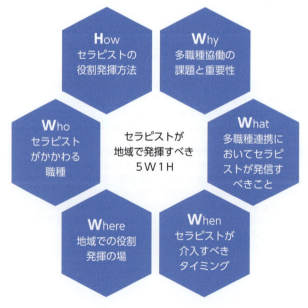

図1　セラピストが地域で発揮すべき5W1H―保健師の視点から

景因子を評価し，リハビリテーションの概念に基づいた，本人，家族等への直接的な支援と関連職種への助言等の間接的な支援を行う」と定義づけしている．

What—多職種連携においてセラピストが発信すべきこと

地域におけるリハは，対象者に対し，診療に基づく医学管理と並行して訪問などにより基本的動作能力・応用的動作能力・社会適応能力の回復を図るための訓練を行う．この目的は在宅という生活場面において日常生活活動の自立と社会参加の向上を図ることであり，在宅での自立支援に向けて患者の病状，住環境，介護力などを総合的に判断のうえ，運動機能および日常生活活動能力の維持・向上に資するものである，というのが前提である．

しかし在宅においては，リハ提供の前提となる医師の指示において医学的な見解に基づくリハと本人家族の求める生活機能改善のリハの認識にずれが生じていたり，退院というピリオドがなく漫然と療養およびリハが継続していってしまうなどの問題が見受けられる．

リハの専門家としてのセラピストは，本人，家族，関連職種の意向や見解を総合して考慮し，かつ，生活機能の低下や向上の可能性を含めた予測を立て，行うべき「リハビリテーション」の必要性，意義，個別性と状況に合わせたアセスメント，目的などを多職種へ提言していくことが求められる．そのうえで，明確な目標設定に基づいたプログラムおよびリハを提供することが重要である．

When—セラピストが介入すべきタイミング

在宅においては，各職種と所属により各々が独立して対象者にかかわる場面がほとんどであり，常日頃多職種と連携の接点をもつことは困難である．これを踏まえ，後述の地域ケア会議などの定例会議の場面を活用していく必要があるといえる．

そのほかにケースごとの介入ニーズが高まるタイミングとしては，医療から介護へのシフト期，退院支援，課題と目標設定の見直しの場面が挙げられる．定例会議の活用以外にも，その都度連携すべき関係機関や職種を見極め，積極的に連携を働きかけていくことが必要である．

Where—地域での役割発揮の場

在宅における訪問などによるリハのほか，セラピストが多職種を交えてその役割を発揮すべき場面としては「地域ケア会議」「リハ会議」などがある．

● 地域包括ケアシステムにおける地域ケア会議

地域ケア会議の目的としては，多職種協働におけるケアプランなどの検討，自立阻害要因の洗い出し，地域課題の抽出，フォーマルおよびインフォーマルサービスの活用検討などが挙げられる．セラピストは，リハの観点を軸とし，自らの

ポイント
セラピストは状況に応じたリハの定義，意義，その重要性を伝えていく役割を担う必要がある[1]．

ポイント
本人，家族，関連職種の意向や見解を総合して考慮し，かつ，生活機能の低下や向上の可能性を含めた予測を立て，行うべき「リハビリテーション」の必要性，意義，個別性と状況に合わせたアセスメント，目的などを多職種へ提言していく

> **ポイント**
> リハの概念が各職種において差異があることを念頭に置く。

専門性をもって課題分析としての原因追及のアセスメント，予後予測と課題改善方法などについて心身機能および生活機能の向上を目指す提言を行うことが求められる．ここでは前述のようにリハの概念が各職種において差異があることを念頭に置くと同時に，多職種の専門性を理解したうえで助言を受け，連携・協働していくことが望まれる[2]．

● リハマネジメントとリハ会議

リハマネ加算では，多職種の協働による継続的なリハの質の管理について，リハ会議を通じてリハ計画を作成したうえ介護支援専門員，多職種と共有を図ることとなっている．この目的としては，単なる会議ではなく，リハの専門的な技術や知識を多職種に共有されることであり，セラピストはその場を活用して対象者の自立支援や目指す生活のための目標を共有し，各専門職の役割を理解したうえで協働していくことが必要となる[3]．

> **ポイント**
> 対象者の自立支援や目指す生活のための目標を共有し，各専門職の役割を理解したうえで協働していく．

Who—セラピストがかかわる職種

多くの関係機関が介入する地域において，セラピストは医師（・歯科医師），看護師，保健師，介護福祉士，精神保健福祉士，保育士，など多くの職種とかかわりをもつこととなる．特に障害領域においては，リハに対する障害者・高齢者・家族の意向や日常の生活活動とその範囲を他の専門職種に情報提供し，リハ継続のためのプログラムと収集情報を提供していくことが望ましい[4]．

How—セラピストの役割発揮方法

第一に求められることは，リハにおいても各職種からみたゴールを明確に設定し共有することであり，前提として，関係多職種と連携を図るためのネットワークと情報共有体制を構築する必要がある．その鍵としては，ケースごとに連携すべき多職種を把握すること，連携のために多職種の視点から何ができるか定期的にヒアリングすること，情報伝達・共有の円滑化を図るためのツールを開発または活用すること，の3点が挙げられる．

> **ポイント**
> ケースごとに連携すべき多職種を把握する．連携のために多職種の視点から何ができるか定期的にヒアリングする．情報伝達・共有の円滑化を図るためのツールを開発または活用する．

保健師による多職種連携では，データ分析と共有，関係機関による支援体制の検討，地域ケア会議を活用したカンファレンスの活用などがある．また，日常的に保健師が使用する情報共有ツールとしては，在宅支援を軸に目標を共有するプロセスを踏み，本人・家族の意向を軸としてどの機関・職種においても補完し合って意思決定支援を目的とするもの，サポートシステムや対象者本人の思いに寄り添う多角的なアセスメントシートの形式のものなど，自治体によって異なり多様である．関与する自治体ごとの取り組みやツールを知り，多職種連携と役割発揮に活用することが重要である．

地域においてはセラピストとしての技能にとどまらず，包括的・多角的に対象に接する必要がある．5W1Hの観点を踏まえ，地域包括ケアの一角を担う専門職として役割を発揮していくことが求められる．

文献
1) 一般社団法人日本訪問リハビリテーション協会：平成27年度老人保健事業推進費等補助金老人保健健康増進等事業「通所・訪問リハビリテーションの適切な実施に関する調査研究事業」報告書．平成28年3月
2) 有松ひとみ：福岡県専門職向け地域ケア会議研修講義資料「専門性を活かした助言」．2016．
3) 厚生労働省：リハビリテーションマネジメント加算等に関する基本的な考え方並びにリハビリテーション計画書等の事務処理手順及び様式例の提示について．老老発0327第3号．平成27年3月27日
4) 澤村誠志（監修）・編集：地域リハビリテーション白書'98．三輪書店，1998．

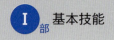

3 訪問リハにかかわるセラピストに求められる働き方
―事例紹介を中心に―

片桐辰徳，辰巳昌嵩

　医療機関のリハビリテーション（以下，リハ）と訪問リハビリテーション（以下，訪問リハ）の目的とセラピストの役割の違い，在宅でのセラピストと対象者およびその家族との関係の変化，環境面での工夫の必要性を，具体例を通して検討し，訪問リハにかかわるセラピストに求められる働き方について再考する。

医療機関のリハと訪問リハの目的の違い

　医療機関を退職し訪問リハに職場を変えようと考えるセラピストや，訪問リハを始めたばかりのセラピストは，在宅を医療機関の延長と捉えている人も少なくないのではないだろうか。これにより対象者との認識や生活実態とのズレが起き，適切なかかわり方ができないことがある。これは多くのセラピストがつまづきやすいポイントである。在宅における介入では，医療機関と訪問リハで提供されるリハの目的の違いを理解する必要がある。医療機関で提供されるリハは疾病や外傷からの回復を目的とする医学モデルによる治療アプローチが中心となる。これに対して訪問リハでは，身体機能中心の介入から，その他の個人因子や環境因子を加味しながら早期のADL自立，より具体的な活動・参加へと繋げていくことが目的となる。よって，その人らしい生活の質の向上のために，個人と生活の関係性に働きかける生活モデルによる適応的アプローチが重要となる[1]。そのため訪問リハで提供されるリハは，生活活動を中心とした介入による生活の質の維持・向上や活動参加へ繋がる方法の提案が求められる。生活モデルによる適応的アプローチの例として，訪問リハの症例報告事例を2例提示する。

●**症例1：60歳，男性，脳幹梗塞**

　セラピストの認識だけでなく，対象者自身が医療機関でのリハの延長として訓練を望まれることも少なくない。本症例の対象者も訪問リハ開始時の希望は医療機関でのリハの継続であった。しかしながら，会話を通して生活状況や本人の希望を引き出すことで現状を分析し，車椅子駆動に介助が必要であること，その介助を気にして閉じこもりがちとなっていることがわかった。そこで車椅子の調整と駆動練習のアプローチを取り入れた結果，対象者は車椅子にてスムーズに移動ができるようになった。これにより外出先での移動が自立，閉じこもり気味であった生活が一変し，積極的に外出をする生活となった[2]。本症例のように機能面のみに着目するのではなく，生活へ視点を移し，本人の希望の実現のために新たな環境の提案や練習を行い生活に変化を与えることが，訪問リハでの生活モデルによる適応的アプローチとなる。

● 症例2：64歳，女性，右乳がんステージIV

　進行性疾患や末期がんに対しても，個人の生活や嗜好を取り入れたアプローチにより生活の質の向上を図ることができる。本症例の対象者は末期がんで入退院を繰り返し，病状が悪化するなかで自分らしさを見失っている状況であった。そこで，訪問リハでは対象者が人の役に立つことが喜びであったことに着目した。そして，「人のためにできる何か」を感じてもらうことを目的に作業活動を立案し，家族や親しい人のためのケーキ作りを実施した。結果，このケーキ作りがきっかけで対象者は残存能力と向き合うようになり，前向きに作業に取り組むことで自分らしさを取り戻すようになった。つまり，訪問リハによる情報収集とそれに基づいた介入が，対象者の前向きな感情を取り戻すきっかけとなり，死を目の前にした苦しみと絶望感を和らげ，QOLの向上に繋がった事例である[3]。本事例のように，末期の対象者を担当する場合，残された時間を有意義なものとするために，介入の工夫は特に重要となるだろう。

　在宅医療とは，医療機関でのリハを引き継ぎながらも，その人の生活，人生を輝かせるための適応的アプローチが強く求められる現場なのである。

医療機関と訪問リハにおけるセラピストの役割の違い

　医療機関と訪問リハでは介入フェーズの違いによるリハの優先事項が異なるために，セラピストが担う役割の幅も一部異なる。医療機関でのセラピストは主に，理学療法士では疾病や外傷で低下した身体機能の回復や立つ・歩くといった基本動作能力の獲得，作業療法士では作業を通した食事や更衣，整容などの応用動作の獲得を目的とした介入を行い，それぞれの専門性を発揮する役割が求められる。訪問リハではその専門性に加えて体調管理や服薬チェック，地域資源や介護保険・医療保険の制度の案内なども実施し，医療機関では他職種が担っていた役割を果たす必要性に駆られる場面もある。

　特に対象者の体調変化への対応は重要である。週に1～2回，40～60分ほどの訪問時間のなかで，体調の変化やバイタルサインの変動，異変を察知して対応するための正確な情報収集が必要である。対象者情報などには記載がない場合にも，心機能の低下やさまざまな合併症の併発，また服薬の変更により大きく体調を崩す場合もあるため，常に身体機能面に加え服薬や食事，生活環境などに情報収集を行い，他のサービス事業者と情報共有を図る必要がある。

　ここで，変化を察知できるフィジカルアセスメント能力，服薬の変化による体調の変化への対応力が対象者の予後や生活を大きく左右した2例の症例報告事例を提示する。

● 症例3：80歳代，女性，大腿骨頸部骨折

　訪問リハには訪問前後の変化や長期的な変化も含めフィジカルアセスメントなど状態観察の業務も含まれる[4]。本症例は長期的な血圧の変化を追ったところ，

夏場と比べ冬場にかけて血圧の変動が大きくなっていた。そこで生活状況の確認を行うと，夏場と比べて発汗量は減っているが，気候に関係なく水分摂取量が一定であることがわかった。そのため，冬場に水分のin・outバランスが崩れ，心負荷が増加し血圧の大きな変動を招いている可能性が示唆された。そこで，初期対応として連携関係にある看護師と医師に情報共有を実施した。結果，医師と相談して水分摂取量を再調整し，訪問看護とともに介入したことで症状の重篤化を未然に防ぐことができた事例である。医療機関であれば病棟内は常に一定の環境であるが，在宅の場合は季節により気温や湿度などの環境の変化の影響を受けやすい。急変や重篤化の予防のために，季節の変化と体調やバイタルの長期的な変動の関係に注意する必要がある。

> **ポイント**
> 急変や重篤化の予防のために，季節の変化と体調やバイタルの長期的な変動の関係に注意する。

● 症例4：80歳代，男性，レビー小体型認知症

レビー小体型認知症には，薬剤過敏性により睡眠導入剤や総合感冒薬の服用・服薬の変更が認知症状の進行や運動機能・低発動性の低下を起こすことがある。本症例は，日中に歩行困難となり症状の進行を疑った事例である。セラピストは，訪問時に家族から歩行困難となることを訴えられた。当初は症状の進行を疑ったが，状況の聞き取りを続けたところ，市販の風邪薬を服薬し始めたこと，市販薬の服薬後に介助量が増加する傾向にあることを知らされ，市販薬の影響も考慮すべきだという判断に至った。そこで，連携関係にある看護師および医師に情報共有し，市販薬を中止した。結果，症状は回復し，自宅での継続した生活が可能となった。服薬の変更だけではなく，市販薬や栄養剤などの服用やその飲み合わせにより体調に大きな変化を起こすこともあるため，普段からの服薬状況や食事の把握も訪問リハでは重要な役割となる。

> **ポイント**
> 普段からの服薬状況や食事の把握も訪問リハでは重要な役割。

症例3，4のようなケースは医療機関であればセラピスト以外にも医師や看護師が気付き対応できることもあるが，訪問リハの場合はセラピストが見逃すことで初期対応が大きく遅れ，ときには自宅生活の継続を困難にすることもある。わずかな状態の変化や，どのような事象がきっかけで体調が変化したのかを常に情報として蓄積し，正しく判断できる幅広い医療的知識を身につけておくことや緊急性の高い変化にどのように対応するのか，どのような形で連絡を取り合うのかを常にシミュレーションしておくことが必要である。

> **ポイント**
> 訪問リハの場合はセラピストが見逃すことで初期対応が大きく遅れ，ときには自宅生活の継続を困難にすることもある。

在宅でのセラピストと対象者およびその家族との関係の変化

医療機関から在宅へ環境が変わることでセラピストと対象者および家族との関係性も異なった形態へ置き換える。医療機関では患者であるが退院後は生活者となり，その家族は介助者となる。つまり，医療機関では心身を整えることが自身の役割であった対象者は，在宅復帰と同時に家族内での役割を意識するようになり，家族はその生活を支える役割を担うことになる。このため訪問セラピストにとっては，対象者本人の身体機能面に加え，地域や家庭内の役割を果たせる環境

設定へのアプローチや，家族への気配りも重要となるのである。

ここでは対象者と家族とのかかわりが生活や訪問リハの介入に大きな影響を与えた症例報告事例を提示する。

● 症例5：60歳代，男性，脳出血

本症例は，高次脳機能障害を呈し，家族因子の影響によりサービスの中断を繰り返していた事例である。訪問リハ介入時に家族は仕事で不在となり，対象者家族とセラピストの定期的なコミュニケーションがなされなかった。そのため，セラピストは対象者家族の介護負担やストレスを把握することができず，対象者と家族の関係が悪化している状況が見落とされていた。そして，この対象者と家族の関係の悪化が原因となって，拒否やサービスの中断が繰り返されていたケースである。

そこで訪問リハでは，事態の改善を目的にケアマネジャーと連携し担当者会議を開くことにより，対象者や家族への対応方法をチームで共有できる体制を整え，在宅チームのメンバーによって適宜フォローが行える体制をとった。

本症例のように，在宅復帰後に高次脳機能障害の症状が原因となり家族間のコミュニケーションが妨げられ，介護ストレスの増加や家族内トラブルを引き起こしている事例は在宅現場においてしばしばみられる。家族の介護ストレスや訪問リハ以外の時間の過ごし方，家族との関係などの情報を集めてサポートすることも訪問セラピストの重要な役割である[5]。

> **ポイント**
> 在宅では家族の介護ストレスや訪問リハ以外の時間の過ごし方，家族との関係などの情報を集めてサポートすることも重要。

環境面での工夫の必要性

環境面においても医療機関と訪問リハでは大きく異なる。医療機関では機能訓練室や病室が主な実施場所となるが，訪問リハでは実際の生活の場に出向き，生活環境の中でアプローチを行うこととなる。これは実際の生活の環境や課題を直に確認し，アプローチが行える利点がある。反面，医療機関でのリハとは異なり福祉用具や運動器具が整っていないなどの物理的なハードルがある。在宅では家具の配置の工夫や普段使用している福祉用具の調整で対象者の生活を大きく変化することができるため，セラピストとしての柔軟な思考力がポイントとなる。

訪問リハの環境の調整と工夫により生活状況が大きく変化するため，セラピストの柔軟な思考力が重要である。ここで，セラピストが環境調整に介入したことで生活改善がなされた事例を2例提示する。

● 症例6：80歳代，女性，頸椎症

医療機関のように運動器具や福祉用具などが豊富でない在宅では既存の物を工夫して使用する視点が重要となる。本症例の対象者は頸椎症により手指の巧緻性低下と握力の低下により車椅子駆動が困難となり活動範囲の狭小化がみられた。さらに経済的な問題も抱え，車椅子の大幅な改修が困難であった。そこで車椅子のハンドリムに使用しなくなったホースを巻きつける対策をとった（**図1**）。結果，

> **ポイント**
> セラピストの視点とちょっとした工夫により生活の質を向上することができるのが訪問リハ。

図1 水道ホースをハンドリムに巻きつけた車椅子の例

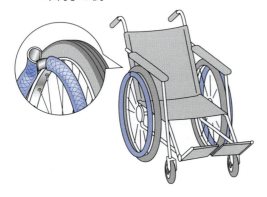

ホースのグリップが低下した握力を補助し車椅子駆動が可能となったことで生活範囲の拡大に繋がった。本症例のように，在宅の限られた環境や道具のなかで，身体機能に合わせた環境調整が必要となった場合，セラピストの発想力は大変重要となるだろう。

訪問リハの現場においても，福祉用具の適応性を高める視点や工夫は，QOLを向上させる重要なファクターである。

● 症例7：50歳代，男性，小脳出血

本症例の対象者は小脳出血に加えて視覚障害により活動が限られ，社会からの疎外感を強く感じていた。

また本症例は，パソコン（Mac）を仕事に利用していたため，仕事復帰のための第一歩としてパソコンの使用を検討した。しかし対象者は発症時に開眼状態で一定期間意識消失が続いたことから角膜に創傷を負ったとされ，リハ開始時に光刺激を過敏に感じる症状を訴えていた。さらに，字がにじんでみえる，ディスプレイの光が眩しく眼に痛みを感じるなどの症状を訴えたことから，パソコンの使用が制限されていた。そこで光を抑えてパソコンを使用する方法を検討し，カラー反転（ハイコントラスト）の画面の設定を試みた。

その結果，ハイコントラストの設定により画面からの光が抑えられ，字のにじみや眼の痛みが軽減されたことからパソコンの利用が再開できるまでになった。

これにより社会的交流が広がり，社会からの疎外感が薄れ，パソコンを使った自己表現が可能となった。以上に示したのは一部の例だが，パソコンなどのICT（information and communication technology）の活用，生活空間に潜むバリアを取り除くことで生活状態も大きく変化させることができる。

本症例は角膜に創傷を負ったケースであったが，白内障や緑内障を患っている場合も，文字がぼやけて見える，ディスプレイが眩しく操作の負担となるなど，パソコン利用の障壁となっている場合が多々見受けられる。

本症例のように，ハイコントラストなどパソコンの設定を変更することで，パソコンの利用再開が可能となる場合もある。

現代では，パソコンは生活と切っても切り離せないほど普及しており，セラピストもまた，基本的なパソコンの設定などを把握しておくことで，対象者の社会参加の一助となる介入が可能となるだろう。

図2，3に，簡単なパソコンの設定手順を記載するので参考にされたい。

図2 Macの設定方法

●カラー反転（Ver.10.13.3の場合）

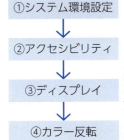

①システム環境設定 → ②アクセシビリティ → ③ディスプレイ → ④カラー反転

ロービジョンの方やパソコンの光が強くにじんで字が読めない方にカラー反転を設定することで，眼への負担を減らして読みやすくすることができる。また同画面でカーソルサイズを大きくすることも可能である。

●ポインターの速度変更

①システム環境設定 → ②マウス → ③軌跡の速さ

失調などでカーソルのコントロールが行いにくい場合は，軌跡の速さを遅くすることでカーソルをコントロールし目的の場所へ合わせやすくなる。

図3 Windowsの設定方法

●カラー反転（Windowsではハイコントラスト設定）

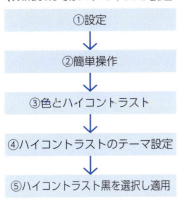

①設定 → ②簡単操作 → ③色とハイコントラスト → ④ハイコントラストのテーマ設定 → ⑤ハイコントラスト黒を選択し適用

これにより白黒を反転することが可能である。

●ポインターの速度変更

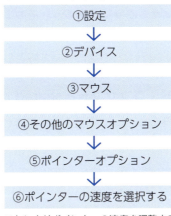

①設定 → ②デバイス → ③マウス → ④その他のマウスオプション → ⑤ポインターオプション → ⑥ポインターの速度を選択する

これによりポインターの速度を調整することが可能である。

●ポインターの大きさの変更

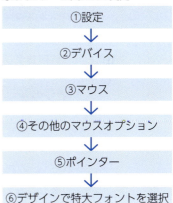

①設定 → ②デバイス → ③マウス → ④その他のマウスオプション → ⑤ポインター → ⑥デザインで特大フォントを選択

これによりポインターの大きさを大きくすることが可能である。

　適応的アプローチを意識できること，幅広い医療知識をもち些細な変化にも柔軟に対応ができること，物理的なバリアを解決する柔軟な対応ができること，これらを意識した働き方が訪問リハにかかわるセラピストには必要である。常に小さな変化や対象者本人や家族の発言に気を配り，対応ができる事前準備と他職種との連携関係の構築，幅広い視野をもつことが重要となる。

文献

1) 吉良健二：はじめての訪問リハビリテーション，医学書院，2007.
2) 二井俊行，緒方由美子：退院後早期における脳卒中者への訪問リハビリテーション．訪問リハビリテーション 7(2)；83-90, 2017.
3) 和田良行：症例報告．訪問リハビリテーション 7(2)；151-155, 2017.
4) 大森　豊：在宅リハビリテーションにおけるリスク管理．理学療法学 42(4)；199-202, 2014.
5) 長岡富子：家族因子の影響によりサービスの中断を繰り返した高次脳障害の一例．福井訪問リハビリテーション振興委員会 訪問リハビリテーション事例集 1；14-15, 2015.

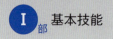

4 訪問リハにおける ヘルスコミュニケーション

藤本修平

ヘルスコミュニケーションとは

　ヘルスコミュニケーションは，健康問題についてコミュニケーションを用いて解決する方法である．コミュニケーションと聞くと，いわゆる対話や接遇といったことを想像する者が多いかもしれない．しかし，本節ではそのような狭義の意味ではなく，より広義の意味として捉えたい．例えば，医療者-医療消費者間，医療者間，医療消費者間の行動変容を促す手段としてメディアを用いることも1つのヘルスコミュニケーションであろう．そのような広義の意味のなかでも，本節で紹介するのは近年注目されているshared decision making（SDM）である．SDMの概観およびDAを用いたSDMについて解説していくこととする．

インフォームド・コンセントとshared decision making（SDM）

　SDMは，治療オプション，利益と害，患者の価値観，希望，状況を踏まえ，臨床家と患者が一緒に健康にかかわる意思決定に参加するプロセスであると定義される[1]．これまでインフォームド・コンセント（informed consent；IC）が医療者の努力義務であったわけであるが，そのなかでSDMが果たす役割はどのようなものであるのだろうか．合意形成手法の歴史とともに解説する．

　臨床医療において，おそらく最初に提唱された合意形成手法は，パターナリズム（父権主義）である．これは，「医療者が善いと思う選択肢を患者に提供する」というもので，倫理の4原則のうち，善行を主体に位置付けたものである．パターナリズムでは，患者の自律的な選択は限られ，治療に対する意思決定に参加することはほとんどない．

　その後，WHO（World Health Organization）のアルマ・アタ宣言（1978年），世界医師会の「患者の権利に関するリスボン宣言」（1981年）を経てICの議論が深まり，1997年の医療法改正によってICが医療者の努力義務として記載された．医学研究においては，ニュルンベルク倫理綱領（1947年），被験者保護を目的にしたヘルシンキ宣言（1964年）を経て，1975年にICが不可欠であることが明示されている．

　治療への患者参加がほとんどないパターナリズムからICに移行したことは一種のパラダイムシフトである一方，いくつかの課題を得るきっかけとなった．

　ICは，日本語訳にすると「説明と同意」であり医療者がもちうる情報を提示してそれを患者が受託するという意味をもつ．しかし，ICが広く知られてから，本来は患者参加を目的としたものがいつしか「患者が説明を受けたことに対して，た

だ同意を示す」という意味に変わってきていることが指摘されている。これは，本来のICの役割を担えていないこと，また同意を得ることで法律的に医療者が免責される可能性があることといった2つの問題点を含んでいると考えられる。そのような背景から，SDMが広く受け入れられることとなった。

しかしながら，SDMはICと対立関係にあるものではない。重なる部分もあれば適用場面も異なり[2]，SDMが行われる状況として「治療結果の不確実性が高い場合，すなわち最善の治療法が確立しておらず，治療の選択肢が複数存在する場合」が挙げられている。訪問リハビリテーション（以下，訪問リハ）においては，おそらく治療結果の不確実性が低い場面のほうが少ないだろう。そのため，ICのみならずSDMが重要となるのである。

shared decision makingの9 steps

前述してきたSDMに関して，概念のみが先走るとICの二の舞を踏む可能性すらある。例えば，SDMに必要な要素として，Charlesら[3]は以下の4点を示しているが，「どのように共有するか？」という点が示されていないため，この定義を示すと臨床家はおそらく「すでにやっている」と考える危険性がある。

- 少なくとも医療者と患者が関与する。
- 両者が情報を共有する。
- 両者が希望の治療について，合意を形成するステップを踏む。
- 実施する治療についての合意に達する。

リハビリテーションでは，特に不確実性の高い場面が多いことから，上記の「両者が情報を共有する」「両者が希望の治療について，合意を形成するステップを踏む」という点を整理して行うことが必要となるであろう。そこでSDMの方法論として漏れがないように実践するために，以下の9つのステップ[4,5]を紹介したい。

①意思決定の必要性を認識すること
②意思決定の過程において対等なパートナーであると認識すること
③すべての選択肢を同等のものとして記述すること
④選択肢のよい点・悪い点の情報交換
⑤理解と期待の吟味
⑥希望を特定すること
⑦選択肢と合意に向けて話し合うこと
⑧意思決定を共有する（責任の共有）
⑨共有した意思決定のアウトカムについて評価する時期を調整すること

また，ElwynらはSDMを実践する方法についてchoice talk, option talk, decision talkの3つのステップで提示している[6]（**表1**）。

　SDMの9ステップの特徴として，医療者が提供する情報のみならず，患者が医療者に提供するべき情報が含まれている。もちろん，1つひとつのステップも具体的に臨床でどのように実践するかは，研究が必要であるものの，このような系統的なステップは医療者がある程度の標準化に配慮するうえで必要な知識だろう。

　理解と期待の吟味は医療者にとっても非常に重要な確認事項となる。先行研究において，SDMでは，ヘルスリテラシーが低い人が治療の判断を医師に任せる「おまかせ医療」を希望する割合が高いことが知られており[7]，理解の程度を確認しながら意思決定プロセスを進めないと，場合によっては患者と決定した事項は「患者の理解なしに進められた偶像」となる可能性が考えられる。この確認方法として知られるteach back（復唱法）[8]は有用であるため参考にされたい。

　患者の希望（preferenceをこの場では「好み」ではなく，「希望と訳す」）を把握する意味は，臨床倫理学において以下のように示されている。

- 臨床的重要性：自ら参加することで臨床アウトカムが改善する。
- 倫理的重要性：治療を決定する過程において，自律性を尊重する。
- 法律的重要性：不確実な医療に対する治療決定の責任を患者と医療者が共有する。
- 心理的重要性：患者の自尊心に配慮する。

表1　shared decision makingの3ステップ

STEP1：選択の必要性についての話し合い（choice talk）
- ステップバック：問題を明確にする。
- 選択肢の提案：複数の選択肢があり話し合いの必要性を伝える。
- 選択の正当化：患者の好みを尊重することの重要性を強調する。
- 反応の確認：選択における患者の動揺や不安を確認する。
- 決定の延期：患者が決定できない場合はより詳細な情報を提供する。

STEP2：選択肢についての話し合い（option talk）
- 知識の確認：選択する内容について誤解がないかを確認する。
- 選択肢の一覧：明確な選択肢リストを作成する。
- 選択肢の説明：意見交換を行い患者の好みを特定する。
- 意思決定支援の提供：意思決定支援ツールを提供する。
- 要約：選択を振り返り理解を確認する（teach back法）。

STEP3：決定についての話し合い（decision talk）
- 好みの焦点化：患者自身で最も重要なものを考えてもらう。
- 好みを引き出す：希望があればより時間をかけて代替案も検討する。
- 決定への移行：決定する，もしくはもう少し考えるかを確認する。
- 提案の再確認：決定の振り返りをする。

ここまで、SDMを実践するうえで重要なポイントについて述べてきた。他方、ICを実践してきた療法士や日常臨床からパターナリズムになっているセラピストからは以下のような意見が出ることがある。

- すべての患者が意思決定の過程を共有したいと考えているわけではない。
- 自分はすでに実践している。
- SDMによって患者の不安感が増す。
- SDMは時間がかかる。

これらはすべて誤解であり、どれも経験的または感覚的な指摘に過ぎないことが先行研究で示されている[9]。詳細は引用文献を参照されたい。

治療意思決定におけるコミュニケーションツールの紹介

SDMを実践するうえで、decision aid（DA）というツールを紹介する。DAは、患者と医療者の情報の非対称性を軽減するためのツールである。内容としては、病気の基礎知識や治療のリスク、メリット、また他の患者がどのような選択肢をもっているかといった意思決定を支援するツールである。Web上で表示されるものから、パンフレット、ビデオなどの形式であることが大半である。

リハビリテーション分野におけるDAとして代表的なものは、ADOC（Aid for Decision-making in Occupation Choice；エードック）[10,11] とCOPM（Canadian Occupational Performance Measure；カナダ作業遂行測定）[12] である。ADOCは、作業療法において、目標とする作業を決める面接で患者と作業療法士のコミュニケーションを支援することを目的に作成されたDAである。患者はそもそも選択肢としてどのような目標があるかイメージすることが難しい場合も少なくない。ADOCで示される選択肢は8カテゴリ（セルフケア、移動・運動、IADL（instrumental activities of daily living）、仕事・学習、対人交流、社会活動、スポーツ、趣味）、95項目からなる。COPMは、患者にとって重要な作業とその遂行度と満足度を測定するためのツールであり、以下の手順で進められる。

①着目すべき治療の明確化
②選択した項目の重要度
③項目の絞り込み
④遂行度と満足度の評価
⑤再評価

詳細は成書を参考にされたい。

診療ガイドラインを用いたSDMのすすめ

本項の最後に、診療ガイドラインを用いたSDMについて解説することとする。SDMはevidence-based medicineと切り離せないことが示されている[13]。診療ガイドラインは、「診療上の重要度の高い医療行為について、エビデンスのシステマテ

ィックレビューとその総体評価，益と害のバランスなどを考量して，患者と医療者の意思決定を支援するために最適と考えられる推奨を提示する文書」[14]と定義される。SDMと融合することで相乗的に患者の自律した意思決定を支援することができるだろう。診療ガイドラインは前述したDAでもある。

　訪問リハの対象となる多くの主要疾患には，診療ガイドラインが作成されている。例えば，脳卒中，大腿骨頸部骨折，パーキンソン病，がんなどが代表例である。しかし，訪問リハにおいて単一疾患で解決することはごくまれであり，複合しているからこそ「エビデンス」をどのようなコミュニケーションで適切に扱うかが肝となる。

　一例として，脳卒中では診療ガイドラインでも推奨されている痙縮への末梢電気刺激療法を在宅で実施することがある。他方，もし目的の神経筋に入力する場合にその部位に原因不明の何かしらの軽い痛みがあるとしたとき，患者に対して「電気刺激をしてもよいですか？」と一方向的に聴いて同意を得るICでよいのだろうか。このような場合，メリットとデメリットのバランスを踏まえて患者と治療の意思決定を行うSDMのステップに沿えば概略的に以下のようになるだろう。

- 診療ガイドラインを患者・家族と医療者の間に置き，一般的にどのようなことが言われているか説明する。
- 現状で考えうる治療法を示す（電気刺激療法を行う・行わない，その他の代替案などを示す）。
- その際，電気刺激療法を行うメリット，現状の非特異的な痛みに対して電気刺激療法を行うことによって考えうるデメリットを示す。
- 説明後，患者の理解を確認するためにteach backを用いたり，家族に患者がどの程度理解しているかを問う。
- 次に患者や家族が治療に対してその効果をどの程度期待しているか，またデメリットに対して正確な期待度であるか。
- 患者が望んでいる治療を提示してもらい，その後に医療者が意見を述べる。
- 最終的な意思決定は，患者の意見Aまたは医療者の意見Bに収束するわけではなく，新たな意見Cという選択肢も考えうる。
- 経過についてどのような方法・期間で測定するか決定しフォローアップする。

　このように，さまざまな病態があり確立されたエビデンスがないリハにおいてはSDMが非常に重要な役割を示し，その場合に参考となる診療ガイドラインを患者と医療者の傍に置いておくことで「直接話す」のではなく「間接的に話す」ことが可能となるだろう（**図1**）。

図1 診療ガイドラインを用いたSDM

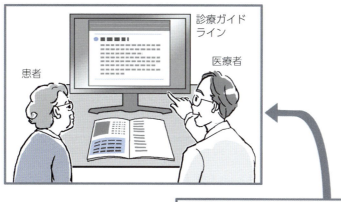

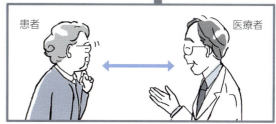

　本項では，ヘルスコミュニケーションのなかでも主にSDMについて解説した。治療の選択肢が多いリハビリテーション分野，さらに不確実性が非常に高い訪問リハビリテーション分野においては，ICでは患者の自律性を引き出すことができず，押し付け医療になる可能性が高い。そこで，SDMの方法論を頭の片隅に置いておけば，そのようななかで使い分けながら適切なコミュニケーションを進めることができるだろう。

　なお，分量の制限から，概略に留めることになったが，もしさらに勉強をしたい方は以下の書籍を参考にされたい。

- 『PT・OT・STのための診療ガイドライン活用法』（医歯薬出版）
- 『これから始める！シェアード・ディシジョンメイキング-新しい医療のコミュニケーション-』（日本医事新報社）

文献

1) Hoffmann TC, Montori VM, Del Mar C: The connection between evidence-based medicine and shared decision making. JAMA 312 (13)；1295-1296, 2014.
2) Whitney SN, McGuire AL, McCullough LB: A typology of shared decision making, informed consent, and simple consent. Ann Intern Med 140 (1)；54-59, 2004.
3) Charles C, Gafni A, Whelan T: Shared decision-making in the medical encounter: what does it mean? (or it takes at least two to tango). Soc Sci Med 44 (5)；681-692, 1997.
4) Simon D, Schorr G, Wirtz M, et al.: Development and first validation of the shared decision-making questionnaire (SDM-Q). Patient Educ Couns 63 (3)；319-327, 2006.
5) 山口創生, 種田綾乃, 下平美智代, ほか：精神障害者支援におけるShared decision makingの実施に向けた課題：歴史的背景と理論的根拠. 精神障害とリハビリテーション 17 (2)；182-192, 2013.

6) Elwyn G, Frosch D, Thomson R, et al.: Shared decision making: a model for clinical practice. J Gen Intern Med 27 (10) ; 1361-1367, 2012.
7) Yin HS, Dreyer BP, Vivar KL, et al. : Perceived barriers to care and attitudes towards shared decision-making among low socioeconomic status parents: role of health literacy. Acad Pediatr 12 (2) ; 117-124, 2012.
8) Tamariz L, Palacio A, Robert M, et al. : Improving the informed consent process for research subjects with low literacy: a systematic review. J Gen Intern Med 28 (1) ; 121-126, 2013.
9) Hoffmann TC, Légaré F, Simmons MB, et al.: Shared decision making: what do clinicians need to know and why should they bother? Med J Aust 201 (1) ; 35-39, 2014.
10) Tomori K, Uezu S, Kinjo S, et al.: Utilization of the iPad application: Aid for Decision-making in Occupation Choice. Occup Ther Int 19 (2) ; 88-97, 2012.
11) Tomori K, Saito Y, Nagayama H, et al. : Reliability and validity of individualized satisfaction score in aid for decision-making in occupation choice. Disabil Rehabil 35 (2) ; 113-117, 2013.
12) Law M, Baptiste S, Carswell A, et al. : Canadian Occupational performance measure. 4th ed, Ottawa (ON), CAOT Publications, 2005.
13) 大渕修一，浦辺幸夫，監：予防理学療法学要論（吉田 剛，井上和久，新井武志，ほか編），医歯薬出版，2017.
14) 福井次矢，山口直人，監：Minds 診療ガイドライン作成の手引き2014（森實敏夫，吉田雅博，小島原典子 編），医学書院，2014.

コラム① 訪問リハ，訪問看護ステーションからのセラピストによる訪問リハの提供実態

光武誠吾

　わが国では，医療需要の高い後期高齢者は今後も増加を続け，2025年時点の全人口に占める後期高齢者の割合は約18％まで増加すると推測されている[1]。人口構造の変化から生じる医療需要量の増加への対応は早急な課題であり，高齢者が住み慣れた地域で暮らし続けるため，在宅医療の提供体制の強化が進められている。

　厚生労働省によると，訪問リハビリテーション（以下，訪問リハ）は「居宅要介護者について，その者の居宅において，その心身の機能の維持回復を図り，日常生活の自立を助けるために行われる理学療法，作業療法その他必要なリハビリテーション」とされ[2]，高齢者の居宅での生活を支えるサービスの1つである。訪問リハの提供施設は医療機関（病院，診療所），老人保健施設・歯科医院，訪問看護ステーションで，現行制度では医療保険と介護保険の両方から提供される。厚生労働大臣が定める疾病や急性増悪の場合を除くと，要介護認定者では介護保険が優先されるため，訪問リハの多くは介護保険から提供されている。厚生労働省が毎年6月審査分のレセプト（診療情報明細書）情報を用いて実施している社会医療診療行為別統計によると[3]，2016年6月，後期高齢者に提供された医療保険での訪問リハビリテーション実施回数（在宅患者訪問リハビリテーション指導管理料；同一建物居住者以外，同一建物居住者）は4,177回と少ない。

　生活機能が低下した高齢者の身体機能の維持・改善や死亡率の抑制に対する理学療法士や作業療法士による訪問リハプログラムの有効性はNew England Journal of Medicineなどの海外雑誌で報告されている[4,5]。要介護高齢者の居宅での生活を支えるため，訪問リハビリテーションが提供されやすい環境整備が求められるが，全国レベルで訪問リハの実態を把握した基礎資料は不足している。

　本コラムでは，全国の介護保険レセプト情報をデータ源とする厚生労働省の介護給付費等実態調査[6]を用いて，介護保険の訪問リハと訪問介護ステーションからの理学療法士などによる訪問リハビリテーション（以下，訪問看護リハ）の提供実態について記述する。訪問リハと訪問看護リハの提供体制は介護報酬改定によって左右されるため，過去2回の改定前後を含む2016年9月までの過去5年間における訪問リハと訪問看護リハからの実施回数と訪問リハ受給者数の全介護保険受給者数に対する割合の推移を把握する。また，地域包括ケアシステムでは日常生活圏域単位で医療・介護サービスの提供体制を整備することが求められるが，介護サービスの提供量を地域別に検討した資料は少ない。介護給付費等実態調査では都道府県別に訪問リハ受給者数が集計されているため，それを用いて訪問リハ受給者数の介護保険受給者数に対する割合を都道府県別に把握する。

方法

　厚生労働省が毎月公表している介護給付費実態調査のうち，「第12表 介護サービス回数・日数・件数，要介護状態区分・サービス種類内容別」と「第17表 訪問看護-通所介護-通所リハビリテーション回数，要介護状態区分・事業所区分・所要時間別」を用いて[6]，過去5年間の訪問リハと訪問看護リハの実施回数の推移を示す。次に，同調査の「第8表 介護サービス受給者数，要介護状態区分・サービス種類別（単位：千人）」を用いて，訪問リハ受給者数の介護保険受給者数に対する割合の推移を示す。月報第12表，第17表，第8表のデータは，厚生労働省ホームページより2011年10月〜2016年9月までの60カ月分をダウンロードして分析に用いた。また，2014年度の介護給付費等実態調査「統計表 第8表介護サービス年間実受給者数，都道府県・サ

ービス種類別」を用いて，訪問リハ受給者数の介護保険受給者数に対する割合を都道府県別に示す。

　介護給付費等実態調査は介護サービスに係る給費の状況を把握し，介護報酬の改定など，介護保険制度の円滑な運営に必要な基礎資料を得ることを目的として2001年5月分より厚生労働省が実施している調査である[6]。各都道府県の国民健康保険団体連合会が審査した介護給付費明細書，給付管理票などを集計対象とし，過誤・再審査分を含まない原審査分について集計しており，結果の概要として，受給者数，受給者1人当たりの費用額，介護保険施設サービスの状況で構成されている。

訪問リハと訪問看護リハにおける実施回数の推移

　図1は訪問リハと訪問看護リハの実施回数の推移を示した。2016年9月までの過去5年間で訪問リハと訪問看護リハの実施回数は増加している。また，2012年4月から5月にかけて，訪問看護リハの実施回数が急激に増えている。介護給付費等実態調査では，ひと月前のサービス分の数値を示すことから，2012年4月の介護報酬改定直後に実施回数が急増していることになる。2012年度の介護報酬改定では，訪問看護リハの1回当たり30分未満と30分以上60分未満だった時間区分が，1回当たり20分のみに見直された。訪問看護リハの多くは30分以上60分未満の時間区分で提供されていたため，見直し後，同程度の時間を提供するのに，1日に2回分を算定されるようになったことが，回数が急増した背景と考えられる。

　図2では，訪問リハと訪問看護リハにおける実施回数の推移を介護度別に示した。訪問リハと訪問看護リハは，要介護2の者で最も提供回数が多く，要介護5の者で最も提供回数が少なかった。図3では，訪問リハと訪問看護リハにおける実施回数の増減の推移を比（増加比）で示した。増加比は，訪問リハでは2011年10月の実施回数を1として，各月の実施回数の2011年10月の実施回数に対する比を算出した。訪問看護リハでは，2012年度改定の影響が大きいため，2012年10月の実施回数を1として，各月の実施回数の2012年10月の実施回数に対する比を算出した。訪問リハと訪問看護リハの実施回数の増加比は要介護度が軽度な者ほど大きくなっている。実施回数はおおむね受給者数と正の相関があるため，要介護度が軽度な者のほうが訪問リハと訪問看護リハの受給者数は増えていると推察できる。しかし，わが国では高齢化に伴い要介護高齢者数も増えているため，要介護高齢者への訪問リハと訪問看護リハの普及を要介護度別に正しく読み解くには，訪問リハ受給者数の要介護高齢者数に対する割合を検討する必要がある。

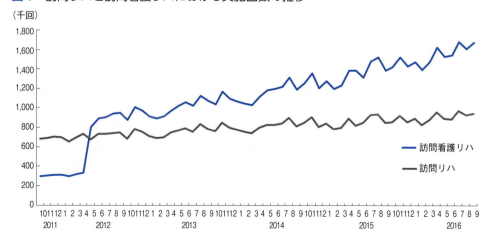

図1　訪問リハと訪問看護リハにおける実施回数の推移

図2 介護度別，訪問リハと訪問看護リハにおける実施回数の推移

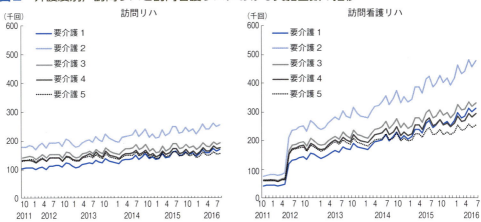

図3 介護度別，訪問リハと訪問看護リハにおける実施回数の増加比の推移

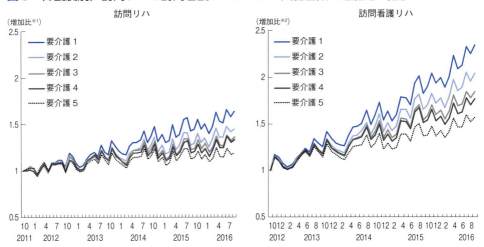

※1 訪問リハの増加比は，2011年10月の実施回数を1として算出
※2 訪問看護リハの増加比は，2012年10月の実施回数を1として算出

訪問リハ受給者数の介護保険受給者数に対する割合

　介護保険受給者数を要介護高齢者数とみなし，**図4**では，過去5年間における訪問リハ受給者数の介護保険受給者数に対する割合の推移を介護度別に示した。訪問リハ受給者数の介護保険受給者数に対する割合は，介護度5の者で最も高く，介護度1の者で最も低かった。訪問リハ受給者数の介護保険受給者数に対する割合の推移は，介護別でも過去5年間で大きな変化を認めなかった。つまり，**図3**のように介護度が重度な者よりも軽度な者で訪問リハの実施回数は増加しているが，介護度が軽度な介護保険受給者数も増加しているため，介護度が軽度な者で特別に訪問リハの普及が進んでいるわけではないことを示している。

　図5では，訪問リハ受給者数の介護保険受給者数に対する割合を都道府県別に示した。すべての都道府県における訪問リハの受給者割合の平均値は2.6％（95％信頼区間：2.3％-2.9％）だった。受給者割合が最も大きかったのは徳島県で5.0％，最も小さかったのは栃木県で0.7％と大きな差を認めた。訪問リハのニーズは各都道府県で受給者割合ほどの大きな差があるとは考え

図4 介護度別，訪問リハ受給者の介護保険受給者に対する割合の推移

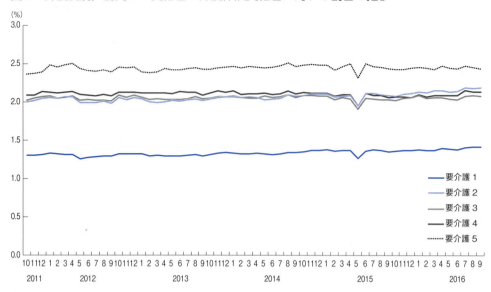

図5 都道府県別，訪問リハ受給者の介護保険受給者に対する割合

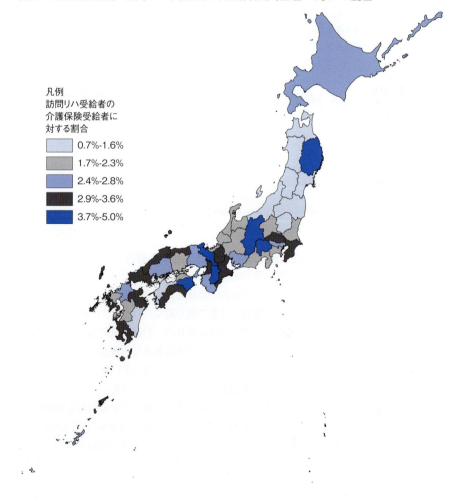

られないため，受給者割合が小さかった都道府県では，訪問リハのニーズを訪問看護リハなどの介護サービスで埋めている可能性がある．介護給付費等実態調査では，訪問看護リハの受給者数を都道府県別に集計していないため，訪問看護リハ受給者数を含めて検討できないことは本分析の限界点である．地域包括ケアシステムでは，都道府県よりも小さな地域単位で医療・介護サービスの提供体制を整える必要がある．特に，訪問系の医療・介護サービスの提供には，地理的な要因が大きくかかわるため，都道府県よりも小さな地域単位で医療・介護サービスの提供量を把握できる基礎資料が求められるだろう．

本コラムでは，介護給付費等実態調査の集計値を用いて，介護保険での訪問リハと訪問看護リハの実施回数や訪問リハ受給者数の介護保険受給者数に対する割合の推移と地域差を概観した．公表データを用いたため，閲覧可能な集計表情報以上に詳細な分析を行うことはできない．同じ公表データである社会医療診療行為別統計では，医療保険の医療機関からの訪問リハ（在宅患者訪問リハビリテーション指導料）の実施回数などは把握できるが，訪問看護ステーションからの訪問リハ（訪問看護療養費）を把握できないといった限界がある．しかし，介護給付費等実態調査や社会医療診療行為別統計のような全国レベルで集計されているビッグデータは，医療・介護サービスに関するリサーチ・クエスチョンの具現化や研究デザインを構築するうえで有用である[7]．少子高齢化が進むわが国で，地域ごとに医療・介護サービスの提供体制を効率的に整備するうえでこれらのビッグデータは重要な資源であるため，適切に活用できる環境づくりが期待される．

文献

1) 国立社会保障・人口問題研究所：日本の将来推計事項（平成29年推計）．
  (http://www.ipss.go.jp/pp-zenkoku/j/zenkoku2017/pp_zenkoku2017.asp)（2017年9月1日時点）
2) 厚生労働省：第140回社会保障審議会（介護給付費分科会）訪問リハビリテーション参考資料．
  (http://www.mhlw.go.jp/stf/shingi/shingi-hosho.html?tid=126698)（2017年9月1日時点）
3) 厚生労働省：社会医療診療行為別統計（旧：社会医療診療行為別調査）．
  (http://www.mhlw.go.jp/toukei/list/26-19.html)（2017年9月1日時点）
4) Gil TMI, Baker DI, Gottschalk M, et al.: A program to prevent functional decline in physically frail, elderly persons who live at home. N Engl J Med 347 (14); 1068-1074, 2002.
5) Gitlin LN, Hauck WW, Winter L, et al.: Effect of an in-home occupational and physical therapy intervention on reducing mortality in functionally vulnerable older people: preliminary findings. J Am Geriatr Soc 54 (6); 950-955, 2006.
6) 厚生労働省．介護給付費等実態調査．
  (http://www.mhlw.go.jp/toukei/list/45-1.html)（2017年9月1日時点）
7) 石崎達郎：レセプト情報からみた高齢者医療．日本老年医学会雑誌53；4-9, 2016.

1 医師

高橋紀代

　訪問リハビリテーション（以下，訪問リハ）を行うセラピストにとって，かかりつけ医との連携は日常業務のなかで難しい課題の1つとなっているのではないだろうか？

　筆者はクリニックにて医療保険の外来リハと主に介護保険の訪問リハの診療を行っている。本項では主に筆者の日々の診療を通じて考えた訪問リハを開始する時期や理由，訪問リハにおける医師の役割やセラピストと共有したい情報などについて記載する。

訪問リハを検討する理由

　介護保険発足当時に唱えられたリハ前置主義の1つに，医療保険のリハ医療サービスにより，可能な限り自立もしくは要介護状態を軽減したうえで介護保険のリハ医療サービスを利用するべきだという考え方がある[1]。そのため筆者は，リハ依頼の患者にはまず医療保険の通院リハの処方を検討する。医療保険のリハの適応外や介護者の都合などで通院困難な場合に，介護保険のリハを考慮する。さらに介護保険の通所サービスでは不十分な場合には，訪問リハを指示することとなる。具体的には，自宅内もしくは自宅周辺での動作課題があること，セラピストと1対1での訓練の必要性があることなどである。介護保険サービスの利点としては，送迎があり，通院と比べて継続することのバリアが低いことである。訪問リハを導入するからといって通所サービスの必要がないわけでなく，社会参加やコミュニケーション能力や認知機能の維持の観点からも，通所サービスの利用も可能な限り勧めている。

訪問リハ開始時期の見極め

● 退院後の適切な開始時期

　退院後の訪問リハ利用開始までの期間と開始後の日常生活活動（activities of daily living；ADL）の向上についても，退院後14日以内にリハを開始したグループでは，14日以上のグループに比べ，より大きな機能回復がみられていた（図1）と報告されている[2]。

● 在宅生活中の適切な開始時期

　退院時には入院先の医師やリハ専門職からの情報提供なども踏まえ，必要に応じてリハサービスが導入されることが多くなっている一方で，在宅で生活中に状態が悪化した場合には気付きの遅れや，原因・改善の可能性についての理解の困

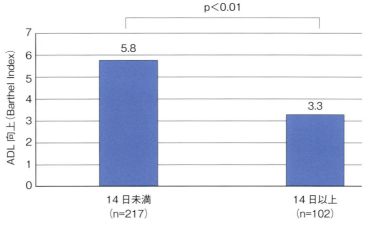

図1 退院から訪問リハ開始までの日数
※平成27年10月以降に退院した者319名について集計

(文献3)より引用)

難性などにより，リハを適時に導入できていない状況があるとの意見がある[2]。

前述したリハ前置主義には，介護保険の利用に際し，要介護度を改善もしくは維持するために必要なリハ医療サービスは他のサービスより優先的に利用すべきという考えもある．これらは将来の要介護者の増加を抑制できるという見通しで提案されたものである．つまり状態の悪化に対して，医療機関で治療の適応がない，もしくは在宅にて治療することとなれば，通所もしくは訪問リハの導入を検討すべきである．特に自宅内や自宅周辺の環境に沿ったアプローチが必要な場合や，状態の悪化の原因に痛みの訴えや意欲の低下などを認めるときは訪問リハの開始の適応があると考える．

訪問リハ開始の目安は退院直後，リハ通院不能，1人での外出が困難もしくは外出しなくなった，自宅内歩行や入浴に介助が必要となり始めたころといえる．

> **ポイント**
> 自宅内や自宅周辺の環境に沿ったアプローチが必要な場合や，状態の悪化の原因に痛みの訴えや意欲の低下などを認めるときは訪問リハの開始の適応があると考える．

訪問セラピストと共有したい情報

訪問リハにおける医師の役割として，リハ指示，訪問リハ計画作成，リハ会議参加，特別指示などがある．

● 訪問リハ計画作成

かかりつけ医ではない場合には特に入念に医療情報の整理が必要となる．かかりつけ医からの訪問リハ依頼時の治療経過や処方薬，検査結果などからなる診療情報をもとに医療情報をまとめ，家族や本人から生活状況も含めた問診情報を整理し，診察を行う．場合により，かかりつけ医に対象者の現状について問い合わせることもある．このようにして，リハ実施上の留意点や運動負荷量，中止基準などを明確にして指示や計画書を作成する．

筆者は診察時には，身体診察や装具の適合などを確認し（**図2**），最近の受診状

況を聞き取り，対象者家族からお薬手帳や採血などの検査結果を閲覧して体調などの把握に努め，対象者家族に健康状態を伝えて注意点などを指導している。また，訪問リハについて対象者家族のニーズを確認した後，ケアマネジャーを含めて現状について話し合っている。最後に今後のリハ計画を対象者家族に説明し，同意を得ている[3]。

● リハ会議参加

　筆者のクリニックでは，3カ月に1回の診察の際にリハ計画について対象者または家族に説明し同意を得ると同時に，リハ会議を開催している。こうすることで，医師の時間的負担が比較的少なく済むうえ，3カ月に1回は確実にリハ会議が開催されることになりケアマネジャーとの情報共有が円滑に行えている（図3）。この3カ月に1回の診察を効果的に進めるために，事前に担当セラピストからの訓練内容や問題点などの情報収集はもちろんのこと，可能な範囲での最新の医療情報（検査結果や受診状況，内服処方内容など）の把握が重要となってくる。それらを含めた一連の情報集約のシステムが通常業務のなかで機能してくると，3カ月に1回という低頻度であるが，対象者家族やセラピスト，ケアマネジャーなどの関係者にとって有意義な診療になると考える。

図2 訪問リハ対象者の訪問診療
装具装着での歩行場面の診察。

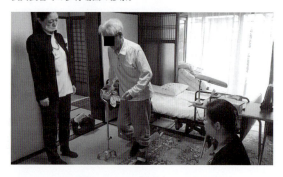

図3 リハ計画とリハ会議

a．訪問リハ対象者の訪問診療
リハ計画書を対象者に説明中。

b．リハビリテーションマネジメント会議
（ケアマネジャー，施設職員，対象者）

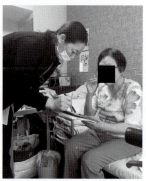
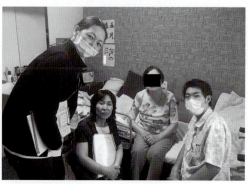

（文献4）より許可を得て転載）

●特別指示

2012年診療報酬改定により特別指示（**表1**）が追加になっている．特別指示に基づき，2週間集中的に訪問リハを行うことで，ADLが改善した症例なども経験した．1カ月に機能的自立度評価表（functional independence measure；FIM）が5点低下と基準があるため，月に1回程度はFIMによる評価を行って，該当の対象者がいればかかりつけ医に相談していただきたい．

訪問リハの導入により，自分らしい暮らしを住み慣れた自宅で送っている利用者を診察することが多くなった．現場のセラピストの日々の支援の賜物であるが，より効果を上げるため，またリスク管理など対象者と自分自身を守るためにも医師とは有効な連携を取っていただきたい．

表1　特別指示

> 診療報酬の算定方法の一部改正に伴う実施上の留意事項について
> （保医発0305第1号　平成24年3月5日）
> 第2章特掲診療料
> 　　　　第2部在宅医療
> 　　　　　　第1節在宅患者診療・指導料
> 　　　　　　　　C006在宅患者訪問リハビリテーション指導管理料
> 　11）保険医療機関が診療に基づき，1月にバーセル指数又はFIMが5点以上悪化し，一時的に頻回の訪問リハビリテーションが必要であると認められた患者については，6月に1回に限り，当該診療を行った日から14日以内の期間において，14日を限度として1日に4単位まで算定できる．当該患者が介護保険法第62条に規定する要介護被保険者等である場合には，診療録に頻回の訪問リハビリテーションが必要であると認めた理由及び頻回の訪問リハビリテーションが必要な期間（ただし14日間以内に限る．）を記載する．

文献

1) 中医協診療報酬　改定結果検証部会　平成19年3月12日
   （http://www.mhlw.go.jp/shingi/2007/03/dl/s0312-9d-05.pdf）
2) 厚生労働省：地域包括ケアシステム　1．地域包括ケアシステムの実現へ向けて
   （http://www.mhlw.go.jp/stf/seisakunitsuite/bunya/hukushi_kaigo/kaigo_koureisha/chiiki-houkatsu/）
3) 厚生労働省：H29.6 訪問リハビリテーション資料
   （http://www.mhlw.go.jp/file/05-Shingikai-12601000-Seisakutoukatsukan-Sanjikanshitsu_Shakaihoshoutantou/0000167233.pdf）
4) 高橋紀代：篤友会リハビリテーションクリニックの取り組み．Monthly Book Medical Rehabilitation 217 リハビリテーション科専門医による生活期リハビリテーション；49-55，全日本病院出版会，2017．

2 看護師

八木街子

在宅での看護師の働きと他職種との協働

　在宅医療のなかで看護師が担う役割は，生活の視点を重視した看護の提供や医療と介護をつなぐこと[1]である．看護師は対象者の状態を観察・把握しケアを実施するだけでなく，訪問で得た情報を共有する連絡者としての役割も担う．在宅医療にかかわる看護師には，実際に対象者の居宅に訪問する訪問看護師のほかに，病棟と在宅をつなぐ地域連携部門の看護師，病棟での状態を知る病棟看護師も間接的に含まれる．ここでは居宅でのケアを行う訪問看護師の働きを中心に述べる．

在宅での看護師の働き

　在宅では，対象者の状態ならびに生活環境に合わせたケアの選択への配慮が求められることから，前回訪問時の訪問看護記録の内容や緊急訪問の有無を確認し，ケア内容を検討する必要がある．対象者の居宅訪問時には，前回訪問時からの様子を本人や介護者から聴取し，対象者のバイタルサインの確認や全身状態の変化を観察する．その後，対象者の状態に合わせて清拭や入浴介助，排泄介助などの日常生活ケア，服薬管理や薬剤の塗布，リハビリテーション（以下，リハ）などを決められた訪問時間のなかで実施する．またそのなかで，利用者だけでなく介護者や家族の話を傾聴したり居宅の状況を観察することで支援のポイントを見つけ，その情報を今後の看護計画に活用する．訪問時に実施した内容は訪問看護記録に記載する．これにより，訪問看護師だけでなく他職種が情報を共有できる．訪問看護師の1日の流れは表に示す．このような働きのほかに，2015年10月から開始された看護師の特定行為に係る研修[2]を修了した看護師は，医師または歯科医師が作成した手順書に基づいて，気管カニューレの交換や胃瘻・膀胱瘻カテーテルの交換，脱水時の補液などを実施することも可能になった．

多職種との協働

　医師，歯科医師，セラピスト，ヘルパーといった他職種とは，訪問の場面で同席することは少ないものの，サービス担当者会議や事業所間の会議やケアマネジャーを介した連絡をもとにケアの方針を共有し，対象者のケアプランに従い協働している．

他職種がセラピストに求めること

　看護師がセラピストに求めることとしては，情報共有が挙げられる．これは，セラピストが看護師に求めるものと同様であると推察する．病棟看護師であれば，患者に接する時間が長いため患者に関する情報を得やすい．そのうえ，病院内で

表 訪問看護師の1日の流れの一例

時刻		内容
8:30	申し送り 情報収集	訪問予定や利用者の情報とケア計画を確認し，共有する。前回訪問の様子，薬物管理状況，医療機関の受診状況，医療サービスの利用状況，病院から退院予定の利用者の退院調整，新規の利用者に関する情報なども確認する。必要物品の準備を行う。
9:15	訪問 (1件目)	介護保険の場合，1回の利用時間は20分未満，30分未満，30分以上60分未満，60分以上90分未満までの4区分のなかから選択する。医療保険の場合，1回の利用時間は30～90分の範囲となる。厚生労働大臣が定める長時間の訪問を要する者[3]は，週1回90分を超える長時間の利用も可能である。 自費の場合，利用時間に制限はない。
11:00	訪問 (2件目)	
12:15	休憩	
13:15	訪問 (3件目)	訪問の間に，退院前の合同カンファレンスや多職種カンファレンスなどに参加することもある。
15:00	訪問 (4件目)	
16:30	記録 報告	訪問看護記録の確認や訪問看護計画書，訪問看護報告書を作成し，管理者やスタッフに報告を行う。

あれば他職種への情報の確認も電話1本で，または電子カルテ上で実施することが可能である。しかし，在宅医療の場では，多くの場合ケアプランを検討するサービス担当者会議で情報を共有した後は，顔を合わせて利用者の状況や状態を共有する機会をもつことが難しい状況がある。そのため，多くの看護師はセラピストの専門的な知見や情報を自らの看護実践に活かしにくいと感じている。

日々の訪問リハの状況は実施記録から知ることができるものの，その記録内容は多様である。日々のリハでの筋力や関節可動域の変化は，入浴や排泄などすべての日常生活ケアの計画と実施に対して重要な情報である。また，セラピストからの情報を活かして日常生活ケアを計画すれば，日常生活ケアそのものがリハになる。これは限られた訪問時間のなかでケアを受ける対象者にとって大きな利益となる。

● **訪問看護においてセラピストから得たい情報**

たくさんあるが，そのなかでも，

- 移動時のポイント(身体を支持するとよい部位，位置や角度など)
- 移動時の注意点(時間，ふらつきなど)
- 具体的な動作の指導内容
- 介護者への指導内容

について，共有してほしいという声が多い。移動時のポイント，移動時の注意点，具体的な動作の指導内容に関しては前述の内容が理由となっている。介護者への

指導内容を知りたい理由は，利用者の日常生活に最も長い時間接している介護者から「こういうときにはどうしたらいいのか」と訪問時に質問をされる機会が多々あるからである。この場合に，セラピストと看護師が異なったことを伝えてしまうと，対象者への害になるだけでなく，介護者の混乱を招くことにつながる。在宅での療養をするなかで，対象者や介護者は日々の気づきを訪問する医療職に伝えてくれる。そこに真摯に応じることができるように情報を共有することが望ましい。

実施記録情報共有の方法① 紙面での記録

情報を円滑に共有するために，すべての職種が「誰が読んでも理解できる」，「同じように解釈できる」標準化された記録を作成する必要がある。看護師も，知り得た情報をセラピストに共有するための標準化された記録の作成に関して努力をしなければならない。

実施記録情報共有の方法② ICT*での記録

現在，紙面での共有が中心となっている実施記録をICTを用いて共有している例もある[4]。新潟市では，ICTの活用による医療介護の情報共有を行っている（SWANネット）。ここでは，Net4Uという在宅医療・介護連携情報共有システムを活用し，地域内の病院，診療所，訪問看護ステーション，調剤薬局，介護事業所などが対象者の情報を共有している。Net4Uで共有される診療・ケア情報は，高度に暗号化されるため個人情報が漏れることがないように配慮されている。

(http://www.niigata-rc.org/members/tool/net4u.php)

ICTの活用による医療および介護の情報共有により，病診連携，在宅医療への移行の円滑化，多職種の協働の機会を増やし，在宅でも連続性のある医療を提供することが可能になる。このような変化にも対応できるよう，標準化された記録の作成を協力して実施することもよいだろう。

実施記録情報共有の方法③ カンファレンス

定期的なカンファレンスでの情報共有の機会が増えると，より一層連携が円滑になる。現在，場所が離れた事業所同士でも遠隔会議ができる会議システムも安定して利用できるようになっている。スタッフ不足やスケジュール調整の難しさなどはあるものの，今後の在宅リハの機会の増加に向けて，このような機会を設ける土壌をつくり，対象者にとってより効果的で効率の良い医療の提供に繋げることができる。これからも対象者中心の医療サービスが提供できるように，多職種の連携を一層深めていく必要がある。

ポイント
情報を円滑に共有するために，すべての職種が「誰が読んでも理解できる」「同じように解釈できる」標準化された記録の作成をする。

ポイント
ICTの活用による医療および介護の情報共有により，病診連携，在宅医療への移行の円滑化，多職種の協働の機会を増やす。

ポイント
定期的なカンファレンスでの情報共有の機会が増えると，より一層連携が円滑になる。

＊ 情報通信技術（information and communication technology；ICT）とは，情報処理や通信に関連する技術，産業，設備，サービスなどの総称である。情報技術（information technology；IT）よりも情報や知識の共有を強調している。

文献

1) 厚生労働省:在宅医療・介護の推進について
 (http://www.mhlw.go.jp/seisakunitsuite/bunya/kenkou_iryou/iryou/zaitaku/dl/zaitakuiryou_all.pdf)(2017年8月21日時点)
2) 厚生労働省:特定行為に係る看護師の研修制度
 (http://www.mhlw.go.jp/stf/seisakunitsuite/bunya/0000077077.html)(2018年1月29日時点)
3) 厚生労働省:厚生労働省告示第八十一号
 (http://www.mhlw.go.jp/bunya/iryouhoken/iryouhoken15/dl/7-1.pdf)(2017年8月21日時点)
4) SWANネットのご紹介　新潟市在宅医療・介護連携センター
 (http://www.niigata-rc.org/center/character.php)(2017年8月21日時点)

3 介護福祉士

宇野雄祐, 杉田 翔, 藤本修平

介護福祉士の働き

　介護福祉士（以下，介護士）の主な役割は，ケアプランに基づき，要介護者および要支援者（以下，対象者）の望む生活に向けて生活課題を把握し，その解決のため計画を立て，実施，評価を行うことである[1]。

　在宅介護における主な業務は，対象者に対する食事，排泄，更衣，入浴といった日常生活活動の支援や調理，洗濯，掃除といった家事の介助および自身で行えるための支援である[2]（**図1**）。また，家族の介護上の不安や介助方法の相談を受けること（以下，相談援助）もある。支援のみならず，対象者に最も近い存在であるため，暮らしを支える視点から対象者とその家族のニーズを受け止め，他職種に代弁していく役割を担う[4]。

　在宅介護の種類は主に自宅へ訪問し介護を行う訪問介護と，施設での通所介護（以下，デイサービス）に分けられる[5]。

● 訪問介護における介護士の業務

　訪問介護では前述した生活の支援に加え，訪問内容の記録やケアマネジャー，家族への連絡を行う。連絡内容は，対象者の排泄状態や食事量，体調の変化，発言や行動の変化である。介護士は対象者との会話内容だけでなく，表情や行動の変化にも注意し観察する。特に高齢の対象者は，体調や気持ちの変化を言葉で伝

図1 介護福祉士の業務と役割の構造

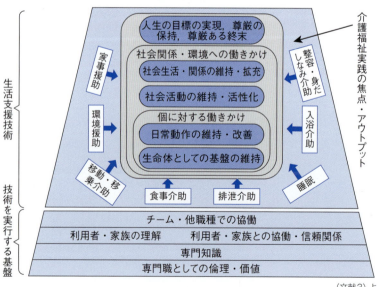

（文献3）より引用）

えることが困難であることが多い[6]。しかしながら対象者は，言語以外の何らかのサインを発していることがある。介護士が「横になって休みませんか」と声をかけることで「具合が悪かったの，心配してくれてありがとう」と発言することや発語できない対象者はうなずく，微笑むといった意思表示をすることがある。介護士は普段と違う様子がないか確認し，対象者の表情や動作，発言からニーズを汲み取ることが重要である。

● デイサービスにおける介護士，生活相談員の業務

デイサービスで行われる介護士の業務

介護士は生活の支援のほかに，機能訓練の提供を行う。機能訓練は，対象者の社会的孤立感の解消や心身機能の維持，家族の身体的および精神的負担の軽減を図るために行われる[7]。

対象者に対する機能訓練の内容は体操やゲームなど全身を使う運動や，書き取りや塗り絵など手先を使う作業を行うことである。機能訓練を行うなかで，対象者同士や職員との交流を図り，社会的孤立感を緩和することが求められる。

筆者が勤務するデイサービスにおいても，家族や友人が亡くなり喪失感を感じている対象者や，運動能力の低下により外出の機会が減少して引きこもり状態になり，社会的に孤立していると強く感じる対象者も少なくない。実際に，対象者から友人をつくりたいという発言も多く聞かれる。

生活相談員の業務

デイサービスでは対象者や家族の不安を軽減するための相談窓口として，生活相談員が配置される[8]。生活相談員の業務は，新規対象者の契約や受け入れ，心身の健康上の相談，家族が行う介護や今後の生活への不安といった対象者や家族への相談援助，ケアマネジャーに対するデイサービスの利用状態の報告，医師や看護師に対する対象者の心身の状態，病気の症状の出現や進行の報告である。

デイサービスにおいて生活相談員へ寄せられる相談は家族からのものが多い。例えば，家族は介護疲れや外出のためにデイサービスを利用してほしいと思うが，利用者本人は「行きたくない」と通所拒否となることがある。拒否の理由はデイサービスへ通うことに慣れないという精神的なものや，慢性的な膝痛，腰痛の訴えが主である。

対策としては，①職員の顔を覚えてもらうために，同一の職員が対象者の自宅まで送迎に向かうこと，②慢性的な痛みは「入浴すると痛みが緩和されますよ」，「医師やリハスタッフにみてもらいましょう」と声かけを継続することが挙げられる。

在宅介護における介護士と他職種の連携

● 入退院時における在宅の介護士と病院職員との連携

対象者が入院する際に，介護士が病院へ詳細な情報を提供し，病院職員に対象

者のもともとの生活状態や余暇活動を知ってもらった結果，リハ内容の立案や病棟でのかかわり方に役立ったという事例があった．そのため，介助の注意点や食形態，歩行の介助方法や認知症による生活への影響の度合い，対象者が自身で行えることなどの具体的な情報を病院と在宅介護の関係者で共有することで，入院後の利用者の自立支援に寄与できる．

退院時においても病院からケアマネジャーへサマリーが提供されるが，介護士からの情報が記載されていることは少ない．そのため介護士は，看護記録やセラピストのサマリーから情報を収集することが多い．サマリーに介助時の注意点や認知症の症状の詳細な情報が記載してあると，介助ミスによる転倒や介助拒否を避けられ，在宅での介助がスムーズに行うことができる．

● 在宅介護における介護士と他職種との連携

介護士が対象者の生活を支援するにあたり，主治医や指示医，セラピスト，看護師，ケアマネジャーとの連携が必要である．多くは電話などで直接連絡をとることが多いが，他職種の多くは訪問業務により外出していることが多く，スムーズに連携を取ることが困難な現状がある．家族からケアマネジャーへ連絡してもらうといった間接的な連携や共通のノートやメモを活用することで連携が可能となる．

また在宅介護を受けている対象者は，転倒リスクや全身状態の変化が生じやすく，急変する可能性も高い．サービス担当者会議などで，看護師やセラピストと介助方法や対応の仕方，転倒リスクが予測される場面や，どのような症状が出た際に受診を進めるかを共有しておくことで，急変時や救急時にスムーズな対応が可能となる．

● 家族との連携

対象者の家族は，「知られたくない」，「恥ずかしい」との思いから，近隣住民や関係者に相談せず，家族だけで介護を行い身体的，精神的に負担となっているケースがみられる．介護士は家族の介護負担が増加しないよう，家族が相談しやすい関係をつくることや，近隣住民にも声をかけて理解してもらえるよう働きかけることを意識する．また家族会など，同じように在宅介護を行っている人々と交流し，情報共有できる場への参加を提案することもある．介護士が家族とかかわる際に陥りやすいこととして，家族のニーズを優先し，要望をそのまま受け入れてしまうことがある．不安や不満を受け止めることは重要であるが，要望にすべて応じるのではなく，家族の介護に対する理解や協力が得られるために，専門的な気付きや見解をもち自立支援に向けて対応することも介護士の役割の1つである[8,9]．

訪問セラピストに期待すること

● 介護士と家族への介助指導，自主トレーニングの指導

家族や介護士は，対象者を介助する際に不安を抱えながら行っている[9]．その

ため，移乗や歩行の介助の際に転倒させないよう必要以上の介助を行い，対象者の動作能力の維持，改善を妨げてしまうことがある。

セラピストは，介護士や家族に対し介助方法や自主トレーニングの指導を行うことで，介助に対する不安や，身体的な介護負担を減少させることができる。また，必要以上の介護を行わないことにより，対象者が現残能力を活かした日常生活活動を行うことが期待できる。

例えば，平地では安定して歩行できるが段差では不安定な対象者がいる。その場合，平地では見守りを行い段差や屋外は介助をするというように，介助が必要となる環境や状況を分けて伝えることが重要となる。また，パーキンソン病など日差変動や日内変動がみられる対象者においては，入浴や外出を控える時間帯など生活をするうえでの注意点や予後予測をセラピストから介護士や家族へ伝えられるとよい。

> **ポイント**
> セラピストは，介護士や家族に対し介助方法や自主トレーニングの指導を行うことで，介助に対する不安や，身体的な介護負担を減少させることができる。

● 住環境や福祉用具など生活改善について

対象者に対する福祉用具の提供や環境設定を行ううえで生じる主な問題として以下の①〜③が挙げられる。①歩行補助具の高さが本人に適応していないこと，②車椅子のフットレストの高さが合わず，足が接地していないこと，③セラピストが提案した環境設定により，他の家族が使用する際に不都合が生じること，である。

①，②に関しては，家族や本人が医師やセラピストに相談せずに購入した福祉用具を使用している場合に生じることが多い。サービス開始時に担当者会議が開催されるが，セラピストが不在であり，福祉用具が適切であるかの評価が先送りとなるケースがある。また，ケアマネジャーや介護士はセラピストが福祉用具の知識をもち相談できる職種であることを知らない場合も多い。そのため，福祉用具が届いた状態のままで使用することが多くなっているのが現状である。これらは，セラピストがケアマネジャーや介護士に対して福祉用具の相談・評価が可能である旨を説明することや，多く利用される福祉用具の調整の仕方を共有すること，サービス開始時の担当者会議へ参加することで解決できるだろう。

③は，家族不在時に福祉用具を設置した際に起こりやすい。トイレや浴室，洗面台といった家族も使用する環境は，対象者本人だけではなく家族の意見も取り入れて評価を行い，不便とならないよう環境設定を行うことが望まれる。

> **ポイント**
> セラピストがケアマネジャーや介護士に対して福祉用具の相談・評価が可能である旨を説明する。

● 対象者とのかかわり方

介護士が対象者とかかわるなかで，対象者がリハの感想や意見を訴えることがある。そのなかで多い内容は，①「マッサージを受けられてよかった」，②「運動がきつくてリハをやりたくない」，③「Aさんは○○を行ってくれたが，Bさんは行ってくれなかった」である。

①と②の「マッサージを受けられてよかった」，「運動がきつくてリハをやりたくない」という内容に関しては，対象者が「セラピストに治療をしてもらえる」と

> **ポイント**
> セラピストには，対象者が能動的にリハを行うための助言や介入が必要。

リハに対して受動的なイメージをもっている場合に多い。セラピストには，対象者が能動的にリハを行うための助言や介入が必要である。例えば，「立ち座りの運動をして脚の筋力をつけると膝への負担が減少し，痛みが軽減する可能性があります」などと，訓練の効果や予後予測の説明を十分に行うなどである。また，以前の趣味や生活歴を聴取し，「今回は連続で20分歩けたので，30分間歩ける体力がつくと，お買い物ができるようになりますね」と興味関心の高いことを目標とし介入内容を立案することが挙げられる。

また，介護士とリハのプログラムの根拠や必要性，今後の目標を共有することで，前述した訴えがあった際に介護士から説明することが可能となり，リハに関する十分な理解が得られていない状況を回避することができる。

対象者の能動性を高める助言や介入を行ううえで起こりうることは，対象者が自主トレーニングや介護士と機能訓練を行う際に，難易度の高い課題を行い転倒することである。セラピストから対象者1人や家族，介護士と課題に取り組む際に生じうる危険の説明を受けることで安全に課題に取り組むことができる。

> **ポイント**
> セラピスト間でカンファレンスや申し送りを行い，対象者の性格や生活歴，価値観などを共有しておく。

③の「Aさんは○○を行ってくれたが，Bさんは行ってくれなかった」に関しては，1人の対象者を複数のセラピストが担当する際に多く聴かれる。セラピスト間でカンファレンスや申し送りを行い，対象者の性格や生活歴，価値観などを共有しておくことも重要である[10]。

文献

1) 福祉臨床シリーズ編集委員会 編・建部久美子 責任編集：介護概論福祉臨床シリーズ 10 臨床に必要な介護概論：第6章 介護過程の理論と実践，2007．
2) 太田貞司：介護福祉と生活支援．「地域包括ケアを拓く介護福祉学」シリーズ 生活支援の基礎理論Ⅰ，19-36，光生館，2015．
3) 諏訪 徹：介護福祉士の役割，価値・知識・技術．「地域包括ケアを拓く介護福祉学」シリーズ 生活支援総論，11，光生館，2014．
4) 公益社団法人 日本介護福祉士会：日本介護福祉会の倫理綱領．
   (http://www.jaccw.or.jp/about/rinri.php)
5) 厚生労働省：平成27年介護サービス施設，事業所調査の概況；1，2015．
   (http://www.mhlw.go.jp/toukei/saikin/hw/kaigo/service15/dl/gaikyo.pdf)
6) 東京都保健福祉局，とうきょう認知症ナビ：認知症医療部会（第7回）平成26年7月31日　資料10 認知症高齢者数の推計（平成37年（2025年））について；2014．
   (http://www.fukushihoken.metro.tokyo.jp/zaishien/ninchishou_navi/torikumi/kaigi/iryoubukai7/files/iryoubukai7_shiryou10.pdf)
7) 厚生労働省：社会保障審議会　介護給付費分科会　第141回　2017年6月21日　参考資料3　通所介護及び療養通所介護（参考資料）；2，2017．
   http://www.mhlw.go.jp/file/05-Shingikai-12601000-Seisakutoukatsukan-Sanjikanshitsu_Shakaihoshoutantou/0000168705.spdf
8) 北川公子：第7章　ケアの担い手．改訂3版・認知症ケアの基礎（編集・一般社団法人日本認知症ケア学会）；103-106，ワールドプランニング，2013．
9) 厚生労働省：平成28年　国民生活基礎調査の概況；Ⅳ　介護の状況　6，2016
   http://www.mhlw.go.jp/toukei/saikin/hw/k-tyosa/k-tyosa16/dl/05.pdf
10) 佐々木千寿：第4章　第2節　4　③リハビリテーションと介護の連携．介護職員初任者研修テキスト；166-171，中央法規，2016．

4 歯科医師，歯科衛生士

三好早苗

　在宅の療養者や要介護高齢者（以下，在宅療養者）は，加齢や疾患により口腔や義歯の清掃が困難なことから，口腔衛生状態が悪化しやすく，う蝕や歯周病が発症・重度化しやすい。また，会話や咀嚼などの口腔の運動が低下することで唾液の分泌量が減少し，口腔内の自浄性も低下する[1]。さらに，認知機能の低下や神経・筋機能の障害により摂食嚥下機能の低下がみられる場合は，誤嚥性肺炎のリスクが高まるといわれている[2]。口腔環境の悪化は，口腔粘膜の異常や舌苔の付着，口臭などを招き，療養生活の障害にもなっている[3,4]。

　近年，食べこぼしやむせなどの些細な口腔機能の低下（オーラルフレイル[5]）をきっかけに，食べる力が衰え，サルコペニアやロコモティブシンドローム，さらに栄養障害へ陥り，要介護状態へと至ることが明らかになってきた[5,6]。

　歯科医師，歯科衛生士は在宅療養者の口腔疾病管理だけでなく，口腔機能（食べる，話す，呼吸をする，表情をつくる）管理も行い，食べる力や生きる力をサポートしている。

歯科衛生士の在宅訪問にかかわる制度

　在宅療養者への歯科衛生士の訪問は，医療保険では「訪問歯科衛生指導」，介護保険では「歯科衛生士による居宅療養管理指導」として位置づけられており，それぞれ算定用件は異なっている。歯科衛生士が在宅において専門的口腔ケアを行う場合，先に訪問（歯科）診療を行った歯科医師の指示に基づき，ケアが開始される。歯科医師の介入は月2回，歯科衛生士の介入は月4回が限度となっている[1]。

在宅訪問における歯科医師，歯科衛生士の役割

　歯科医師の役割は，義歯の調整・作成，う蝕・歯周治療，口腔粘膜疾患への対応，口腔衛生指導，摂食嚥下機能の評価，嚥下機能訓練などである。訪問歯科治療の効果として，咀嚼機能の回復や，日常生活活動（activities of daily living；ADL）の改善[7]に有用であると報告されている。また，要介護高齢者の約7割に何らかの歯科治療が必要であると報告されており[8]，介護が重度化する前に，予防的な介入が行われることが望まれる。

　歯科衛生士の役割は，口腔内を清潔に保つために有効な用具を選択し，その使い方や歯磨き方法について本人や家族，在宅にかかわる他職種への指導，義歯の清潔管理と取り扱い方法についての指導，口腔機能・摂食嚥下機能の低下予防のための口腔体操の指導と実施，歯科治療への橋渡しや，食生活指導である[9]。

歯科衛生士による専門的口腔ケアの効果は，誤嚥性肺炎やインフルエンザなどの呼吸器感染症の予防[10-12]，発熱回数の減少[13]，生活の質（quality of life；QOL）の向上[14]が報告されている。また，多職種と連携して取り組む口腔ケアは，食支援のなかでも重要な役割を担っている[15]。

在宅における歯科衛生士の働き方―事例紹介―

歯科衛生士が在宅でどのような働きをしているか，筆者の事例を通して紹介する。

● 事例1：口腔ケア用具の選択が介護負担を減らした例

【症例】70歳代，女性，前頭側頭型認知症，ADL全介護状態。主介護者である夫は熱心にさまざまな介護をしているが，口腔ケアまで介助ができておらず，初回訪問時の口腔内は食物残渣が多量に付着しており，28本ある歯はすべて進行したう蝕で侵されていた。発語はなく，うがいができないなど，口腔機能の低下は顕著にみられた。

介護者である夫が簡単にできる口腔ケア方法を検討し，粘膜に付着した食物残渣を簡便に除去できる口腔ケアブラシと，う蝕の進行抑制を目的にフッ化物ジェル（図1）を使用した口腔ケア方法を提案し，指導した。

その結果，操作性が良く，短時間で粘膜を傷つけずに食物残渣を除去できる口腔ケアブラシの選択と，本人の認知症状の特徴としてあった甘味を好む傾向から，フッ化物ジェルの甘い味と匂いが開口を促し，夫は負担なく口腔ケアを日常のケアとして取り入れることができるようになった。

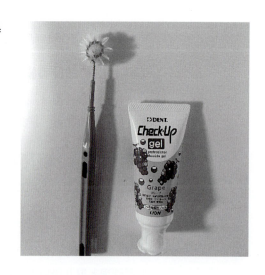

図1　筆者が提案した口腔ケア用具
左：くるリーナブラシ®（オーラルケア）
右：チェックアップジェル®（ライオン）

● 事例2：作業療法士と連携し，口腔ケア用自助具を作製した例

【症例】50歳代，女性，筋萎縮性側索硬化症（amyotrophic lateral sclerosis；ALS），ADL全介助状態。40歳代でALSを発症し，週6回の介護サービス（訪問介護3回，訪問看護，訪問リハ，訪問歯科各1回）を利用しながら夫の介護を受けていた。

ケアマネジャーより，「介護サービス利用日以外は歯磨きができていないため，何か本人ができる方法がないか考えてほしい」と依頼があり，自宅にあった電動ブラシを改良して自助具を作製できないか，訪問リハの作業療法士と一緒に検討した。

おもりを付けた木製台に，アルミプレートで電動ブラシを固定し，自助具（**図2**）を作製した。口腔内へ当たる角度を探ったり，顎の動きで左右に回転できるよう，作用点となる場所に洗濯ばさみを取り付けるなど，本人の意見を聴きながら改良を重ねた（**図3**）。本人から「電動ブラシのスイッチがスライド式のため，前歯では入れにくい」という意見が出たため，本人が最も力の入りやすい動作を作業療法士が評価し，スイッチ部分に突起をつけるなど工夫が行われた。

歯ブラシの衛生管理が難しかったため，実用には至らなかったが，この自助具作成を機に，口腔ケアの方法を多職種で考えるきっかけとなった。現在も訪問介護，訪問看護，訪問リハによる口腔ケアは実施されており，多職種による継続的な管理により，口腔内は良好な状態で維持できている。

図2 電動歯ブラシを改良した自助具

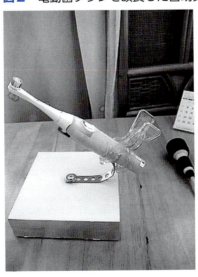

図3 自助具を試用中

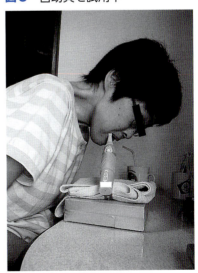

セラピストに期待する連携

> **ポイント**
> 口腔ケア介入時にはセラピストと連携を取り、適切なポジショニング方法を共有。

　口腔ケアを行ううえで最も重要なことは、血液または細菌で汚染された唾液や水を誤嚥させないことである。そのため、口腔ケア開始前には誤嚥しない安全な姿勢となるようポジショニングに努めている。しかし、本人にとって適切なポジショニングを探ることは歯科衛生士には難しく、麻痺や拘縮がある場合はきわめて困難である。

　また、セラピストがADL評価で用いているBarthel Indexや機能的自立度評価法（functional independence measure；FIM）は、歯磨きができるか否かの清掃行為を評価したものであり、介助なく「できる」と評価しても、実際にブラッシングによる食渣や歯垢の完全な除去がなされているとは限らないとの指摘がある[16]。筆者の経験からも、歯磨きが自立していても、口腔内は不衛生な場合が多く、歯磨きが「できている」とは言いがたい。口臭や歯・義歯の汚れ、口腔機能などセラピストでも気付ける口腔観察のポイントを第5部身体ケア技能（p.223、「口腔ケア」）に記載したので、歯科医師・歯科衛生士との連携の目安としてほしい。

文献

1) 公益社団法人 日本歯科衛生士会：在宅療養者の口腔ケア実践マニュアル，2016．
(https://www.jdha.or.jp/pdf/zaitaku_care.pdf)
2) 医療・介護関連肺炎（NHCAP）診療ガイドライン作成委員会：医療・介護関連（NHCAP）肺炎診療ガイドライン．日本呼吸器学会，2011．
(http://www.jrs.or.jp/uploads/uploads/files/photos/1050.pdf)
3) 佐藤洋子：摂食・嚥下リハビリテーションと口腔ケア．歯科衛生士のための摂食・嚥下リハビリテーション（社団法人日本歯科衛生士会監修・金子芳洋編）；110-113，医歯薬出版，2011．
4) 藤本篤士：口腔ケア概論．5疾病の口腔ケア―チーム医療による全身疾患対応型口腔ケアのすすめ（藤本篤士 ほか 編）；8-11，医歯薬出版，2013．
5) 飯島勝矢：虚弱・サルコペニア予防における医科歯科連携の重要性：～新概念『オーラル・フレイル』から高齢者の食力の維持・向上を目指す～．日補綴会誌 7；92-101，2015．
6) 平野浩彦：オーラルフレイルの概念構築の経緯．老年歯学 31（4）；400-404，2017．
7) 鈴木美保，園田　茂，才藤栄一，ほか：高齢障害者のADLに対する歯科治療の効果．リハビリテーション医学 40；57-67，2003．
8) 厚生労働省：中央社会保険医療協議会総会資料（総-2），歯科医療（その1）；20，2017．
(http://www.mhlw.go.jp/file/05-Shingikai-12404000-Hokenkyoku-Iryouka/0000166451.pdf)
9) 地域食支援グループ ハッピーリーブス：介護スタッフのための安心！「食」のケア口腔・嚥下・栄養．秀和システム，2013．
10) Yoneyama T, Yoshida M, Ohrui T, et al.：Oral Care Reduces Pneumonia in Older Patients in Nursing Homes．J Am Geriatr Soc 50（3）；430-433，2002．
11) van der Maarel-Wierink CD, Vanobbergen JN, Bronkhorst EM, et al.：Oral health care and aspiration pneumonia in frail older people：a systematic literature review．Gerodontology 30（1）；3-9，2013．
12) Adachi M, Ishihara K, Abe S, et al.：Professional oral health care by dental hygienists reduced respiratory infections in elderly persons requiring nursing care．Int J Dent Hyg 5（2）；69-74，2007．
13) 足立三枝子，植松久美子，原 智子，ほか：専門的口腔清掃は特別養護老人ホーム要介護者の発熱を減らした．老年歯学 15（1）；25-30，2000．
14) Montandon AA, Pinelli LA, Fais LM：Quality of life and oral hygiene in older people with manual functional limitations．J Dent Educ 70（12）；1261-1262，2006．
15) 篠原弓月：多職種連携による地域食支援活動―訪問歯科衛生士の立場から―．老年精医誌 27（3）；309-315，2016．
16) 植田耕一郎：在宅ケア．脳卒中患者の口腔ケア；141-185，医歯薬出版，1999．

5 薬剤師

山﨑真一

薬剤師による訪問薬剤管理指導業務について

　薬剤師による訪問薬剤管理指導業務の内容は主に，服薬指導，残薬確認・整理，薬剤の保管状況の確認，対象者に合わせた剤型の提案，薬剤の効果や副作用の確認，薬剤との飲み合わせ・食べ合わせの確認，生活習慣の指導，各医療・介護スタッフへの情報提供，衛生材料・医療材料の物品供給，中心静脈栄養輸液や麻薬注射剤などの無菌調製・管理など多岐にわたる．これらの業務を通して，自宅でも安全・有効そして継続的に薬物療法を行っていくことを手助けする．

　薬剤師は在宅業務にかかわらず薬の専門家として，服用・使用している薬剤を中心に対象者の状態を考察する．観察，考察内容にはバイタルサインや検査値さらには生活機能の変化が含まれる．例えば，新しく解熱鎮痛薬の錠剤が開始されるとする．その対象者にとって現在服用中の薬剤と併用しても問題はないか，喘息や胃潰瘍，腎臓疾患の現病歴や既往歴はないか，投与量や種類は適切か，服用できる錠剤の大きさか，服薬を継続できているか，空腹時や少量の水で服用していないか，いつから効果が出始めるのか，痛みや日常生活活動（activities of daily living；ADL）は改善したか，尿量や消化器，血圧への影響は出ていないかなどである．服用開始後に腹部の違和感や痛み，食思不振があれば薬剤性の副作用を念頭に考察する．上部消化管出血の可能性も考え便の性状などを聴取し，訪問看護師がバイタルサインなどを測定し記録してある帳簿も確認する．得られた情報と薬学的考察を緊急度合に応じて直接医師へ連絡するか，報告書を用いて報告する．また，他の医療スタッフへも報告を行う．問題に対し服薬指導管理をするとともに，どのような改善策をとるべきかチームで解決に臨んでいく．

　薬剤師における在宅業務では，店舗内での業務に比べて多くの患者情報を得ることが可能であり，多角的考察をもとに素早く現場で介入できることが特徴である．セラピストと薬剤師との情報共有においても，それぞれが作成する報告書やインターネットによる地域医療ネットワークを用いた方法は有用であると考える．お互いの業務実施内容や目的，目標などを確認できるだけでなく，普段から情報交換することで何気ない質問や相談などを行える環境を整えることもできる．

薬の心身への影響

　セラピストがリハビリテーション（リハ）を実際に行っていくなかで薬剤の影響を考察することは重要であると考える．セラピストはリハという実践を通してさまざまな心身機能をより確実に感じ取ることができるからである．リハを実践す

るうえで関連が大きい心身機能に影響を与える可能性がある薬剤の例を挙げる（**表**）。薬剤を服用・使用すると体内に吸収され全身をめぐりさまざまな臓器に作用する。薬剤の添付文書には効能効果が記載され適応症が決まっているが，ときには目的とする効果以外の作用が副作用として現れることがある。

例えば，高齢者では安定剤や睡眠導入剤などでの転倒やそのことによる骨折のリスク上昇が報告されている[1,2]。日常での覚醒状況や動作状況はリハビリテーションを行うことで把握することが可能であり，そのような薬剤が支障となっていないか確認をすることが求められる。投与する薬剤が違えば，その作用や副作用も異なることを常に念頭に入れリハを行うことが必要である。

リハを安全・有効に行うために

現在の状態の考察のみならず，今後の目標達成のために行うリハをより効率的・安全に進めるうえで，現在使用中の薬剤の作用や量，種類の確認，服用時間の変更や薬剤の追加を検討することも必要である。そのなかには，筋力や免疫力維持に対する栄養面も重要な事項として含まれる。

● 在宅中心静脈栄養法（home parenteral nutrition；HPN）患者の場合

点滴内容の見直しによる蛋白負荷量や摂取カロリーを検討することが可能であり，経口摂取が可能であれば医薬品として認可されている栄養剤や市販の栄養食品を疾患に合わせて検討することも可能である。むくみの状態に応じた輸液投与量や追加薬剤の検討も同様である[3]。

● 褥瘡治癒

褥瘡治癒においても栄養状態は重要な要素の1つであり，さらに創の状態に合

> **ポイント**
>
> セラピストは専門的に患者のADLを評価することが可能であり，薬剤性によるADL悪化がないかを考察することが求められる。また，ADL改善のために薬剤が使用できるかどうかを医師・薬剤師と協議することも必要である。使用が中止になった場合や新しく使用が開始された場合は，その前後の評価が必要となる。

表 心身機能に影響を与える可能性がある薬剤例

心身機能変化	原因の可能性のある薬剤例
食欲亢進	ステロイド製剤，抗うつ薬など
食欲減退	強心配糖体製剤，気管支拡張薬など
嚥下困難	抗コリン薬などによる口渇，抗精神病薬や抗てんかん薬などによる遅発性ジスキネジアなど
味覚異常	抗うつ薬，ACE阻害薬，脂質異常症用剤，抗悪性腫瘍薬，ニューキノロン系抗菌薬など
物を落としやすくなる	抗てんかん薬や精神神経用剤など
ふらつき・転倒	抗不安薬・眠剤など，精神神経用剤などによる薬剤性パーキンソニズム，血圧降下薬など
気分が落ち込む・不眠	インターフェロン製剤やステロイド製剤など
視力障害	抗結核薬やステロイド点眼薬など

> **ポイント**
> 些細なことでも薬や医療材料について疑問をもち、自らが行うリハにどのような影響を与えているのか考察を深めるため薬剤師と協力する。

った創傷被覆材や薬剤の選択も重要になる[4]。創傷治癒の遅延から低栄養状態やポジショニングの不備を推察することができ、リハの開始や継続をするうえで重要な要因となる。

　目標を達成するために、起こりうる事態を予測し他職種全体で連携していくことが重要である。

文献

1) Sarah DB, Yoojin L, Shubing C, et al.: Nonbenzodiazepine Sleep Medication Use and Hip Fractures in Nursing Home Residents. JAMA Intern Med 173 (9); 754-761, 2013.
2) Marit SB, Anders E, Lars BE, et al.: Risk of hip fracture among older people using anxiolytic and hypnotic drugs: a nationwide prospective cohort study. Eur J Clin Pharmacol 70; 873-880, 2014.
3) 日本静脈経腸栄養学会:日本静脈経腸栄養学会静脈経腸栄養ハンドブック、南江堂、2011.
4) 宮地良樹・三富陽子:褥瘡チーム医療ハンドブック、文光堂、2007.
5) 一般社団法人愛知県薬剤師会地域医療部会:くすり薬剤師と上手につき合う～薬で困らない～改訂版、一般社団法人愛知県薬剤師会、2015.
6) 医療品医療機器総合機構:重篤副作用疾患別対応マニュアル　各種

6 管理栄養士

奥村圭子

在宅における管理栄養士の働きの仕組み

　管理栄養士とは，栄養士法第一条に「管理栄養士の名称を用いて，傷病者に対する療養のため必要な栄養の指導，個人の身体の状況，栄養状態等に応じた高度の専門的知識及び技術を要する健康の保持増進のための栄養の指導を行うことを業とする者」とある[1]。在宅における管理栄養士（以下，訪問栄養士）も同じであるが，在宅患者訪問栄養食事指導（医療保険法）と居宅療養管理指導（介護保険法）[2]に基づく活動が主になる。訪問栄養士の働きは，医師やケアマネジャーなどからの指示や依頼→栄養アセスメント評価と課題抽出→栄養ケア計画の実施→栄養モニタリング・評価→望む暮らしの食生活の継続→社会参加といった一連の基本的なプロセスがある。

　訪問栄養士の対象者は，通院または通所が困難で，さらに厚生労働大臣が定める特別食が必要な人である。特別食とは，腎臓病食，肝臓病食，糖尿病食，胃潰瘍食，貧血食，膵臓病食，脂質異常症食，心臓疾患などに対する減塩食などを指す。介護保険法の訪問栄養士は，経管栄養のための流動食，嚥下困難者（そのために摂食不良となった者も含む）のための流動食，低栄養状態に対する食事の指導も含む。平成28（2016）年度診療報酬改定では，がん，摂食嚥下機能低下，低栄養の患者に対する治療食も含まれた[3]。

　筆者への依頼は50％以上が摂食嚥下機能が低下した対象者であるため，リハビリテーション（リハ）職種との連携は欠かせない。

訪問栄養士の活動目的と活動の現状

　訪問栄養士の活動目的は，入退院を繰り返さないことである。筆者への依頼には，

- 摂食嚥下障害や高次脳機能障害の対象者の食環境整備や低栄養，脱水予防
- 日常生活がままならない経済的困難な要介護者世帯での褥瘡改善
- 日中夜問わない独居で火の取り扱いが難しい徘徊を伴う認知機能低下した対象者の食事量確保や脱水予防のための食環境の多機関・多職種連携
- 末期がんの対象者の食欲低下や食事対応
- 介護者が末期がんで筋萎縮性側索硬化症（amyotrophic lateral sclerosis；ALS）など神経難病の対象者への低栄養予防

などがある。

　上記のような対象者の多くは，食生活機能が自立できていないことが多い。そ

のため，訪問栄養士は，多機関および多職種連携により食生活のマネジメントから行う。訪問栄養士が入ることで食の支援が充実し，栄養状態の改善によりリハ効果も向上する可能性は高い。

しかし，現時点では訪問栄養士の実働者は少ない。平成28年度の居宅療養管理指導の管理栄養士の算定率は，全職種のなかで0.2％であり，介護保険導入から件数は少しずつ増えているものの，他の職種と比べて一般的な活動とはいいがたい[4]。

訪問栄養士と多機関多職種協働

筆者が一般的に経験する活動例を紹介する。

● 事例1：老夫婦世帯での全介助の男性の食の支援

> 【症例】75歳，男性，要介護3，妻と2人暮らし，一軒家。子供は遠方に住んでいる。
> 望む暮らし：このまま夫婦だけで暮らしていきたい。デイサービスは使いたくない。
> 疾患：糖尿病，摂食嚥下障害，高次脳機能障害，脳血管性認知症
> ADL：衣食住一部〜全介助
> 食事状況：経口摂取で10割，一部介助。食事は妻がつくり，水分とろみをつけている。
> 栄養評価：身長170 cm，体重45 kg，BMI15.6 kg/㎡。体重減少0.5 kg程度が数カ月続いている。
> 3カ月前の採血結果：アルブミン4.0 g/dL，ヘモグロビン15.0 g/dL，血糖値189 mg/dL
> 介護サービス：訪問診療月2回，訪問看護週1回，訪問入浴週1回，福祉用具ベッド，車椅子

採血結果はない場合もあるが，上記のような情報とともに，担当するケアマネジャーから訪問栄養士へ依頼される。依頼目的は，「介護者が食事について悩んでいる。ご本人は痩せているし，入院しないよう食事内容や食形態を指導してほしい」と漠然としていることが多い。筆者は，自宅を訪問し，本人の栄養状態や妻との対話，多職種の支援内容から「妻がなぜ食事に悩むのか，本人は痩せているのか，入院しないための食事とは何か」を紐解いていく。

自宅を訪問してわかったこと

- 毎日の会話が成り立たない夫の食事の準備，見守りや介助のなか，全量摂取しているのに痩せたままであることに妻は悩んでいる。
- 今月も0.5 kgの体重減少があると専門職から指摘され妻は不安になっている。
- いずれ入院や寝たきりになるかもしれないが，施設には入れられない。

- 先行きの不安を抱えるが，遠く離れた子供に心配はさせたくないため頼れない。
- 食事は毎食のことであり，体重減少が続き何をどうすればよいか混乱している。

　この症例では，毎月0.5 kgの体重減少に注目した。これは，1日約120 kcal（1 kg=7,000 kcal/30日）の栄養不足を意味し，3食食べている場合，1食につき40kcalほどに相当し，ご飯でいう3口ぐらい，卵でいうと1/2個分を毎食残していることになる。この全量摂取していて体重減少が起こっている栄養代謝の矛盾に対し栄養アセスメント評価を行う。

栄養アセスメント

- 妻の介護力は，夫を支えるだけの余力はあるか。妻以外に介護を担える人はいないか。
- 1日に必要なエネルギー量：1,400 kcal（活動係数1.1，侵襲係数1.0），必要蛋白質量：45 g（代謝亢進レベル1.0）の計算は，本人の体力や介護力に適しているか。
- 糖尿病の重症化や誤嚥性肺炎などによりエネルギー量や蛋白質の消費や異化の亢進はないか。
- 採血結果の数値は，現状の食事量やBMIから考えるとよすぎる。普段から脱水傾向になっていないか。
- 食事中の座位姿勢，食事時間，覚醒はどうか。活動量に応じたエネルギー量の収支バランスはどうか。

　訪問栄養士は，これらに対し食事量，調理器具，買い物頻度，体重，血圧，飲み込み，握力など客観的な栄養評価を行い，栄養ケア計画を作成し，栄養モニタリング評価から栄養ケアの軌道修正を適宜行っていく。ただし，訪問栄養士の栄養ケアだけでは本人の日常生活機能は支えられず，妻の悩みは解決しない。本人の食生活機能を支える訪問セラピスト，栄養の代謝を支える疾患管理は，訪問診療，訪問看護などとの協働が必須である。そのため，今回のように訪問セラピストとの連携がない場合，ケアプランへの導入を訪問栄養士からもお願いすることがある。

同じ在宅医療にかかわる管理栄養士として，訪問セラピストに期待する連携

　訪問栄養士は，医療保険や介護保険に限らず広義的な地域でのリハビリテーションの考えをもち，国際生活機能分類（International Classification of Functioning, Disability and Health；ICF）[5]に基づくケアプランのなかで食の支援を行うことが増えてきた。例えば，調理ができない場合は社会保障外の配食サービスとの連携も一般的になってきた。昨今では，個人情報保護規定の厳守を徹底してICT（information and communication technology）による多機関・多職種連携も行われている。筆者も参加しているが，インターネットを介して多職種とのカンファレ

ンスが可能となるため臨場感や共通言語も得やすく便利である。このように，ますます訪問セラピストと連携する機会は増えていくだろう。なお，訪問栄養士の窓口として，日本栄養士会では栄養ケア・ステーション事業を推進している[6]。ぜひとも都道府県にある栄養士会に問い合わせることをお勧めしたい。そして，出会う方々の望む暮らしの可能性を広げたいと祈っている。

ポイント
訪問栄養士の窓口として，日本栄養士会では栄養ケア・ステーション事業を推進している

文献

1) 栄養士法　最終改正：平成一九年六月二七日法律第九六号
2) 介護保険法施行規則の制度　最終改正：平成二九年七月三十一日公布（平成二十九年厚生労働省令第八十五号）
3) 厚生労働省　平成28年度診療報酬改定説明会（平成28年3月4日開催）資料等について
   （http://www.mhlw.go.jp/stf/seisakunitsuite/bunya/0000112857.html）（2017年8月11日時点）
4) 厚生労働省　第140回社会保障審議会介護給付費分科会資料
   （http://www.mhlw.go.jp/stf/shingi2/0000167241.html）（2017年8月11日時点）
5) WHO International Classification of Functioning, Disability and Health (ICF)
   （http://www.who.int/classifications/icf/en/）（2017年8月12日時点）
6) 日本栄養士会　栄養ケア・ステーション
   （https://www.dietitian.or.jp/about/concept/care/）（2017年8月11日時点）

7 保健師の役割と在宅における セラピストへの期待

阿毛裕理

保健師とは

● 保健師の定義

　セラピストをはじめとした多職種にとって，「保健師」とは具体的にどこでどんな役割を担っている専門職なのか明確なイメージがないのではないだろうか。保健師とは，保健師助産師看護師法に定められている専門職であり，資格要件の性質上，看護師資格を併せ持っていることが多い。

● 保健師の種類

　従事内容により，保健所や保健センター，地域包括支援センターなどで働く行政保健師と，民間企業などで従業員の健康維持・管理を担う産業保健師の2つに分かれる。ここでは在宅療養を想定し，行政保健師について主に触れる。

在宅医療における保健師の役割

● これからの在宅医療と保健師の位置づけ

　2025年に向け，地域医療構想とともに地域包括ケアシステムの構築が進められていることは広く知られている。これらの2つのシステムにおいて，それぞれ都道府県保健師と市町村保健師は役割を担っている。**図1**は2013年（平成25）3月の厚生労働省医政局による地域包括ケアシステムの説明図であり，左の「病気になったら」を地域医療構想，右の「退院したら」を地域包括ケアシステム，と考えることができる。

● 地域医療構想

　地域ごとの需要に応じた効率的な医療提供体制の構築を目的とし，保健師は大きく2つの役割を担っている。

アセスメント

　量的データおよび質的データを収集・分析し，現状について住民や関係機関のニーズを把握する。量的データからは地域の特性を，訪問と話し合いからは地域全体を把握し，そのうえで関係機関・関係者の役割とその発揮方法を検討する。その軸となるのは本人家族であり，その思いを汲み取ってコーディネートにつなげていく[1]。

コーディネート

　地域の医療介護の現状・課題と方向性について住民や関係機関に情報を発信し，またそれぞれの役割に応じた連携を図る。地域の中での住民の役割が発揮され行動できるよう地域づくりに取り組む。住民の健康問題に対して多職種がかかわり，

図1　医療介護サービス保障の強化

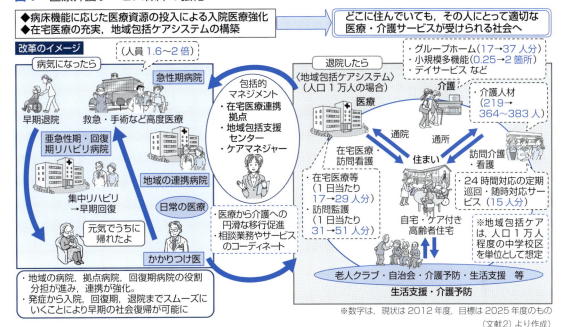

※数字は，現状は2012年度，目標は2025年度のもの
（文献2）より作成

生活の質を向上し課題解決していくための仕組みをつくっていくことを目的として，人と人とを結び付けるコーディネートが保健師には求められる[1]。

● 地域包括ケアシステム

地域包括ケアシステムにおいては，住まい・医療・介護・予防・生活支援の一体的な提供体制の構築を目的とし，住民がその地域で人生の最後まで自分らしい暮らしを継続できるよう，保健師は予防段階に応じて役割を発揮する。

一次予防

疾病・心身機能の低下を未然に防ぎ，栄養状態の管理を含め健康を保つアプローチを行う。

二次予防

看護技術の提供を含めた治療において，基礎疾患・合併症などの治療・管理，バイタルサインの管理など生命維持に寄与する。

三次予防

介護のみにとどまらず，リハビリテーション（リハ）を含め暮らしへの支援を行うことで，主に在宅高齢者の日常生活上の活動性を向上し地域社会で活動範囲を広げることを支援する。

以上が地域医療における保健師の役割である。これを踏まえたうえで，保健師および関係多職種と理学療法士・作業療法士・言語聴覚士（以下，セラピスト）の連携について検討する。

保健師,セラピスト,多職種における連携の実際

● 保健師を軸とする多職種連携とセラピストの関与

前述の保健師のコーディネート機能から,保健師が多職種と連携する場面は多い。ここでは退院支援,困難事例,住民による活動支援について紹介する。

退院支援

保健師の介入がないケースもあるが,主治医・担当看護師・ケアマネジャーなどの連携職種とともに,保健センターに従事する保健師が退院支援にかかわる。ここでは地域医療にかかわる訪問看護ステーションの看護師や訪問セラピストも退院前から療養体制の構築のため積極的に参画することが望ましい。病院・保健センター,関係機関との調整を担う保健師と連携することで,訪問看護師・訪問セラピストとしても,受け入れの円滑化やいかなる場合でも迅速に対応できる体制を構築することができる。

困難事例

療養環境において何かしらの課題をもち解決が難しいケースについては保健師の介入事項となる。この際,保健師の介入が必要と判断し連携を図るきっかけとなるのはケアマネジャーや民生委員,近隣住民からの情報によることが多い。障害,難病,精神領域の対象者については作業療法士をはじめとしたセラピストが関与することが考えられるため,必要に応じて保健師との連携を図ることが望ましい。

住民による活動支援

地域では住民による自治会での座談会,認知症カフェなどのコミュニティカフェが運営されている。行政保健師は運営情報を収集し,実際に足を運ぶことで地域課題やニーズの発掘を行う(アセスメント)。ここでは対象者とその家族だけでなく,ケアマネジャー,ソーシャルワーカー,地域の訪問看護師・訪問セラピストなどその場に参画している関係多職種との意見交換などにより情報を収集することが多い。このような機会を活用し,関係多職種との接点や情報交換の機会をもつことも地域における連携体制を構築するためには重要である。

● 地域におけるセラピスト

必要なリハプログラムを検討するための評価には基礎疾患だけでなく対象者の生活背景を含めた全体像を把握し,さまざまな想定外のことが起こる地域医療においての連携できる多職種との関係性を構築する必要がある。ここで鍵となるのは,かかわる職種を把握し連携をとれる「体制の構築」「多職種間での情報共有」の2点である(**図2**)。

具体的に例を挙げると,障害を有する人たちへの社会復帰を支える社会的リハでは,精神保健福祉センター,地域包括支援センター,保健所・保健センター,グループホームなどかかわる機関が多くある。このようなケースでは,まずどのような関係機関があるか,症例ごとにいつどの機関と連携を図るべきか把握した

> **ポイント**
> 対象者の生活背景を含めた全体像を把握し,さまざまな想定外のことが起こる地域医療においての連携できる多職種との関係性を構築する必要がある。

うえで保健師などの地域専門職とかかわることが求められる[3]。

在宅医療のコーディネート機能における課題とセラピストに期待する役割と課題

　前述の関係機関多職種との連携における地域でのセラピストの役割は，課題認識とリハビリテーションに関する情報発信・提言，セラピストが主導する療養のマネジメントなど多岐にわたる。その役割発揮を前提に，今後の地域医療構想・地域包括ケアシステムの展開においては，保健師が主導する自治体および関係機関におけるコーディネート活動のなかでもリハの専門家としてのセラピストの積極的な関与が期待される。具体的には自ら多職種連携の機会とツールを知り活用することで，アセスメントやアドバイスといったマネジメント機能を発揮し，リハのニーズ発掘や重要性・適切な目標設定やプログラムの提起をしていくことが求められる。

　また，多くの職種が関与する在宅療養においては，各職種の橋渡しとなるコーディネーターの存在が不可欠である。現状，コーディネーターとして挙げられることの多い機関・職種としては，医師・保健師（地域包括支援センター）・ケアマネジャーがある。しかし，各職種の現状についてみていくと，まず在宅医療に取り組む医師は「24時間の緊急対応」，「在宅看取り」などの対応から運営上，業務多忙，医師自身の体力の点が懸念される。ケアマネジャーもこの点では同様であり，その業務はプラン作成や業者選定に限らず生活面での補助業務や関係多職種の連絡窓口など多岐にわたる。地域包括支援センターでは「職員1人当たりの業務量が非常に多い」，「役割や業務内容が地域住民に知られていない」，「地域のネットワーク構築に十分に取り組めていない」，「入退院時の調整など医療機関との連携が進んでいない」といった課題が挙げられ，コーディネーター機能をいつでも存分に発揮できるとはいいがたい。

図2　在宅医療を円滑にする2つの鍵

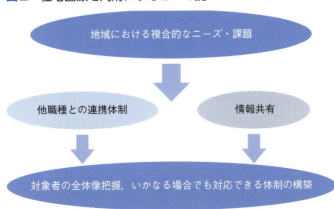

> **ポイント**
> 一職種がコーディネーター機能を担うというよりも，その場面とケースにより適した職種がマネジメントおよびコーディネーター機能を発揮するべきである。

　この現状と在宅療養の性質を鑑みると，一職種がコーディネーター機能を担うというよりも，その場面とケースにより適した職種がマネジメントおよびコーディネーター機能を発揮するべきであるといえる。これはセラピストにも求められることであり，地域医療構想・地域包括ケアシステムのなかでは，単なるリハビリテーションの提供者ではなく専門家でありコーディネーターとなりうるセラピストが今後一層期待される存在である[4,5]。

文献

1) 髙尾茂子：保健師．保健師 地域の健康を紡ぐそのはたらきと能力形成；46-59，ふくろう出版，2015．
2) 厚生労働省：社会保障改革で目指す将来像～未来への投資（子ども・子育て支援）の強化と貧困・格差対策の強化～，2015．
　(http://www.mhlw.go.jp/stf/shingi/2r9852000001x6y3-att/2r9852000001x72u.pdf)
3) 北島政樹：医療福祉をつなぐ関連職種連携―講義と実習にもとづく学習のすべて；54-75，南江堂，2013．
4) 内閣府：平成26年版高齢者白書．3-4，2014．
5) 厚生労働省：地域包括ケアシステムの実現に向けて．
　(http://www.mhlw.go.jp/stf/seisakunitsuite/bunya/hukushi_kaigo/kaigo_koureisha/chiiki-houkatsu/)

8 義肢装具士

川場康智

『脳卒中治療ガイドライン2009』で装具療法についてのエビデンスが示され[1]，その内容は2015年の改訂版でも踏襲された[2]。これにより脳卒中患者に対する歩行訓練において積極的に装具が用いられるようになり，その多くは回復期病院を退院後も継続して装具を使用することになる。しかし生活期に入ると，装具に関する知識を有する医療従事者とかかわる頻度が減少するため，トラブル時の対応や再作製に多くの労力を要する。

在宅対応の現状

> **ポイント**
> 義肢装具士は訪問に際して医療や介護点数を算定することができない。

義肢装具士は訪問に際して医療や介護点数を算定することができず，移動にかかるコストは義肢装具会社が負担するか，装具使用者に費用を請求することとなる。そのため義肢装具会社の多くは，自発的に装具使用者の元を訪れて装具を点検するなどのサービスは行っておらず，訪問依頼を受けて受動的に対応しているのが現状である。また，依頼内容の大半が単価の安い修理であるため，移動にかかるコストの回収が難しく，在宅分野での活動はやればやるほど経営面ではマイナスとなる場合も少なくない。

訪問の依頼は主に訪問リハビリテーション（以下，訪問リハ）に携わるセラピストが大半を占め，次いで本人・家族，ケアマネジャーの順となる（**図1**）。装具使用者が移動能力を有する場合には，義肢装具士が定期的に出入りする病院に来ていただき修理を行う場合もあるが，実際にはほとんどが自宅や入居施設を訪問して対応しているのが現状である。訪問は依頼内容がベルト交換など簡単な修理であれば，義肢装具士が単独で訪問し修理を行うことが多い。しかし，長期間装具を使用している方の場合，ベルトの破損以外にも，継手部品の破損など歩行能力

図1 修理の依頼主

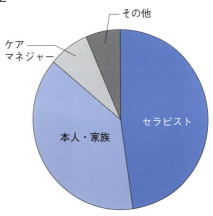

低下に直結するようなトラブルを併発していることもあり、再作製を含めた大幅な仕様変更を要する場合もあるため、セラピストやケアマネジャーなど、日頃使用者とかかわりがある職種との同行が望ましい。

装具環境改善に向けたチームアプローチ

　脳卒中片麻痺者の身体状況は環境変化や加齢に伴い変化する。また、装具も使用を重ねるごとに劣化し、やがて破損する。使用に支障をきたすほどの著しい破損や不適合が起こると修理や再作製に多くの時間が必要となり、その間装具の使用ができなくなるため、装具使用者は困難を強いられる。

　そのため、破損や不適合が深刻な状態となる前に修理を行う必要があり、早期発見の「目」と、修理を行う装具製作会社、つまり「手」との連携強化がカギとなる。前述のように、義肢装具会社に装具を依頼する依頼主としては在宅分野に携わるセラピストが約半数を占め、次いで装具使用者本人または家族からの依頼が多い。筆者の主観ではあるが、本人・家族から依頼があった場合、セラピストからの依頼と比べ破損・不適合が深刻なケースが多い印象がある。そのため、セラピストには早期発見の「目」であると同時に、装具使用者や長期にわたって定期的に装具使用者とかかわるケアマネジャーなどに対し、装具を安全に使用するための知識を提供する「教育者」としての役割も期待したい。

> **ポイント**
> セラピストには早期発見の「目」であると同時に、装具を安全に使用するための知識を提供する「教育者」としての役割も期待したい。

装具の耐用年数と装具ノート

　装具には厚生労働省が定める耐用年数があり（**表1**）、再作製の目安となる。装具の作成日を知るには装具製作会社が任意で装具に貼り付けるステッカー（**図2**）や、

表1 脳卒中で主に用いる装具の耐用年数

名称	長下肢装具	短下肢装具	短下肢装具	短下肢装具	短下肢装具
型式		両側支柱	板ばね	硬性支柱なし（シューホン）	軟性
耐用年数	3年	3年	3年	1.5年	2年

図2 製造年/月のステッカー

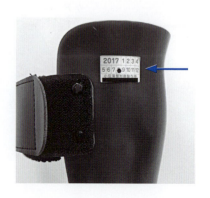

近年普及しつつある装具ノート[3]（**図3**）に記載してある。また，このようなツールがない場合，装具製作会社や装具を作製した病院に対して情報提供を求めるとともに，ツールの導入を求める働きかけが必要である。

破損の具体例と危険度

主な破損の種類と危険度（使用者に与える影響）を**表2**にまとめた。特にプラスチック装具の変形やゲイトソリューション継手の油漏れなどは，長時間かけてゆっくりと進行していくため，使用者や家族は気づきにくい。そのうえ関節の変形や拘縮につながるため，歩行中に装具の制御力不足を感じた場合，専門知識をもつ義肢装具士に相談する必要がある。

装具の支給制度

装具の使用目的により，治療用装具と更生用装具に分けられる。両者の相違を**表3**にまとめる。治療用装具は医療機関にてかかりつけ医により処方され，更生用装具は更生相談所などで医師の判定を受け処方される。後者の場合，限られた診察時間内で身体状況のほか生活状況や装具使用状況などすべてを把握することは難しく，装具使用者やセラピストが求めていたとおりの装具が処方されない場

図3 装具ノート

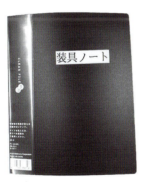
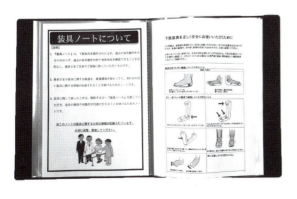

（愛仁会リハビリテーション病院より許諾を得て掲載）

表2 破損の種類と危険度

危険度	装具の破損			身体の異常
低 修理は必須だが使用できる	ベルトの接着力低下		滑り止めの剝離	浮腫による食い込み
中 使用が困難,もしくは不能となる	ベルトの分離		プラスチックの破断	足底の胼胝
高 使用を継続することで身体の変形・異常歩行パターンが定着する	プラスチックの変形と足関節背屈制限		ゲイトソリューションの油漏れと反張膝	痩せに伴う足関節内反

表3 治療用装具と更生用装具の違い

	治療用装具	更生用装具
利用制度	医療保険	障害者総合支援法
代金一時立替の有無	あり	なし
支給申請のタイミング	装具作製後	装具作製前

8 義肢装具士

再作製に向けてのアドバイス

在宅で装具の再作製に向けて検討を行う場合，病院で検討を行う場合と比べて装具の種類や制御力について判断に迷うことが多い。その理由として，①病院ほど備品の装具が充実しておらず，十分に試せない，②使用者が装具に求める性能と治療者が装具に求める性能に食い違いが生じるなどが挙げられる。

備品に関しては装具製作会社からデモ機を借りるか，使用者からすでに不要となったものを譲り受け，備品としてストックしておくと評価の際に役立つ。

また，使用者の多くは固定性が低い装具（制動力が小さい装具）を歩きやすいと感じ，固定性の高い装具（制動力が大きい装具）を歩きにくいと感じる傾向がある。そのため使用者は，よりコンパクトで柔らかい装具を求め，歩容の悪化を懸念する治療者と意見の相違が起こる（**表4**）。久米らの調査では，足部の変形や反張膝などの二次障害をきたしたために，固定性が低い装具から高い装具に変更するケースが多いことが示唆されており[5]，安易に制動力が小さい装具を試すことは避けたい。備品を上手く活用し，家族やケアマネジャーなどの協力を得て使用者の説得に当たるなど，多少の時間を要してでも長期間安全に，安心して使用できる装具を検討したい。

> **ポイント**
> 装具製作会社からデモ機を借りるか，使用者からすでに不要となったものを譲り受け，備品としてストックしておくと評価の際に役立つ。

> **ポイント**
> 制動力の小さな装具は客観的な歩容の良し悪しにかかわらず，使用者に好印象を与える可能性があるため，安易に制動力が小さい装具を試すことは避けたい。

表4 装具の変更と受け入れ

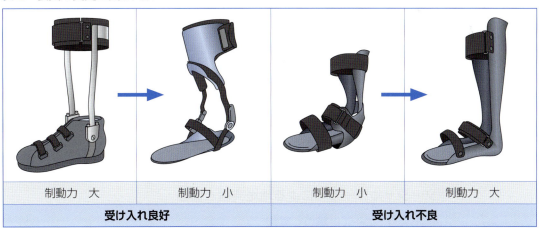

制動力 大 → 制動力 小	制動力 小 → 制動力 大
受け入れ良好	受け入れ不良

文献

1) 脳卒中合同ガイドライン委員会，ほか 編：脳卒中ガイドライン2009，協和企画，2009.
2) 日本脳卒中学会 脳卒中ガイドライン委員会，ほか 編：脳卒中ガイドライン2015，協和企画，2015.
3) 阿部浩明，ほか 編：脳卒中片麻痺者に対する歩行リハビリテーション，178-179，メジカルビュー社，2016.
4) 阿部浩明，ほか 編：脳卒中片麻痺者に対する歩行リハビリテーション，205-206，メジカルビュー社，2016.
5) 久米亮一，ほか：脳卒中片麻痺者に対する治療用装具から更生用装具に移行時に，装具構成要素の変更を与える因子について．第31回日本義肢装具学会学術大会講演集；143，2015.

9 社会福祉士，ソーシャルワーカー

東田全央

「生活費が足りずに困っている」，「休職（退職）して以来，生計が不安」，「外出することができない」，「家族以外の人とかかわることがない」，「自分に合った教育や訓練が受けられない」，「結婚したいができない」，「介護をする家族が倒れてしまった」，「（医療・保健・福祉関係の）スタッフの言葉に傷つけられた」，「差別を受けた」，「これからどうしていったらよいのかわからない」など，地域のソーシャルワーカーが直面する当事者やその家族の声は多岐にわたる。それらの個人的な問題と見えるものの多くが，実は地域や社会，制度の問題と構造的に，そして複雑に関連している場合が多い。

ソーシャルワーカーは「社会変革と社会開発，社会的結束，および人々のエンパワメントと解放を促進する，実践に基づいた専門職であり（中略）生活課題に取り組みウェルビーイングを高めるよう，人々やさまざまな構造に働きかける」[1]。日本では社会福祉士や精神保健福祉士等[※1]の国家資格をもつ実践家を指すことが多く，福祉行政部門，障害福祉サービス事業所，地域包括支援センター，社会福祉協議会，教育機関，保健医療機関などのさまざまな機関・団体で実践している。実践のレベルはミクロ（個別・小集団），メゾ（地域），マクロ（社会・政策）の領域をカバーし，実践方法も各レベルに対応してソーシャル・ケースワーク，ソーシャル・グループワーク，コミュニティワーク，ソーシャルアクションなどにより構成される。それらの一体的支援[2]により，上記の定義における役割を果たしていくことがソーシャルワーカーには求められている。

本項では，ソーシャルワークにおける基本的な視座[3]や生活支援モデル[4]を踏まえ，地域生活支援における「出会う」，「つなげる」，「変える」という3つの側面に触れながら，訪問リハビリテーション（以下，訪問リハ）を行うセラピスト[※2]との連携・協働における視点と課題を述べる。

ソーシャルワーカーによる地域実践と協働

●出会う：ニーズに基づく実践

ソーシャルワーク実践における最も重要な場面の1つは障害当事者や家族らとの出会いである。初回の面接は「インテーク面接（受理面談）」とよばれることが多い。当事者本人や家族からの直接相談，あるいは関係機関からの紹介などにより，来談面接や訪問など，状況に合わせた面接場面の設定が行われる。インテーク面接ではソーシャルワーカーが当事者らの語り（ナラティヴ）を傾聴しながら社会生活上のニーズと課題を協働で明らかにしていく。その際，障害や疾病につい

※1 介護福祉士についてはp.36～を参照されたい。本項では他項との差別化を図るため，高齢者福祉領域ではなく，障害者福祉領域を中心に述べることにする。コラムも参照のこと。
※2 ソーシャルワーカーにとって「セラピスト」という場合，臨床心理士やカウンセラーを想起することが多いため注意が必要である。ここではリハビリテーション職種に限って述べる。

ての情報を把握はするものの，むしろ生活史（ライフストーリー）の語りを聴きながら，家族関係やそのダイナミクス，経済状況，社会資源の活用状況などのさまざまな要素が絡み合っている複雑な生活状況を包括的に把握することが求められる。そして，生活者としての本人の希望，強さ（ストレングス），回復力（レジリエンス）にも着目していくことが肝要となる。明らかになったニーズや課題，強さを元に，本人の自己決定の尊重や意思決定の支援を通じて支援計画をつくり，個人と環境の双方に働きかけていく。

● つなげる：生活支援と保健・医療のコーディネーション

　訪問リハを行う地域のセラピストとの連携をミクロレベルで考えた場合，地域のソーシャルワーカーのコーディネーターとしての役割は重要である。一概には言えないが，セラピストは医療的なアプローチに，ソーシャルワーカーは地域生活支援および社会的アプローチにそれぞれ親和性があると考えられる。例えば，1人の障害がある青年への在宅支援においては，医療やリハビリテーションが必要な「患者」という見方もできれば，地域社会のなかで困難や生活のしづらさを抱える「生活者」としての見方[5]も可能である。その青年にとって医療も生活上の支援も必要となった場合に，地域のセラピストを含む，フォーマルおよびインフォーマルな社会資源を動員したコーディネーションが重要となる。地域ケア会議やサービス調整会議などを活用しながら，当事者・家族を含む関係者のコーディネーションを地域のソーシャルワーカーが担う場合がある※3。

● 変える：個別的訪問支援から社会変革へ

　メゾからマクロレベルにおけるソーシャルワークの視点は，在宅支援を社会的および包括的に捉えるときにも重要であり，ソーシャルワーカーが「ソーシャル」たる所以でもある。それは，在宅支援などにおける個別の課題に基づいて，地域の多様な関与者と連携しながら，地域社会そのものに働きかけていく社会開発的な取り組みとして考えることができる[6,7]。例えば，地域の問題やニーズに基づく住民や関係者の組織化，障害当事者との協働によるアドボカシー（権利擁護），障害問題を取り込む条例づくりやモデル的事業の推進など，さまざまな可能性がある。地域で訪問リハに従事するセラピストにおいても，個別的な訪問リハからさまざまな地域課題を把握する機会があると思われるが，地域のソーシャルワーカーらと協働することで個別事例として終わらせることなく，地域課題の解決への協働や橋渡しを行うことも可能である。言い換えれば，個別的な訪問支援を入口として，当事者のエンパワメントとインクルージョンを同時に促進していくことが重要である[8]。

　一例としては，2016年7月に厚生労働省内に「我が事・丸ごと」地域共生社会実現本部が設置されたが，財政抑制を背景とし矛盾を多くはらむ法制度が整備されかねない状況にあることが指摘されている[9]。現場レベルにおいて実務上は社会保障や社会福祉にかかる制度・政策に基づく実践は必要ではあるが，例えば障害

※3　例えば，障害者の地域生活支援におけるコーディネーターとして，相談支援事業に携わるソーシャルワーカーが想定される。ただし，領域や法制度，地域の社会資源の実態によってソーシャルワーカーに求められる役割は多様に変化するのも事実である。介護保険制度の枠組みでは制度上，介護支援専門員（ケアマネジャー）が個別支援のコーディネートを担うケースが多い。詳細はp.67〜を参照されたい。

者自立支援法により発生した障害者への負担の軽減施策を実現させた当事者および支援関係者らによる取り組み[10]のように，1人ひとりの地域の住民や当事者の人権とニーズに基づく制度改善へのアクションも同時に検討し実践していくことが重要である。

連携における視点と課題

訪問リハを行うセラピストには，ソーシャルワーカーを含む多職種と連携し，障害当事者やリハを必要とする人々の生活や社会参加の状況を改善していくことが求められる。しかし，実際の支援現場では，必ずしもそのような連携が機能するわけではない。

例えば，訪問リハの利用者のうち，必要な支援が狭義の身体的なリハのみであるとセラピストが認識するとき，そもそも生活支援や相談支援を担うソーシャルワーカーにつなげることはしないであろう。セラピストとソーシャルワーカーがともに互いの専門性や提供可能な支援，あるいは窓口について認識していない場合には，たとえ当事者にニーズが見出されたとしてもお互いにつなげることには至らないであろう。また，セラピストがソーシャルワーカーの，ソーシャルワーカーがセラピストの存在を認識していたとしても，異なる専門性と視点による断絶（例えば医療的視点と生活者視点）を背景として，協働するパートナーとしてお互いを認識していない場合もあろう。さらには，当事者がなんらかの支援ニーズをもつものの，地域にあるすべての支援や法制度の狭間にあって，どの関係者にもつながっていないという人もいるであろう[※4]。

多職種連携，さらには地域包括ケアシステム[11]におけるそれらの課題を克服するには，学習と対話，ネットワーキングが重要である[12]。専門職としてのアイデンティティをもちつつも，多職種の視点や強みについて互いに学習することにより，必要な支援につなげるきっかけとなる場面も出てくるであろう。その学習のためには，職種の垣根を越えた対話の機会が有効である。対話の機会は行政機関が地域の支援者を集めて開催することもあるだろうし，ない場合は任意で声を掛け合って集まり，ネットワークを広げていくこともできる。訪問リハを含む地域実践のあり方は文脈によって異なるため，当事者・市民と専門職との協働や創意工夫によって地域を開発していくことが求められる。最後に，そのような多職種による地域づくりのモデルケースとして1事例を紹介したい。

> **ポイント**
> 多職種の視点や強みについて互いに学習するためには，職種の垣根を越えた対話の機会が有効である。

地域連携の実践事例：えっころネット

2006年に高知県幡多地域において医療・福祉ボランティア団体・えっころネットが設立された。会員は，理学療法士やソーシャルワーカーを含め，病院・福祉施設・各種関係機関に従事する専門職で構成される。活動の主な目的は障害者や高齢者を含む住民が地域で安心した生活を送れる環境づくりを促進することであ

※4 筆者のソーシャルワーカーとしての個人的経験では，青年期以降の障害当事者のうち，人生のなかで一度もどの支援者にもつながっていない事例は限りなく少ない。むしろ一度はなんらかの機関が面談や支援などを行っていても，さまざまな理由により途切れた後，無支援状態になる場合が多くみられた。

る。主な活動の3本柱は，①専門職向けの講演会・勉強会の実施，②住民向けに会員が中山間地にて学習会を行う取り組み（地区学習会），③学生や住民向けの福祉教育，である。

加えて，2017年度より2つの新しい事業を試行している。1つは「地域滞在事業」である。専門機関やサービス提供者が集中する市街地へのアクセスが悪い中山間地域に，多領域の専門職が定期的に滞在し支援活動を行う取り組みである。その中山間地域では，行事や祭りの頻度が近年大幅に減少するなど，住民間の社会的つながりが希薄になっていたため，住民同士が集える機会をつくりながら地区の活性化を図ることも意図されている。もう1つは「地域リーダー養成介護技術セミナー」（図1）である。これは，毎月開催するセミナーを通じて専門職が一般住民に介護技術，知識を継続的に伝えていき，一定の専門的な知識と技術をもつ住民を育成する取り組みである。全日程の課程を終了した参加者には，四万十市公認で「認定介助士」の資格がえっころネットより授与される。そして，認定介助士が四万十市の各事業や地域活動を行う仕組づくりを試みている[※5]。

地域のニーズに基づく組織化と能力開発を通じたえっころネットの取り組みは，専門職としてのそれぞれの技術や知識などの強みを生かしつつも，会員が一住民としての視点から地域づくりを指向する活動である。言い換えれば，在宅リハなどの個別支援を対象とした連携を越えて，地域づくりを目指した協働的な実践活動であるといえる。

図1 一般住民向けの地域リーダー養成介護技術セミナーの様子

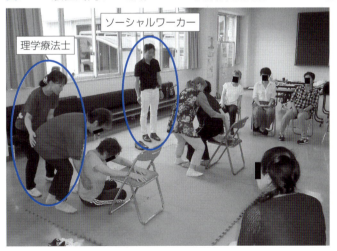

謝辞

執筆にあたって貴重な情報を提供いただいた，えっころネットの芝伸悟　会長と関係者の皆様に厚く御礼申し上げます。

[※5] 世界保健機関（WHO）が推進してきた地域に根ざしたリハビリテーション（CBR）やプライマリ・ヘルスケア（PHC）の初期のモデルに近い取り組みであるといえる。詳しくは，文献7）を参照のこと。

分野によるソーシャルワーク実践の相違

古典的には,社会福祉全般に共通するアプローチ(「ジェネリック・ソーシャルワーク」)と,高齢者や障害者,児童など特定の層を対象とするアプローチ(「スペシフィック・ソーシャルワーク」)とに分けられて論じられることがある。何が異なるのか,またどちらが求められるのか(あるいはそれらは分けるべきなのか否か)などについては,国内外の制度や専門性の変容とともに,さまざまな意見がみられる。ソーシャルワーカーの専門性の高まりとともに特定層へのアプローチが発展した時期もあり,地域包括ケアや地域開発のようにより統合されたアプローチが求められる場合もある。また,障害問題を例にとると,障害者のみを対象化した支援活動は場合によっては社会においてインクルージョンを阻む要因にもなりかねず,障害者を含む地域開発のような分野横断的な実践(「地域に根ざしたインクルーシブ開発」)も必要である。

文献

1) 日本社会福祉教育学校連盟・社会福祉専門職団体協議会,訳:ソーシャルワークのグローバル定義(日本語訳版),2014.
(http://www.jassw.jp/topics/pdf/14070301.pdf)(2017年7月1日時点)
2) 岩間伸之:地域を基盤としたソーシャルワークの特質と機能-個と地域の一体的支援の展開に向けて.ソーシャルワーク研究 37(1);4-19,2011.
3) 狭間香代子:社会福祉の援助観-ストレングス視点・社会構成主義・エンパワメント,筒井書房,2001.
4) 藤井達也:精神障害者生活支援研究-生活支援モデルにおける関係性の意義,学文社,2004.
5) 谷中輝雄:生活支援-精神障害者生活支援の理念と方法,やどかり出版,1996.
6) Knapp J, Midgley J: Developmental social work and people with disabilities. Social work and social development: Theories and skills for developmental social work (Midgley J, Conley A, eds); 87-104, Oxford University Press, New York, 2010.
7) Higashida M: Integration of developmental social work into community-based rehabilitation: Implications for professional practice, Journal of International Health (Kokusai-Hoken-Iryo) 32(4); 271-279, 2017.
8) 久野研二,Seddon D:開発における障害(者)分野のTwin-Track Approachの実現に向けて;国際協力事業団国際協力総合研修所,2003.
9) 小竹雅子,ほか:特集 社会福祉が消える-介護保険制度と障害者福祉.響き合う街 80;2-38,2017.
10) さいたま市障害者協議会,ほか編:私たちがつかんだ宝物「さいたま市っていいね」って言われたい…,やどかり出版,2007.
11) 宮下公美子:多職種連携から統合へ向かう地域包括ケア-地域づくりのトップランナー10の実践,メディカ出版,2017.
12) 東田全央:都市型の地域に根ざして精神保健福祉活動を展開するやどかりの里(2000-2010)-エンパワメント・協働・社会変革.変わりゆく世界と21世紀の地域健康づくり,第3版(松田 正己,ほか編):86-95,やどかり出版,2010.

10 介護支援専門員(ケアマネジャー)

今枝敬典

ケアマネジメントとは

● ケアマネジメントの定義

ケアマネジメントの定義は多様である。デイビッド P. マクスリーは「多様なニーズを持った人々が,自分の機能を最大限発揮して健康に過ごすことを目的としてフォーマル及びインフォーマルな支援と活動のネットワークを組織し,調整し,維持することを計画する人(チーム)の活動」と定義している[1]。

広義に捉えるとケアマネジメントにかかわる人をケアマネジャーとよぶが,現代の日本ではケアマネジャーという名称は,介護保険制度における介護サービスをコーディネートする人という認識が一般的となっている。後半の章でも触れるが,障害福祉分野のケアマネジャーは相談支援専門員とよぶ。

ケアマネジメントの目的

ケアマネジメントの最終的な目的は2つある。1つは支援対象者に対してさまざまな種類の支援を適切にマッチングし,コーディネートして提供する。この目的は支援対象者の能力が高まり,最終的に自立的な生活ができることを目指すマネジメントである。すなわち,対象者のセルフケア能力を向上させることが主体の目的である。ここでの自立的な生活とは支援付きの自立も含まれる。

もう1つは,地域のコミュニティづくりが主体の目的である(**図1**)。1つの事例を支援することを通じ,さまざまな領域のさまざまな職種,家族や近隣の人々がネットワークを形成していく。これにより,また別の事例に対応できるようになり,地域の問題解決能力の向上が促される。これらは地域ケア会議や「我が事・丸ごと」地域共生社会の実現につながる考えである[2]。

ケアマネジメントにとって介護保険サービスはツールの1つに過ぎず,医療・保健・福祉を始めとして,地域資源も含めた一体的な支援対象者への介入が活動の中心となる。支援対象者自身が可能な限り自らやり遂げられるように支援し,人生を主体的に暮らす喜びと能力を回復することが目的であることを忘れてはならない。障害には,機能障害のある人と社会側にある障壁との相互作用の結果生まれる社会参加の障害という側面があり,地域課題の解決への視点も重要である。われわれケアマネジメントにかかわる者は双方に取り組んでいかなければならない。その点で訪問セラピストの果たす役割は極めて大きい。

● 介護・医療・予防の一体的な提供の要の1人としてのケアマネジャー

ケアマネジャーは支援対象者および家族などの意向を捉え,介護サービスのマッチングとコーディネートを行う相談援助と連携の専門職である。現代の日本で

図1 ケアマネジメントの目的

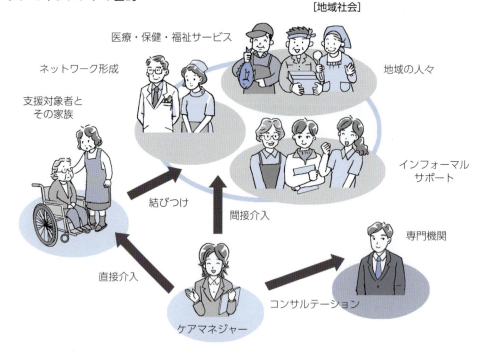

は，医療依存度が高い在宅療養患者はもとより，慢性期疾患とつきあいながら自宅などでその人らしく暮らしていくことをいかに支援していくかに焦点が移ってきている。とりわけ在宅ケアでは医療活動と生活支援の区別がつきにくくなる[3]。そのため，多職種が連携して支援にあたる必要がある。支援対象者は医療的な管理と日々の生活を支える介護の両方を必要としており，複数の専門職種の情報や方針をまとめ，協調して医療・介護サービスを提供する必要がある。ケアチームのリーダーは必ずしもケアマネジャーである必要はない。主治医でもよく，訪問看護師，ヘルパー，訪問セラピストでもよい。ケアチームの構成要員や支援対象者の状態によってリーダーは変わってよいのである。

● ケアマネジメントプロセスとケアプラン

　ケアマネジャーの仕事の1つにケアプラン作成がある。ケアマネジャーは支援対象者の医療情報，家族情報，住居状況，経済状況，介護サービスの利用状況，身体機能，生活機能，認知機能，精神・行動障害，社会生活への適応などの客観的な情報と利用者および家族の意向を統合して利用者の見立てを行う。支援対象者の望む状態像と現状とのギャップを目標立案の判断材料にし，将来の見通しやリスクも加味する。これをケアマネジャーはアセスメント（課題分析・査定）とよんでいる。アセスメントの概念の定義[4]には次のようなものがある。

　「アセスメントとは，利用者の想い（希望や夢）を確認し，利用者に影響を与えている環境・状況の文脈を考慮し，利用者の潜在能力，あるいは可能性と

いった長所・強さの観点 (the strengths perspective) を大切にしながら，利用者の抱えている課題・困難を把握し，分析・検討することで，支援計画を立て，実際的な支援を展開していくための前段階に位置づけられる支援のプロセス，あるいは支援者の行為のことをいう。」

定義からもわかるように，日々の情報がいかに重要であるかが理解できる。ケアマネジメントにおける訪問セラピストとの円滑な情報共有のために，以下にケアプラン作成の流れを記載する。アセスメントから導き出された生活全般の解決すべき課題 (ニーズ) をモレなく・ダブりなく (mutually exclusive and collectively exhaustive；MECE) 整理し，具体的な行動に落とし込む。目標の優先順位の付け方に関しては「急ぐ・じっくりが横軸，重い・軽いが縦軸」のマトリックスで考える (**図2**)。急ぐ・重いは危機介入であり支援者によってぶれてはいけない。重く・じっくりがケアマネジメントの対象である[5]。難易度も加味し，本人がすることと周りがすることの両方を考える。ニーズに介護サービスをあてがうのではなく，ニーズに人が行う具体的な行為 (何を，誰が) をあてがう。これがケアプランとなる。

プランニング後，介入した結果や支援対象者の変化はモニタリング (追跡) していく必要がある。当然，情報に変化があれば見立てが変わる可能性がある。介入中の連携はモニタリングが中心となると言っても過言ではない。モニタリングには訪問セラピストの評価のフィードバックが重要な要素の1つとなる。支援対象者と家族などの変化には身体面だけでなく，心理面も含まれ，意向や心境の揺らぎに関する情報も重要な情報の1つである。支援対象者や家族などが本音を話せる人や環境はケアチームの中では極めて重要な存在である。ケアマネジメントにはプロセスがあり，これはケアマネジメントサイクルとよばれている (**図3**)。PDCAサイクル (plan-do-check-act cycle) に似ている。

図2　ケアマネジメントの対象

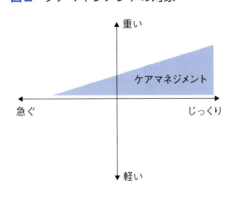

図3　ケアマネジメントサイクル

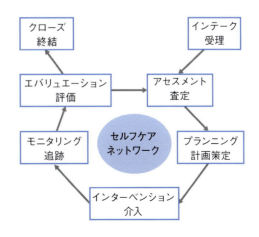

支援の実際〜訪問セラピストとのかかわり〜

　ケアマネジャーと訪問セラピストとのファーストコンタクトは，サービス担当者会議や訪問によるリハビリサービス（以下，訪問リハ）の初回訪問時にケアマネジャーが同席する場合などがある。ケアマネジャーとの対面の機会は初回以降，急激に減少する。なぜなら，ケアマネジャーは原則ひと月に1回以上の支援対象者の自宅などの訪問が義務化されているが，その1回が訪問セラピストの訪問と重なることはまれである。そのため，なかには訪問する日時を調整して合わせるケアマネジャーもいるほどで，ケアマネジャーは週に数回訪問する訪問セラピストからの詳細な情報にアンテナを張っているのである。**表**に，訪問セラピストが支援対象者の自宅の訪問を重ねていくうえで，訪問セラピストに求められる感性の具体例を示す。

表　訪問セラピストに求められる感性

	具体例
住環境	・住環境上のリスクの把握と先回り ・転倒時の状況の聞き取りと受診の促し，再発防止策の提案
生活	・自宅内外や日用品の管理状況から支援対象者および家族の生活状況の把握 ・地域住民とのかかわり
介護	・家族やケアスタッフの普段の介助方法の把握と助言 ・家族が提供している介護の過不足の把握 ・高次脳機能障害に応じたケアの対応について家族・ケアスタッフへの助言 ・拘縮や禁忌動作・禁忌姿勢についての伝達 ・義歯調整後など，かみ合わせ変化後の姿勢や体の変化の確認 ・食事中の姿勢，家族の介助方法の確認
活動	・自宅内での活動量の確認 ・自宅内での定位置で過ごす姿勢と時間の確認 ・している生活動作の確認 ・過用・誤用の確認 ・体重，BMIなどの把握
モチベーション	・したいけれどできない阻害要因の把握 ・スモールステップをクリアしていくことでのモチベーションの支援 ・自主訓練メニューの提案と定期的な見直し ・自主訓練メニューを支援対象者が取り組むうえで，ホームヘルパーや家族との連携 ・利用者の現状とあるべき姿とのギャップの変化についての観察 ・社会生活拡大を目的とした同行訓練 ・仕事や旅行，趣味など人生の晴れの日の聞き取り
ハードウェア	・車椅子の定期的な評価と福祉用具相談員とのシーティングの協働作業 ・装具や靴の定期的な評価

10 介護支援専門員(ケアマネジャー)

多職種連携

● 訪問セラピストに期待する連携手法

　連携とは「連絡を取り合って1つの目的のために一緒に物事をすること」である。訪問セラピストに当てはめると具体的な連携の行動には大きく2つあると考えられる。1つは，訪問リハがその他の保健医療サービスおよび福祉サービスとともに総合的かつ効率的に提供されて，そこで得られた情報を共有していくことである。これは結合型の連携(**図4**)である。もう1つは住環境整備や福祉用具のフィッティング，姿勢保持，床ずれ，エンド・オブ・ライフケア，摂食嚥下，認知症，呼吸ケアなど多岐にわたって支援対象者に起こっている事象を多職種と協働して取り組んでいくことである。これは橋渡し型の連携(**図5**)である。

連携の方法

　連携は現地現認が原則ではあるが，現地以外での対話，電話，FAX，文章，e-mailも主流な手段である。現代ではスマートフォンの普及に伴い，必要に応じて画像の活用も大きな役割を担ってきている。しかしながら，ケアチームもまた個性があり，その方法はさまざまである。支援対象者にとって効率的で迅速な対応を柔軟にとることが理想である。

連携の時期

　連携の時期は定期連携(報告)とタイムリーな連携がある。定期連携は報告書などの書面が中心であり，連携先の次の支援につながっていくものである。一方でタイムリーな連携では，ケアチームへ何をどのような頻度で伝えるかが重要である。客観的な指標や評価に加え，よい変化や悪い変化に対して，支援対象者や介護者などはどう捉えているかを聞き取り，訪問セラピストがどう考えたのかを伝える必要がある。また，こういったマンツーマンの連携だけでなく，大小ケア会議やサービス担当者会議などの多職種が集まる議論の場などを活用して，意見交換や提案，コラボレーションを促し，具体的な行動につながる役割分担の明確化

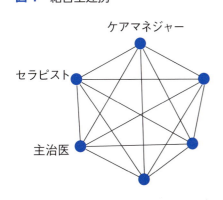

図4 結合型連携

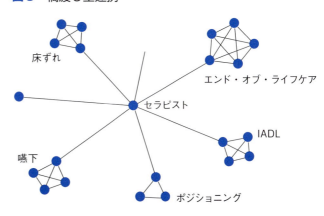

図5 橋渡し型連携

> **ポイント**
> 自分の専門性を自分の言葉で,誰にでもわかる言葉で伝えられることが求められる。

や相乗効果を図っていく。

　連携についてはついつい主治医,ケアマネジャー,同事業所内の同僚との連携に留まっているのが現状ではないだろうか。訪問セラピストを始め,医療・福祉・介護の専門職は,自分の専門性を自分の言葉で,誰にでもわかる言葉で伝えられることが求められる。ケアチームの構成要員とのアート(技術)の掛け算を行っていかなくてはならない。

文献
1) デイビッド P. マクスリー:ケースマネジメント実践上の枠組み. ケースマネジメント入門;12, 中央法規出版, 1994.
2) 野中　猛:ケアマネジメントの目的. 図説 ケアマネジメント;14-15, 中央法規出版, 1997.
3) 野中　猛, 野中ケアマネジメント研究会:なぜ連携なのか. 多職種連携の技術(アート)　地域生活支援のための理論と実践の技術;9-11, 中央法規出版, 2014.
4) 松端克文:個別支援計画の作成手順と書き方. 障害者の個別支援計画の考え方・書き方;57, 日総研出版, 2004.
5) 野中　猛:ケアマネジメントの対象. 図説 ケアマネジメント;22-23, 中央法規出版, 1997.

コラム❷ 自治体，クリニック，家族から捉えた訪問リハのあり方

倉田昌幸

　在宅医療の一端を担う訪問リハビリテーション（以下，訪問リハ）において，地域とのかかわり，診療所や家族とのかかわりは不可欠である。介護保険下の訪問リハにおいては，ケアマネジメントを担うケアマネジャーが中心になり多職種から情報を収集・共有し，ケアプラン作成，サービス調節を行っている。一方，平成27（2015）年の介護保険制度改正では，リハマネジメントが重要視され，リハ会議の位置付けが明確化された。場合によって対象者宅への訪問回数は，ケアマネジャーよりも担当セラピストのほうが多いことがあり，対象者の身体機能や家族背景を含めた情報は関連職種のなかで一番把握しているケースが少なくない。その立場であるわれわれ訪問セラピストが，自治体，クリニック，家族からどのように捉えられているかをまとめる。

自治体から捉えた訪問リハのあり方

　訪問リハを含め地域リハに携わるセラピストは，対象者をマネジメントしている地域包括支援センター職員，もしくは市町村職員と連携をとることが少なくない。また，場合によっては介護予防や日常生活支援総合事業などで自治体職員と接点をもつこともある。市町村事業に参画している訪問リハ提供者は全体の32.5％と報告されている[1]。しかし，訪問リハの役割や機能を把握している自治体職員は現実少ないという印象である。平成27年介護給付費等実態調査によれば，訪問リハの利用は介護給付費の約1％程度と報告されており[2]，サービス量の充足率は十分とはいえない。このデータからも，在宅で生活する要介護者の自立支援に訪問リハがどのような役割を担うのかという点で，十分に認知されていないことも要因として考えられる[3]。地域包括ケアシステムの構築に向け，介護保険サービスから地域活動への移行が重要視されているが，地域で地域リハ（通所リハ，訪問リハ）を行うセラピストが地域の活動を知らないことも問題点であると考えられる。各地域で情報を把握し，独自の対応や対策が必要となる。

　そこで筆者の施設にて取り組んでいる地域連携プロジェクトの活動を報告する。主な活動は，介護保険サービスから地域活動への移行を目的に，地域の公民館や集会所・バス停の位置の把握，公民館活動の内容の把握・活動の見学を行っている[4,5]。具体的には，訪問リハ対象者に地域活動への参加歴や意欲を確認し，興味関心チェックシートから関心のある活動を抽出する。そして，電子地図を用いて利用者に地域活動へ参加の提案を行い，活動拠点までの移動手段を確認している。活動内容については，筆者の施設の所在する松阪市の資料やパンフレットで活動名や概要について把握できるが，実際に担当の対象者が参加できるレベルにあるかを確認する必要がある。対象者が要介護レベルである場合は，参加可能な活動が限られるケースが多い。また，ハード面で公民館・集会所内環境がバリアーとなる場合もある。全国的にみると，地域自治体との情報共有については地域によって大きく差が出ており，介護保険サービスからの移行先が十分とはいえない状況である。

クリニックから捉えた訪問リハのあり方

　昨今のわが国は超高齢化社会となり，地域包括ケアシステムの構築，地域医療構想など医療介護のパラダイムシフトが必要とされている。そのなかでも，かかりつけ医の役割が拡大し，認知症をはじめとした日常生活の不具合の早期発見・早期治療が必要となる。かかりつけ医からの訪問リハの依頼は，そのような「現状機能を維持する目的」といった予防目的の介入依頼や，「以前できていたことが，できなくなった」といった能力改善の介入依頼などがある。訪問リハにおけ

る医師の関与について，リハの指示のみでなく，その他の詳細が含まれる指示がなされた者のほうがより大きい機能回復がみられ[6]，診療情報提供書からかかりつけ医の指示実態を調査した杉浦らの報告[7]によると，かかりつけ医が訪問セラピストに求める役割は，医療的リスクマネジメントを行ったうえでのADL (activities of daily living) 向上としている。訪問セラピストの役割は，医師やケアマネジャーよりも多く訪問でき，状態変化を察知できる特性を活かすことによって，単に身体機能の向上，ADL向上のみではなく，状態変化を関連職種に報告することであると考えられる。

さて，筆者の事業所では「顔の見える連携」実行のため毎月の報告書は管理者もしくは担当者から手渡しで各かかりつけ医に届け，リハ状況の報告と相談を行っている。しかし診察時間の兼ね合いで直接医師と話すことができない場合が多いが，個人的な主観では往診に携わっている医師は時間を設け，訪問セラピストの意見を大切にしてくれる方が多い。ある医師からは，「家族のサポートをしてほしい」，「訪問したら最低1回は笑顔にしてください」と指示をいただいたことがあった。在宅で最期を迎える対象者のQOL (quality of life) を少しでも上げるために，そして訪問リハに期待してくれている医師に応えるために，あらゆる手段を用いてわれわれはアプローチを行う。クリニックからみた訪問リハの認知度はまだ高いとはいえず，実際に何を行っているのか，病院のリハをそのまま対象者宅で機能訓練として行っているのではないかと思われている面もある。松阪市においては，年に数回行われる松阪市地域包括ケア推進のための多職種勉強会や南勢地区脳卒中フォーラムなど，直接医師と相談や報告ができる機会があり，各地域においても「顔の見える連携」をとることで訪問リハのあり方を示していく必要がある。

家族から捉えた訪問リハのあり方

わが国は古くから核家族世帯が多い特徴にあったが，近年問題視されているのは単独世帯の増加である。1人暮らし高齢者割合は増加し，内閣府のデータによれば2035年には高齢者人口に占める女性の1人暮らし割合は約23.4％にも及ぶと報告されている[8]。世帯構造が変化することによって，訪問リハの対象である対象者の住環境も大きく影響を受ける。そのため，近年サービス付き高齢者住宅や住宅型有料老人ホームへの訪問リハ件数が増加傾向にある。家族のあり方によって，家族の訪問リハに対する期待・役割が変化する。（子供）家族と同居の場合，老老介護の核家族の場合，サービス付き高齢者住宅などに入居し家族が遠方の場合，に分け筆者の体験談を交えて家族から見た訪問リハのあり方について述べる。

（子供）家族と同居の場合

（子供）家族と同居の家庭に訪問リハに伺うことは，入院リハや通所リハなどの医療施設でのリハに比べ日常生活の環境下で家族と情報交換を多くとることができる。そのため，家族の不安や生活の様子をより綿密に聴取することができ，プログラムを実行することができる。よく耳にするのが「なるべく長く身の回りのことは，自分でしてほしい」などといった息子，娘の立場に立った発言である。共働き家庭が増えるなか，親と生活をともにする要因の1つとして身の回りのことを自分で行うことは重要となる。

老老介護の核家族の場合

老老介護の核家族家庭に訪問リハに伺うことも多い。主介護者は，身体的に限界な状態で介護を行っていることを念頭に置いて，訪問セラピストはサポートを行わなければならない。主介護者の能力が低下した場合は，現状の生活が困難となる。特に主介護者が男性の場合は，「自分が頑張れば」という意識が強い傾向にあり主介護者へのフォローが重要となる。

サービス付き高齢者住宅に入居し家族が遠方の場合

サービス付き高齢者住宅や有料老人ホームに入居の場合は，実生活をともにしていない家族か

ら見ると，対象者の身体的な機能の低下がより顕著に感じられる傾向にある．「認知症が気になります」，「最近歩いていないみたいです」などといった相談を受けることが多く，身体的な機能面の評価をリハ計画書に盛り込み，リハ介入時以外の過ごし方も指導する必要がある．さまざまな家族の立場でも，訪問リハの役割は，在宅生活における限界点を引き上げることであり，評価を基本とした家族や環境へのアプローチが必要となる．

　対象者を取り巻く自治体，クリニック，家族にとっての訪問リハの認知度はいまだに低いのが現状である．社会情勢の変化により訪問リハのあり方は変化し続けるが，機能訓練に固執しない対象者の生活やQOLに目を向けた介入は，地域包括ケアシステムの概念にも必要とされており，対象者にとって在宅における限界点の引き上げを可能とする．訪問リハは日常生活レベルで家族やかかりつけ医のサポート的役割を果たし，身体機能面の評価からできること・できないことを適切に判断することが必要である．また，その情報を対象者に携わる多職種に向け発信し，チームの一員として専門的役割を発揮することが望まれる．

文献

1) 日本理学療法士協会：訪問リハビリテーションと，訪問看護ステーションからの理学療法士等による訪問の提供実態に関する調査研究事業調査報告書；71，2014．
 (http://www.japanpt.or.jp/upload/japanpt/obj/files/chosa/research1401.pdf)
2) 厚生労働省：平成27年度 介護給付費等実態調査の概況（平成27年5月審査分〜平成28年4月審査分）
 (http://www.mhlw.go.jp/toukei/saikin/hw/kaigo/kyufu/15/index.html)
3) 日本訪問リハビリテーション協会：平成27年度 老人保健事業推進費等補助金 老人保健健康増進等事業「通所・訪問リハビリテーションの適切な実施に関する調査研究事業」訪問リハビリテーション マネジメントマニュアル；3，2016．
 (http://www.houmonreha.org/health_promotion/pdf/download02.pdf)
4) 倉田昌幸，橋村 斉：地域資源の情報を電子地図などで共有し，社会参加を提案．月刊デイ 219；56-58，QOLサービス，2018．
5) 橋村 斉：電子地図を用いたリハビリテーション修了者に対する地域活動移行への取り組み．臨床・実用先進リハビリテーションカンファランス2017；14，2017．
6) 厚生労働省：第140回社会保障審議会介護給付費分科会資料参考資料 1訪問リハビリテーション；2017．
 (http://www.mhlw.go.jp/stf/shingi2/0000167241.html)
7) 杉浦 徹，倉田昌幸，木村圭佑，ほか：訪問療法士（PT・OT）に求められる役割-医師による訪問リハビリテーション指示実態からの検討-．日訪問リハ協会誌 2 (1)；18-20，2014．
8) 内閣府：平成28年版高齢社会白書-高齢者の家族と世帯-．
 (http://www8.cao.go.jp/kourei/whitepaper/w-2016/html/zenbun/s1_2_1.html)

1 目標設定

木村圭佑

目標設定の必要性

　リハビリテーション（以下リハ）において，急性期や回復期，在宅といったフェーズに応じた目標設定の重要性はいうまでもない。むしろ目標設定を伴わないリハの介入は，ときに「揉んで，さすって，歩かすだけ」などと揶揄されるように，その専門性を強く疑われてしまうようなアプローチにとどまってしまう可能性を否定できない。特に在宅生活を中心とした対象者への介入は，常に目標設定とそれに対するアプローチを考え，柔軟に対応する意識をもって実施しなければ，訪問リハの介入意義そのものを見失ってしまう危険性がある。

　また，在宅チームの一員として訪問リハが位置付けられることを考慮すると，目標設定の必要性はさらに高まる。協働的能力としての多職種連携コンピテンシー（**図1**）のコア・ドメインには，医療保健福祉の多職種はそれぞれの専門性を活かした視点をもっているがゆえに，各専門職が独立して掲げる目標設定が異なる可能性があり，「患者・利用者・家族・コミュニティ中心に重要な関心事/課題に焦点を当て，共通の目標を設定することができること」が位置づけられている[1]。

　さらにチームマネジメントが行われるためには記録や情報伝達システムといったツールにより①目標の共有化，②情報の共有化，③相互理解を基盤とした役割分担といった3つの構成要素を運用する必要がある[2]。

　つまり，訪問リハとしての目標を設定することだけでなく，対象者や家族はもちろん，かかりつけ医や介護支援専門員，訪問看護といった在宅チームとしての共通の目標を設定し，共有することが必要不可欠である。

> **ポイント**
> 訪問リハとしての目標を設定することだけでなく，対象者や家族はもちろん，かかりつけ医や介護支援専門員，訪問看護といった在宅チームとしての共通の目標を設定し，共有する。

図1 協働的能力としての多職種連携コンピテンシーモデル

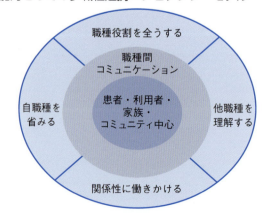

（文献1）より引用）

目標設定時に留意すべきポイント

　訪問リハに限ったことではないが，介護保険サービスの支援における最大の目的は自立支援や対象者自ら「やりたい」という気持ちを引き出したり，介護予防に向けた行動を促すことである。では，そのような目的に向けて訪問リハにおける目標設定の際にはどのようなことに留意するべきであるか，ここでは訪問リハの介入フェーズと多職種の在宅チームとしての2つの視点で述べていく。

●訪問リハの介入フェーズ

　文献によって諸説あるが，おおむね①在宅生活開始・混乱期，②在宅生活安定期，③在宅生活展開期，④病状・機能低下期，⑤終末期に分類することができる（図2）。

①在宅生活開始・混乱期

　病院や施設からの退院・退所直後であるためまずは在宅生活に慣れることが目標となる。そのため退院・退所前に想定した移動方法や介助方法，福祉用具の使用などに関して実際に在宅での生活場面で確認することが求められる。特に環境面の変化だけでなく，対象者の心身の変化や活動量の変化についても評価し，そこで福祉用具などの変更や再度介助方法について助言する必要性があると判断すれば，在宅での生活の安全性を最低限確保できることを目指して目標を再設定する。

②在宅生活安定期

　①で設定した環境や移動方法，介助方法により再獲得した日常生活活動（activities of daily living；ADL）をはじめ，在宅での生活活動のさらなる定着を目指す。具体的には到達可能な目標と現実の生活の摺り合わせを行い，健康増進や体力低下の予防活動などに努めることである[3]。

③在宅生活展開期

　徐々に生活にも慣れて家庭内での役割や社会との交流を図る段階である[3]。具体的には新たな活動の提案・支援・導入の実施，quality of life（QOL）向上につながる他者との交流や地域活動への参加などを目標として設定する。また，このフェーズにおいてはケアプランの見直しは必須であり，後述するサービス担当者会議の開催により新たな目標の設定，共有を関係者間で図る必要がある。

図2　訪問リハ介入フェーズによる目標設定

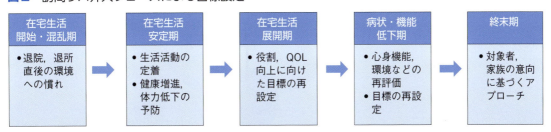

④病状・機能低下期
　脳血管疾患の再発や誤嚥性肺炎の発症，転倒などによりそれまで実施してきた生活の継続が難しくなるため，環境の再調整や動作・介助方法の見直しが必要となる。そのため，心身機能や環境面の評価を再度行ったうえで到達可能な目標と現実の生活の摺り合わせを行い，③と同様にサービス担当者会議で目標の再設定，共有を関係者間で図る必要がある。

⑤終末期
　対象者や家族の意向に基づいて，当事者とともに在宅チームで最善のアプローチ方法を検討する必要がある。ここでの目標設定は利用者や家族の「実現したい希望」，「死の迎え方についての希望」，「受けたい・受けたくない治療の希望」[4]を元に行う。特に訪問リハにおいては「実現したい希望」に関連する目標を設定することが多いが，ここで留意したいのは対象者自身が意思表示できないケースである。対象者の意思の推察方法として家族の意向を重視するべきだが，家族の思いを引き出し言語化できるよう，在宅チームのメンバー全員のアセスメント力を駆使しながらサポートすることが求められる。また，刻々と変化する全身状態に対して，毎回③や④のようにサービス担当者会議を開催する形で目標設定の見直し・共有を図っているとレスポンスが遅れてしまう可能性があるため，最小単位でのミニ会議を頻繁に開催することで進めていくことが大切である。

● 多職種の在宅チーム
　多職種の在宅チームは図3のようなイメージで構成されていることが多く，訪問リハとして目標設定の際に，いつまで，どのような介入をしていくのかを明確にしつつ，対象者や家族とともにコアチームを構成している介護支援専門員を始

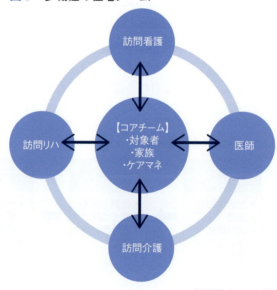

図3　多職種の在宅チーム

（文献2）を元に作成）

1 目標設定

ポイント
多職種のチームで活動する場合，目標や役割が重なることは必ずしも無駄ではなく，重要な目標や役割ほど複数の専門職に重複させることが効果的である場合も多い。

め，他の専門職が理解できるように説明できることが求められる。同様に訪問リハに従事するセラピストは，他の専門職がどのような目標を掲げているのかを正確に把握する必要がある。さらにケアプラン上でお互いの目標やアプローチがどのような位置関係にあるのかを確認し，修正の必要性があるか常に検討する。多職種のチームで活動する場合，目標や役割が重なることは必ずしも無駄ではなく，重要な目標や役割ほど複数の専門職に重複させることが効果的である場合も多い。特に訪問リハによる在宅生活へのアプローチは，複数の専門職が同じ瞬間に介入することが一部のケースを除き困難であるため，共通の目標設定とそれに対するアプローチを常に考え，柔軟に対応する意識をもって実施しなければ，訪問リハだけでなくチームとしてその方向性を見失ってしまう危険性がある。

サービス担当者会議におけるポイント

前述した多職種での在宅チームにおける目標設定や見直し，共有の場において重要となってくるのが担当者会議を始めとするカンファレンスである。ここではカンファレンスの基礎を抑えつつ，訪問リハに従事するセラピストとして多職種連携のために必要なファシリテーション技術を述べていく。カンファレンスの目的はメンバー間の意見交換により情報の共有を図る，多面的なアセスメントによる有益な支援方法の検討，信頼関係を構築しながらチームを成長させることである[2]。

まず一般的なカンファレンスの構成要素は**図4**のようになっている。ここでいうファシリテーション技術とは，①議論の方向性を示す，②議論の活性化をはかり，好ましい循環システムを構築する，③チームという共同体を維持する，④議論の進行状況を可視化することである[2]。さらにカンファレンスを効果的に進めるためには，「体制」づくりから始める必要があり，以下の5条件が揃うことが望ましいとされている[2]。第1に時間，第2に場所，第3に参加者，第4にファシリ

図4 カンファレンスの構成要素

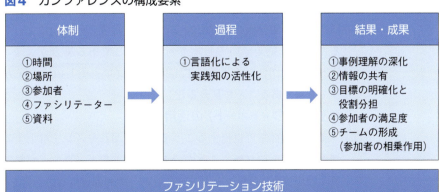

（文献2）より引用）

テーター，第5に資料（ホワイトボード）の活用である．

● **時間**

参加者が集まりやすい時間帯に設定し，所要時間は議題によって30分〜1時間以内とする．また，目的の明確化や事前資料の配布の有無によっても所要時間を調整する必要がある．

● **場所**

全員の顔が見えるような席の配置が望ましい．ただし，医師の正面に対象者や家族が座ることで必要以上に緊張を与える可能性があるため，斜め向かいや隣の席に誘導する配慮が必要である．

● **参加者**

参加者については後述するが，サービス担当者会議の特徴の1つに専門職だけでなく対象者・家族が参加者として同じ場にいることがあげられる．また参加者としての役割を理解していない専門職も多い．参加者は①役に立つ発言をする，②決定に責任をもつ，③メンバーシップを発揮する役割があり，特にカンファレンスの議題に対して有効な発言（参加者個々の有する新しい情報やアイデアの提供）をする必要がある．訪問リハに従事するセラピストの役割として，「予後予測→生活行為の支援→手法の提示」が求められる．さらにその発言に対する根拠を付け加えること，他の専門職が理解・行動に移すことができるように説明・助言できることも必要不可欠である．そのためには，訪問リハにおける十分なアセスメントの実施はいうまでもない．

● **ファシリテーター**

単に風見鳥のように対象者や家族，他の専門職の意見を右から左へ流すのではなく，単純には右から左へと流せない（解決できない）ような対立する意見や価値，目標といった討議をうまく扱い，ときには辛抱強く交渉しながらカンファレンスの目的が達成されるように討議の舵取りを行う．しばしばカンファレンスでは参加者同士のコンフリクト（対立）が起こることがある．しかし，専門性からの視点はお互いしか見えてないことを考慮すると，建設的なコンフリクトはむしろ討議の活性化には必要不可欠である．そのためコンフリクトのマネジメントを実践し，問題解決と関係性の両立を図ることを目指す．専門性によってアプローチが異なるだけで，見えている目標や対象は同じである場合がよくある．その場合は，Win-WinアプローチまたはTotal-Winアプローチといった双方や関係者全員にとって有益であることを見える化していく．

● **資料（ホワイトボード）の活用**

議論の進行を可視化することで情報の漏れやズレを解消することや，偏見や感情から発言を切り離すことができる．要点やキーワードが整理され議論を収束することができ，カンファレンスの目的への到達度にも好影響を与えられる．

1 目標設定

● 留意すべき点

サービス担当者会議での流れ（**表1**）を抑えたうえで，留意すべき点として対象者・家族への主体的な参加のための配慮と準備があげられる。専門職が多くいる場に圧倒されないように進行に配慮する必要のほか，対象者・家族がうまく話せないときに日頃からコミュニケーションを多くとっている専門職が本心や思いを代弁できるように準備しておく。そして，専門用語の使用への配慮はもちろんだが，カンファレンスの最後に必ず利用者や家族から発言がないかを確認し，決定した支援内容についての共有を行う。

最後に連携や協働する際に強く考慮すべき点として，①共通した目標，②能力と限界を伴ったアイデンティティ，③適切なコミュニケーション，④チームケアを育む場，⑤お互いが変容することを避けず，変わることの喜びが共有できること[5]を常に意識し，サービス担当者会議の場が当事者を含むチームとして成長できる場になることが望まれる。

> **ポイント**
> 対象者・家族がうまく話せないときに日頃からコミュニケーションを多くとっている専門職が本心や思いを代弁できるように準備しておく。

> **ポイント**
> カンファレンスの最後に必ず対象者や家族から発言がないかを確認。

表1　カンファレンスの流れ

【事前準備】
【Step1】開催の宣言と目的の明確化
【Step2】参加者の紹介（場の雰囲気づくり）
【Step3】患者・家族の意向，現状と課題，その対応策について報告
【Step4】情報と課題の共有
【Step5】目標（長期・短期）の設定と具体的な支援方法の決定
【Step6】役割・期間の確認と計画案の修正
【Step7】閉会（まとめと残された課題の確認）
【終了後】お礼，議事録などの配布

（文献4）をもとに作成）

文献

1) 多職種連携コンピテンシー開発チーム：協働的能力としての多職種連携コンピテンシー.医療保健福祉分野の多職種連携コンピテンシー 第1版；11-12，2016．
2) 篠田道子：チームマネジメントの基礎知識.多職種連携を高めるチームマネジメントの知識とスキル，医学書院，2011．
3) 小林　司：在宅生活支援期の訪問リハビリテーションの特性.訪問リハビリテーション 4 (5)，2015．
4) 篠田道子：コンサルテーション型チームと協働で開催するカンファレンス.チームの連携力を高めるカンファレンスの進め方；39-41，日本看護協会出版会，2010．
5) 野中　猛：図説ケアチーム；124-125，中央法規出版，2007．

コラム③ 職種間および機関における相互の関係性とコミュニケーションの重要性

羽田真博

　冒頭，本コラムを寄稿するにあたり筆者の簡単な経歴を知っていただきたいため，簡単な自己紹介をさせていただく。筆者は，介護福祉士・理学療法士・看護師，3つの資格を要している。これまで在籍した勤務先での勤務資格は異なるが，3次救急病院救急外来から療養型病院，介護施設と，一通りの経験をし，2014年5月，キョーワ訪問看護リハビリステーション寄り添い屋の立ち上げを行い，2018年1月より株式会社AGRI CAREに籍を置いている。現在に至るまで，さまざまな領域で経験を積み重ねることで得た「見る・視る・観る・看る・診る」といった多角的な視点と，職種・領域の違いによって起こる連携上の課題を実践知として経験していることを自身の大きな強みの1つとして捉えている。以上のことから本コラムでは，筆者の経験とそれに基づく考察を述べさせていただき，その結果少しでも皆様のお役に立つことができれば幸甚である。

多職種連携における昨今の動向

　WHO（世界保健機関）では，1980年代から1990年代にかけて，多職種連携(interprofessional work＝IPW)，多職種連携教育(interprofessional education＝IPE)に関する重要な報告書の提示があり，わが国においては2005年ごろから理論についての文献が散見されるようになっていたようである。しかしそれは学術的な話であり，多少の前後はあれども，大多数の医療福祉専門職が所属する臨床の場に多職種連携という言葉が聞かれるようになったのは2010年を過ぎた辺りではないだろうか。つまり，それだけ多職種連携に対する医療福祉専門職の関心は低く，あまり注目されることがなかったと言い換えることができる。また，医師以外の専門職が，ある部分において医師と対等の立場で議論すること自体が，それまでの文化・慣習により，なかなか受け入れられる状況ではなかったようにも思われる。地方であればいまだその文化・慣習が強く根付いている場所もあるのではないだろうか。

　多職種連携の状況が加速度的に変わってきたのは，つい最近のことと言ってよいであろう。その背景には，世界初の超高齢化社会に突入したわが国の社会課題や制度変更に対し，1職種1領域では対応しきれない状況にあることに多くの医療福祉専門職が気付き始めたことにあるのではないだろうか。また少子高齢化，社会保障費の増大も相まって，高齢者へのケアは従来の介護保険制度のみでは対応できなくなってきているようにも思われる。民間介護保険が保険商品として販売されるようになり，多くの生命保険会社の販売戦略が，それまでの主力商品であった生命保険ではなく，平均寿命の延伸に伴うリスクを補うような商品の販売にも注力するようになってきたことも，世相を反映しているように思われる。

われわれは，いつまで多職種連携‼と叫ぶのか。

　ここ数年，医療福祉業界においては，流行病のように「チーム医療‼ 多職種連携‼」と叫ばれ，一部では「統合‼ 融合‼」といった言葉も使われているようである。それに対し，多様なチームビルディングモデルやコミュニケーションモデル，心理学的アプローチ方法などの示唆がなされているが，どれも特効薬となるほどの普遍的な解決策には至っていない印象である。この要因はいくつか考えられ，筆者は，①多職種連携に関する理論が多くの学問分野から成り立つこと，②資格と領域に暗黙の上下関係が存在すること，③医療・福祉領域には約30種の専門職がいること，そして④われわれは多職種連携という枠組みがなければろくに連携もできない社会人であるかも

しれないということ，の4点が主な要因だと考えている。つまり，もう「多職種連携をしましょう」という言葉は十分であり，これからは「どう，スマートに解決するか」この一言に尽きると考える。いっそのこと，「え？まだ多職種連携なんて言っているのですか？」という時代を早々に創り，迎える必要があると言い切ってしまってもよいのではないか？それほど，外部環境の変化は劇的に，そして決して明るいとは言いきれない方向に変わっていこうとしているのである。

それでも機能しない多職種連携

「多職種連携は大事」，「患者さん・対象者さんのために○○しましょう!!」この類の言葉も，よく耳にすると思われる。この言葉そのものに否定的な意見を述べる方もいないであろう。もちろん，筆者も否定しない。それ自体には賛成である。

しかしながらその一方で，「医師は忙しそうで声をかけにくい。すぐ不機嫌になる」，「リハスタッフの言っている言葉が難しくてよくわからない」，「看護師は介護職を下に見ている」，「病院は在宅側に情報を降ろしてくれない」などの言葉も，同じくらいによく聞かれる。1つの医療機関内の連携場面であれ，地域における連携場面であれ，互いに連携の重要さはわかっているはずなのに，うまくいかない現状はいまだ少なくない。

具体的な数値として見る頻度が多いのは，医師に対するケアマネジャーの連携の苦手意識が推察されるアンケート結果である。それを困難にさせている理由として，「医師が多忙なため連絡をしても会ってもらえないことがある」，「連絡することに抵抗がある」ということがあり，医師側からは「ケアマネジャーの医学的知識の乏しさ」，「通常業務の多忙さ」が連携を図りづらい主な理由の上位に挙がっている。

また，それを裏付けるように，ケアマネジャーの基礎資格として，看護師や保健師からケアマネジャーになった人のほうが，介護福祉士などの福祉職からケアマネジャーになった人よりも連携がスムーズに図れていることも判明している。

筆者も自身の経験上これは至極当然の結果であるように思う。医師の多忙さを理解し，そのうえでアポイントを取り，医療という共通言語の下，福祉だけでなく医学的知識にも支えられたケアマネジメントを展開するケアマネジャーのほうが連携を円滑に進めることができやすいのは，自明の理である。

これに対し，医師とケアマネジャーの連携を円滑にするための解決策として，医師の労働環境を改善し，敷居の高さに配慮して医師からケアマネジャーへの働きかけを増やし，ケアマネジャーが医学的知識と経験を得る機会を増やせばよい。となるだろうか。筆者はそう思わない。医師の労働環境の変化を待ち，医学的知識の乏しいケアマネジャーに医学的知識が備わるまでに，われわれにはもっとできることがあるはずだ。

蟪蛄春秋を知らず，伊虫あに朱陽の節を知らんや

冒頭の自己紹介でも述べたが，筆者は3種類の国家資格を所有している。民間資格も加えればさらに増える。2種類以上の資格を要している方であれば共感していただけると思われるが，資格ごとに教育課程はもちろん，文化や価値観・求められる専門性などは大きく異なっているのが実情である。1つ私的な経験で申せば，同じ医学的知識を学ぶ看護師と理学療法士でさえ，その内容や学習範囲には大きな違いがあった。もっと言ってしまえば，同じ資格取得を目指すにしても養成課程が違えば質的にも量的にも学ぶ内容が変わってくるのである。ゆえに，資格が違うから連携は図りづらいという，それらしいもっともな構図が成り立つのであるが，果たして資格だけの問題なのであろうか？

"蟪蛄春秋を知らず，伊虫あに朱陽の節を知らんや"

これは中国の故事であり，「セミは春や秋を知らない。だから，夏さえも知らない。」という意味である。われわれに置き換えると，医療しか知らない専門職は医療さえも知らない。急性期しか知らない看護師は急性期さえも知らない。理学療法しか知らない理学療法士は理学療法さえも知らない。このように言い換えることができる。また，ここに加えて多職種連携の際には性別・世代・教育の違いと感情も加わってくる。つまりわれわれは，知らないことを知らないのである。考え方の違いがあって当たり前の要素が揃っているなかで多職種連携をしようとしているのだが，果たしてわれわれはこの事実を踏まえたうえで多職種とのかかわりができているのであろうか？

治療モデルから生活モデルへ

　専門職は専門性を磨くことに没頭する職人気質の傾向があり，これまでの医師を中心とした治療モデル全盛の時代はそれで成立していたように思う。しかしながら，専門職が専門性を追求すればするほど専門用語で会話するようになり，職種間でのコミュニケーションエラーは生じやすくなるリスクもあった。昨今，高齢化に伴い疾病構造が変化し，加齢変性による慢性疾患や機能低下を抱える高齢者が増えるなかで，急性期病院を中心とした治療モデルの考え方だけではその変化に対応していくことが難しくなってきている。

　今後，多職種連携を当たり前とした生活モデルが効果的に機能していくためには，各々が私はこれが専門だからそれしかしない・知らないという姿勢ではなく，専門外の領域に対しても興味をもち，自身以外の職種の役割を理解しておく必要がある。これは専門職としてのあり方以前に，他者と円滑なコミュニケーションを図ろうとするうえでの社会人としての姿勢である。われわれは1人の医療福祉専門職の前に，1人の人間であり社会人である。専門的な知識・技術を提示する前に，コミュニケーション手法そのものに敬意や配慮を欠いていないか？連携の前に，互いを知ろうとしているか？そして，先に述べたように，われわれは多職種連携という枠組みがなければろくに連携もできない社会人なのか？そのような基本的な部分に立ち返ることも必要だと考える。

チームの目標設定と目標達成

　筆者が多職種連携において最も重要と考えるのは，第一に目標の共有であり，第二に目標達成に向けての過程の共有である。目的の共有がないチームは烏合の衆でしかない。例えば，プロスポーツチームの短期的な目標は勝つことであり，長期的な目標はリーグ優勝だとしよう。勝つために監督は戦略を提示，マネジメントをし，選手はそれぞれに，勝つために何ができ，どう考え，どう行動するかを明確にし，他のポジションの選手を意識しつつ，自らに求められる働きをする。強く，人気のあるチームはそれが機能しているわけである。

　多職種連携の場面においても，専門性，思考性が異なる専門職が退院調整の場やケアマネジメントの場に集うわけであり，目標の共有と目標達成に向けての過程の共有が重要であることはプロスポーツチームが勝つために機能することと同様であると言える。

　また昨今，information and communication technology (ICT) の発展により，一昔前に比べ情報共有はしやすくなった側面もあるが，どれだけよいグラウンドがあっても，そこでプレーをする選手がダメであれば宝の持ち腐れとなってしまうことと同義であるように，ツールはあくまでもツールでしかないということも付け加えておきたい。

　筆者は，2025年以降を乗り切るためには全職種・全領域総力戦，そして異業種も巻き込む。それくらいの覚悟・姿勢が必要だと思っている。もちろん，それを乗り越えたところで，国や勤

め先からご褒美があるわけでもなく，そこから先もわれわれ現役世代の人生は続く。ただ，そうであったとしても，社会保障費が右肩上がりに上昇するなかで，全職種・全領域による多職種連携が正しい方法として社会保障費の抑制に繋がることを大目標とし，わが国の世界に誇れる社会保障システムを次世代に繋ぐことができたとしたら，われわれ世代は歴史に名を残すことができるのではないだろうか。社会保障に関する議論は決して明るいとはいえないが，そのなかにあっても光を見出すことがわれわれには求められており，それに応えることがスマートなのだと考える。

II 部

評価とアセスメント技能

1 バイタルチェック

岩田研二

　訪問セラピストは単独で利用者宅に訪問することが基本であり，バイタルサインは，対象者の状態を総合的に捉えるうえでも欠かせないのはいうまでもない。対象者宅で急変に遭遇した場合，適切な対応を行わなければ刑事責任を問われることもある。しかし，対象者が異変を訴えたり，こちらがいつもと何か違うなと感じたとき，どの程度の異常なら主治医，看護師，ケアマネジャー，家族に報告が必要なのか，その日の訪問リハビリテーション（以下，訪問リハ）を中止するのかについて，セラピスト間で統一できていない場合もある。さらに対象者によっては医師からリハビリテーション（リハ）中止基準を含めバイタルサインに関する指示が出ている場合もあるので，サービス担当者会議を含め，多職種と連携した情報共有が必要である。実際，医師からリスク管理に関して指示および説明され

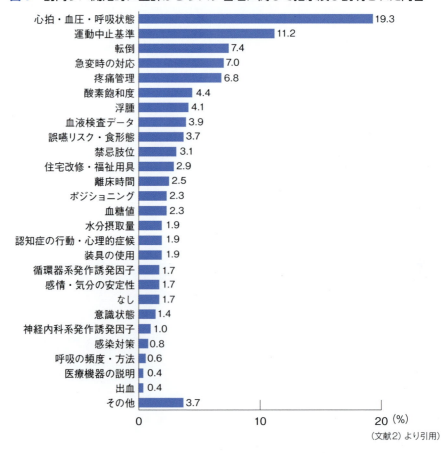

図1　訪問リハ開始時に医師からリスク管理に関して指示及び説明された内容

（文献2）より引用）

た内容に関する調査では、心拍，血圧，呼吸状態，次に運動中止基準が多い結果となっている（図1）。測定した数値は客観的であり，医師・看護師が指示を出す際にも重要となってくるため，正しく測定する必要がある。また，自信をもって対応できるように，それぞれの事業者で対応マニュアルやリハの中止基準指標の活用は必須であろう。筆者自身，訪問リハに従事する前は回復期リハ病棟で勤務していたため，何かあればすぐに医師や看護師に確認でき，リハの中止基準（表1）に関しても明確だったが，訪問リハではそのような環境ではないため異動した際にはバイタルサインの解釈について戸惑うことも多かった。訪問後も，「何かあったらどうしよう」，「適切な対応ができただろうか」と，常に考えていた。病院での診療感覚を在宅に当てはめてしまい，問題が起きるケースもある[1]。適切な対応ができるよう知っておかなければならないことは多い。本項では，最低限押さえておきたい①体温，②血圧，③脈拍，④呼吸のポイントをまとめる。

表1　リハビリテーション中止基準

積極的なリハをしない場合	1. 安静時脈拍40／分以下あるいは120／分以上 2. 安静時収縮期血圧70以下または200以上 3. 安静時拡張期血圧120以上 4. 労作性狭心症の場合 5. 心房細動のある方で著しい徐脈あるいは頻脈がある場合 6. 心筋梗塞発症直後で循環器動態が不良な場合 7. 著しい不整脈がある場合 8. 安静時胸痛がある場合 9. リハ実施前にすでに動悸，息切れ，胸痛のある場合 10. 座位でめまい，冷や汗，嘔気などがある場合 11. 安静時体温38℃以上 12. 安静時（SpO_2）が90％以下
途中でリハを中止する場合	1. 中等度以上の呼吸困難，めまい，嘔気，狭心痛，頭痛，強い疲労感などが出現した場合　強い疲労感の出現 2. 脈拍が140／分を超えた場合 3. 運動時収縮期血圧40mmHg以上，または拡張期血圧が20 mmHg以上上昇した場合 4. 頻呼吸（30回／分以上），息切れが出現が出現した場合 5. 運動により不整脈が増加した場合 6. 徐脈が出現した場合 7. 意識状態の悪化
一旦，リハを中止し，回復を待って再開	1. 脈拍が運動前の30％を超えた場合。ただし，2分間の安静で10％以下に戻らないときは以後のリハを中止するか，またはきわめて軽作業のものに切り替える 2. 脈拍が120／分を超えた場合 3. 1分間10回以上の期外収縮が出現した場合 4. 軽い動悸，息切れが出現した場合
その他の注意が必要な場合	1. 血尿の出現 2. 喀痰量が増加している場合 3. 体重が増加している場合 4. 倦怠感のある場合 5. 食欲不振・空腹時 6. 下肢の浮腫が増加している場合

（文献8）より引用）

体温

- 基準値：36.0 ～ 37.0℃

　人間は，体温を36 ～ 37℃付近で一定にできるが，体温が変化していれば身体になんらかの異常が生じている可能性がある。体温測定は口腔温，直腸温，腋窩温など，測定部位によって温度差があるが，ここでは代表的な腋窩温について取り上げる。

　方法としては，体温計の先端が腋窩の中央に当たるように，腋窩線に対して30°～ 45°の角度で挟む[3]。指示理解が難しい場合は，介助にて腋窩を閉じる。

ポイント

- 個人差が大きい。
- 高齢者は体温が低くなりやすく，小児は37.0℃以上と高くなりやすい。
- 日差も大きく早朝が一番低く，夕方が一番高い。
- 利用者の平熱を把握し，明らかにその数値より高い場合は発熱の可能性が高い。
- 発熱が考えられる場合は，影響を与えそうな因子についても考える（入浴，運動，厚着，精神状態など）。
- 片麻痺の利用者の場合，血液循環が変化しやすいため，原則，健側で測定する。

血圧

- 基準値：収縮期血圧130 mmHg以下かつ，または拡張期血圧85 mmHg以下。
- 高血圧：収縮期血圧140 mmHg以上かつ，または拡張期血圧90 mmHg以上。
- 低血圧：収縮期血圧100 mmHg以下かつ，または拡張期血圧60 mmHg以下[4]。

　血圧とは，心臓のポンプ作用によって全身に血液が送り出されるとき，血管に与える圧力のことをいう。血圧計も種類があり，水銀血圧計，電子血圧計，アネロイド型血圧計などがある。通常時よりも変動した場合に影響を及ぼす因子について考えられることが大切である。

ポイント

- なるべく測定する時間や体位を統一する。
- 安静時と運動時の変化も記録する。
- 緊張させないような配慮が必要である。
- 上肢の拘縮の強い場合などは，測定が難しい場合，電子血圧計の利用やその他の因子から予測する能力も大切である。

● 血圧が異常な場合に疑われる主な病気

- 高血圧：本態性高血圧，二次性高血圧（腎臓病，脳血管障害，大動脈縮窄症，甲状腺機能亢進症，クッシング症候群，褐色細胞腫，睡眠時無呼吸症候群）など
- 低血圧：自律神経失調症，貧血，下痢，内分泌異常など

脈拍

- 基準値：60〜80回／分（成人）*
- 頻脈：100回／分以上
- 徐脈：60回／分以下

脈拍測定は，心臓を中心とした循環器系の異常を発見する際に役立つ．主に橈骨動脈で測定する．通常，心拍数と脈拍数は一致するが，心拍出量が低下した場合や血管に狭窄などがある場合は，脈拍を触知できない場合もある．回数のほかに，強弱，リズム，左右差なども確認する．

> **ポイント**
> - 年齢における脈拍数の基準値を覚えておく．
> - リズムが正常であれば，30秒間測定し，その数を2倍することにより1分間当たりの脈拍数を算出する（リズム不整があれば1分間測定する）．
> - 左右差，上下肢差がある場合は，減弱している中枢側の病変が疑われる．
> - 脈拍を測定する際には，指の第一関節 [distal interphalangeal（DIP）関節] を曲げると指尖が当たり，触知しやすい[6]．

● 異常な場合に疑われる主な病気

- 頻脈：発熱，貧血，心不全，甲状腺機能亢進症など．
- 徐脈：甲状腺機能低下症，薬剤の副作用など．

呼吸

- 基準値：12〜20回／分
- 徐呼吸：9回／分以下
- 頻呼吸：25回／分以上[7]

酸素を体内に取り込み，代謝の結果生じた二酸化炭素を体外に排出すること．呼吸状態に異常があると，身体にさまざまな徴候が現れるため，それらの徴候も確認する必要がある．呼吸不全を推察する器具としてパルスオキシメーターを使用することも多い．

> **ポイント**
> - 呼吸数と深さの異常から疾患や病態を推察できる．
> - 緊張させないように，脈拍などを測定しながら胸郭や腹壁の動きを見て，呼吸数を同時に確認する．
> - 呼吸は原則60秒間測定する．吸気の開始と同時に測定を始め，吸気と呼気の1セットで1回の呼吸とする．
> - パルスオキシメーターは装着後30秒程度経過した値を測定する．
> - 鼻翼呼吸，下顎呼吸，奇異呼吸，口すぼめ呼吸，陥没呼吸，起座呼吸などから疾患や病態を推察できる．
> - ばち状指は慢性的な酸素不足が原因で生じる．

---

* 基準値は新生児（生後4週未満）で120〜140回／分以上と一番多く，高齢者は50〜70回／分と年齢とともに減少していく[5]．

文献

1) 大森 豊:訪問リハビリテーションにおけるリスク管理とバイタル測定の意義 〜ベースラインの重要性〜. 訪問リハビリテーション 3 (6);803-807, 2014.
2) 一般社団法人 日本訪問リハビリテーション協会:平成27年度老人保健事業推進費等補助金 老人保健健康増進等事業「通所・訪問リハビリテーションの適切な実施に関する調査研究事業」訪問リハビリテーションマネジメントマニュアル
 (http://www.houmonreha.org/health_promotion/pdf/download02.pdf)
 (2017年7月3日時点)
3) 徳田安春:バイタルサイン. フィジカルアセスメントがみえる;30, メディックメディア, 2017.
4) 日本高血圧学会高血圧治療ガイドライン作成委員会 編:高血圧治療ガイドライン2014;19, 2014.
5) 徳田安春:バイタルサイン. フィジカルアセスメントがみえる;43, メディックメディア, 2017.
6) 才藤栄一:呼吸パターンと動脈血酸素飽和度の評価. PT・OTのための臨床技能とOSCE コミュニケーションと介助・検査測定編;121, 金原出版, 2015.
7) 日本臨床検査医学会ガイドライン作成委員会 編:臨床検査のガイドラインJSLM2012;121, 2012.
8) 日本リハビリテーション医学会診療ガイドライン委員会 編:リハビリテーション医療における安全管理・推進のためのガイドライン;2-17, 医歯薬出版, 2010.

2 情報収集

岩田研二

情報収集のポイント

「情報収集」と聞くと，学生のころ，他部門情報として多職種に症例患者の情報収集を行ったことを思い出す．近年，多職種連携という言葉をよく耳にするが，訪問リハビリテーション（以下，訪問リハ）でも，対象者主体の日常生活に重点を置いた目標を設定するなかで，多職種からの情報収集は非常に重要である．回復期リハ病棟に勤めていたころには，必要な情報が抽出されて急性期病院から送られてきた．一方，訪問リハでは，自ら情報を適切なタイミングで収集しなければ取りこぼしてしまうこともあり，結果的に対象者に不利益を及ぼす．待っているだけでは得たい情報は入ってこないため，こちらから必要な情報を多職種に確認することも少なくない．そのとき快く情報を提供してもらえるように，顔の見える環境づくりが大切である．地域の研修会や交流会にも積極的に顔を出すことも重要である．そして，多職種と連携するなかで，多職種が訪問リハでどのような効果を期待しているかなど，われわれの目標と大きく乖離していないか連絡を取り合うことも大切である．情報収集のポイントを以下に示す（**表1**）．

表1 情報収集のポイント

職種	内容
主治医（かかりつけ医）	禁忌事項 中止基準 治療方針 投薬内容など
介護支援専門員	対象者本人や家族の意向 総合的な支援方針 解決すべき課題 長期目標 短期目標 サービス内容など
訪問看護師	褥瘡を含むスキントラブル 栄養 服薬管理 胃瘻 CVポートの管理など
訪問介護員（ホームヘルパー）	訪問リハでの介入がどれくらい生活に反映できているか リハの目標
本人・家族	信頼関係の構築を優先的に考える
その他，福祉用具事業所など	福祉用具の変更に伴うデモ品の貸し出しなど

CV：central venous（中心静脈）

● 主治医(かかりつけ医)

　診断名や既往歴のほかに，訪問リハを実施するうえでの禁忌事項，中止基準，治療方針，投薬内容などに関して情報収集を行う。できる限り直接医師と電話などで話せる関係が望ましいが，多くの担当を抱えている医師とは積極的な情報共有はできない場合が多く，介護支援専門員などを経由して情報が入ってくることも多い。しかし，特にリスク管理などに関する情報共有などは，主に循環器や呼吸器疾患のある対象者を担当するリハ職種にとっては重要であるため，こちらも書面や電話にて確認する必要がある。

● 介護支援専門員

　病院では医師が司令塔であるが，在宅ケアに関しては介護支援専門員がその役割を果たすことが多いため，連携をとる頻度が多い。特に，対象者の個別性の高い情報（性格など）をもっている場合も多く，できるだけ直接情報収集を行う。介護支援専門員はケアプランを作成しており，対象者本人や家族の意向，総合的な支援方針，解決すべき課題，長期目標，短期目標，サービス内容などについての情報を得ることができる。訪問リハの計画内容とケアプランとの整合性を図るためにも，定期的に報告する。さらに，情報は介護支援専門員に集約される場合が多いので，状態変化があった場合などにも速やかに報告し，その他のサービス提供事業所からの情報も確認し，把握しておく。

● 訪問看護師

　特にセラピストが直接的に介入しにくい，褥瘡を含むスキントラブル，栄養，服薬管理，胃瘻，CVポートの管理などの医療処置に対応した高度なケアを提供している。訪問看護と訪問リハを併用している対象者も多いことから，連携が求められる。特にリスク管理面に関しての情報は把握しておく。訪問リハ介入後も，リハの内容が訪問看護場面で活かされているのかなどについては，定期的に連絡を取り合う必要がある。

● 訪問介護員(ホームヘルパー)

　訪問介護員（ホームヘルパー）からの情報は，生活場面を実際に見ているため貴重である。訪問リハでの介入がどれくらい生活に反映できているかを知るには，訪問介護員との情報共有は欠かせない。リハの目標も共有しておく必要がある。

● 本人・家族

　はじめからすべての情報を聴取しようとせず，傾聴する姿勢を通じて信頼関係の構築を優先的に考える。本人や家族からのさまざまな情報は「建前」的なことも往々にしてあるため，このことを訪問リハ担当者が「本音」として捉えてしまうと，双方において辛い状況となってしまう[1]。問診方法やニーズの聴取に関しては，次項をご覧いただきたい。

● その他，福祉用具事業所など

　福祉用具貸与や購入，住宅改修などの際には，主に介護支援専門員から業者へ

連絡がいく場合が多いが，特に福祉用具の変更に伴うデモ品の貸し出しなどの際には，できるだけ訪問リハの時間帯に持ってきてもらうなどの対応をとる．難しい場合でも，介護支援専門員にはどうして住宅改修，福祉用具が必要なのかを伝えておく．利用者が住宅改修を行った後，セラピストからみると「なぜ，こんな位置に手すりがついているんだろう」と感じた経験をしている方もいるかもしれない．なるべく住宅改修業者にも改修箇所について直接提案できることが望ましい．

訪問リハ提供前

● 必要事項

- サービス担当者会議
- 診療情報提供書
- 基本情報（フェイスシート，アセスメントシート）
- 居宅サービス計画書
- 本人・家族の主訴，ニーズ確認
- その他利用サービス提供機関からの情報
- 目標設定等支援・管理シート
- リハビリテーションサマリー

> **ポイント**
> なにげない挨拶や会話，座位姿勢，立ち上がりなどを評価できる機会に，対象者がどの程度の身体能力をもっているか予想することができる．

訪問リハ提供前にサービス担当者会議がある場合は，主治医からの診療情報提供書や介護支援専門員からのフェイスシート，アセスメントシート，居宅サービス計画書から全体像をできる限り把握したうえで，訪問リハを実施する際に必要な情報を収集するのだが，なにげない挨拶や会話，座位姿勢，立ち上がりなどを評価できる機会に，対象者がどの程度の身体能力をもっているか予想することができる．また医学的観点からのリスクに関しては，診療情報提供書に書かれていないこともあるので，医師の都合を確認したうえで，電話か直接話して確認できる関係が望ましい．この時点で医師との連携がまったくないと，訪問リハ終了時まで書面だけでの関係が続いてしまうこともあるため，最初が肝心である．直接のやりとりが難しい場合でも，電話，FAX，メール便など，どの手段を用いるのかを早期に決めておくとよい．情報共有のために有効な方法としては，どの職種もサービス担当者会議が最も多く，次に電話連絡が多かった（**図1**）[2]．また，それぞれの手段の特徴を知ることで，失礼のない対応が可能である（**図2**）．

図1 訪問リハ計画上の情報共有を行う際に最も有効な手段

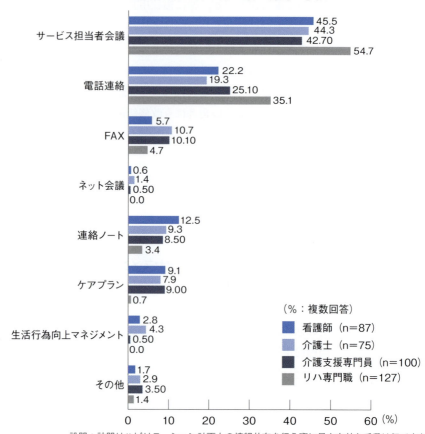

設問：訪問リハビリテーション計画上の情報共有を行う際に最も有効な手段は何ですか
◆回答者：訪問リハビリテーションと連携のある訪問看護師
　サービス担当者会議が45.5％であり，次いで電話連絡が22.2％であった。
◆回答者：訪問リハビリテーションと連携のある訪問介護士
　サービス担当者会議が44.3％であり，次いで電話連絡が19.3％であった。
◆回答者：訪問リハビリテーションと連携のある介護支援専門員
　サービス担当者会議が42.7％であり，次いで電話連絡が25.1％であった。
◆回答者：訪問リハビリテーションを実施している療法士
　サービス担当者会議が54.7％であり，次いで電話連絡が35.1％であった。

(文献2) より引用

図2 連絡手段の特性

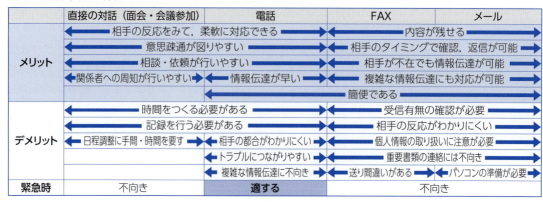

(文献3) より引用

訪問リハ提供時

● 必要事項
- サービス担当者会議
- 居宅サービス計画書
- 本人・家族の主訴，ニーズの再確認
- その他利用サービス提供機関からの情報

　訪問リハが利用開始されてからは，サービス担当者会議を中心に，リハの目標設定を本人・家族や多職種と一緒に検討する．しかしながら，調査の結果では，訪問リハに対して本人や家族が希望すること，ケアマネジャーの依頼内容，セラピストの目標設定が乖離していることが明らかになっている（**図3**）[2]．なるべく乖離が起きないように，多職種が集まる機会がある際には，目標をなるべく統一できるようにファシリテーション能力を高める必要がある．リハの進捗状況は，医師からの指示事項や居宅サービス計画書と照らし合わせながら，毎月の医師，

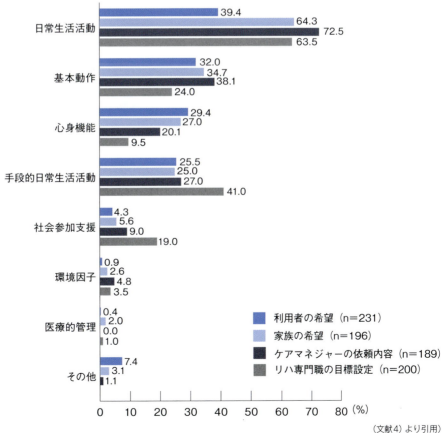

図3 リハ専門職の目標設定との乖離

（文献4）より引用）

> **ポイント**
> 特にリスク管理面での指示があった場合に関しては，医師，訪問看護師には必ずリハの経過を報告する．ゴール設定の大幅な変更時も，介護支援専門員へ速やかに報告する．

介護支援専門員への報告書送付で共有する．指示がない場合でも，自宅に訪問したときにセラピストが薬の変更に気付く場合がある．このようなときは，リスク管理面にかかわる場合もあるため，セラピストから医師に確認する．

訪問リハ終了時

● 必要事項

- サービス担当者会議
- 本人・家族の主訴，ニーズ再確認
- その他利用サービス提供機関への情報

　ゴール達成に伴い，訪問リハが終了となる場合と，急変などの状態悪化によって終了となる場合があり，それにより対応が変わってくる．訪問リハ終了後，その他のサービスを利用する場合は，訪問リハで残った課題などをなるべく具体的に申し送ることが，対象者のより良い今後につながるだろう．

文献

1) 鈴木英樹：在宅における情報収集と情報提供．新版 訪問リハビリテーション実践テキスト（日本訪問リハビリテーション協会，編）；78，青海社，2016．
2) 日本訪問リハビリテーション協会：平成27年度 老人保健事業推進費等補助金 老人保健健康増進等事業「通所・訪問リハビリテーションの適切な実施に関する調査研究事業」報告書，2016．
(http://www.mhlw.go.jp/file/06-Seisakujouhou-12300000-Roukenkyoku/0000136679.pdf)（2017年7月3日時点）
3) 真鍋阿沙子：連携連絡．訪問リハビリテーション完全マニュアル；167，gene，2017．
4) 日本訪問リハビリテーション協会：平成27年度 老人保健事業推進費等補助金 老人保健健康増進等事業「通所・訪問リハビリテーションの適切な実施に関する調査研究事業」訪問リハビリテーション マネジメントマニュアル，2016．
(http://www.houmonreha.org/health_promotion/pdf/download02.pdf)
（2017年7月3日時点）
5) 三菱UFJリサーチ＆コンサルティング：平成28年度 老人保健事業推進費等補助金 老人保健健康増進等事業　地域包括ケアに向けた，かかりつけ医の関与と訪問リハビリテーションのあり方に関する調査研究事業 報告書，2017．
(http://www.mhlw.go.jp/file/06-Seisakujouhou-12300000-Roukenkyoku/25_UFJ.pdf)
（2017年7月3日時点）

3 問診から対象者・家族における真のニーズを引き出すコツ

岩田研二

訪問リハビリテーション（以下，訪問リハ）提供時の問診とは，主に対象者との会話を通して主訴，ニーズ，現在の病気の経過などを得る方法であり，信頼関係を築く場ともなる。大切なことは，対象者に話してもらうことで，セラピストが入手したい情報だけを一方的に聞いていないか注意する必要がある。

コミュニケーションのテクニック

> **ポイント**
> 問診はセンスではなく，技術である。

● 質問法を使い分ける

初対面の対象者には，開かれた質問（open question）を用い，答えを限定させず，傾聴する。「はい」か「いいえ」での答えを要求する閉じられた質問（closed question）は，短時間で特定の情報を知りたいときなどに使用する。そのほか，患者氏名や生年月日など答えが1つしかない中立的質問法，曖昧な細部を明確化，方向付ける重点的質問法，選択肢から選んでもらう多項目質問法などを混ぜながら行う[1]。正しい技法を身に付ける必要がある。

● 傾聴技法を使い分ける

促し：不安や緊張でうまく話せない対象者に，続きを促す言葉や表情を投げかける。
繰り返し：話の内容を繰り返して，次の話を促す方法。認知症の方にも有効。
共感：対象者の立場に自分を置いて，感情を共有していることを言葉で伝える方法
沈黙：対象者の精神世界，認知機能への配慮をする方法。
あいづち：相手が話しやすくなるためにも重要。安心感を与える。

● 高齢者に対する接し方の3つのポイント

①難聴の方も多いので，声の大きさ，話すスピードに気を付ける。
②自尊心を傷付けない（人生の大先輩であることを忘れてはいけない）。
③安心感を与えられるように，表情，言葉遣いにも注意する。

●「歩きたい」から歩行練習でよいのだろうか？

よくあるケースだが，対象者に「今，一番困っていることは何ですか？」と聞くと，多くの対象者は，「特にない」と返事を返す。「歩くことはどうですか？」，「痺れはないですか？」と聞き方を変えると，「上手に歩けない」，「痺れが治らない」と答えが返ってくる。そして，カルテの本人のニーズ欄に，「歩けるようになりたい」，「痺れを軽減したい」と記載する。そして，訓練プログラムでは，①歩行訓練，②マッサージを中心に実施する。

> **ポイント**
> 本人だけでなく家族の意向を確認し，乖離している場合には慎重な対応が求められる。

● **果たして，これで真のニーズをひき出せたのだろうか？**

　詳しく話を聞いてみると，「歩けるようになって，○○がしたい」などと，ニーズのなかに潜んでいる活動と参加につながる。そして，ニーズは生き物のように変化していく。初回時だけでなく定期的に確認する必要がある。さらに，家族の意向もしっかりと聴取しておくとよい。対象者主体ではあるが，介護が必要な場合には，家族の意向は非常に重要となる。いくら本人が望んでも，家族の協力なしには達成できないことも多い（**表1**）。

表1　本人と家族の意向の分類

本人の意欲	家族の意向	注意点
意欲あり	本人デマンドに同意	オーバーワークに注意
意欲あり	本人デマンドに難色	家族を配慮しつつ，機能障害の目標から
消極的	過度に期待	本人の状態を家族に説明しつつ慎重に
消極的	消極的	本人・家族の意向を確認しつつ慎重に

（文献2）より引用）

主訴，ニーズとは何なのか

> **ポイント**
> 「心身機能向上」に対しての治療が疎かになっていないかどうか，定期的に見直したほうがよい。

　主訴とは，「最も苦痛に感じて訴える症状」，ニーズとは，「対象者の主観的願望ではなく，客観的にみても，真に対象者が必要としていること」である。

　「活動と参加に焦点を当てたリハビリテーションの推進」が推奨されており，「してみたい」「興味がある」といった日常生活や人生の過ごし方についてのニーズを具体的に引き出す必要性がある。興味・関心チェックシート（**図1**）や，生活行為聞き取りシート（**図2**）を活用していくことが望ましい。注意が必要なのは，「心身機能向上」に関する考え方である。参加・活動に焦点を当てることは非常に重要である。「効果の見える生活期リハビリテーション評価表（訪問版）ver1.1」（**図4**）は，まとまっており使用しやすい。

人間作業モデルから考えるニーズを聴取する質問例（図3）

　人間作業モデルは，作業に対する動機づけ，作業行動を日課や生活様式へとパターン化すること，熟達した遂行の特性，そして，作業行動に対する環境の影響に焦点を当てている。ここではニーズを引き出す質問例を挙げたので参考にしていただきたい。

3 問診から対象者・家族における真のニーズを引き出すコツ

図1 興味・関心チェックシート

興味・関心チェックシート

氏名：＿＿＿＿＿＿＿＿＿＿　年齢：＿＿＿歳　性別（男・女）記入日：H＿＿＿年＿＿＿月＿＿＿日

　表の生活行為について，現在しているものには「している」の列に，現在していないがしてみたいものには「してみたい」の列に，する・しない，できる・できないにかかわらず，興味があるものには「興味がある」の列に〇を付けてください．どれにも該当しないものは「している」の列に×をつけてください．リスト以外の生活行為に思いあたるものがあれば，空欄を利用して記載してください．

生活行為	している	してみたい	興味がある	生活行為	している	してみたい	興味がある
自分でトイレへ行く				生涯学習・歴史			
一人でお風呂に入る				読書			
自分で服を着る				俳句			
自分で食べる				書道・習字			
歯磨きをする				絵を描く・絵手紙			
身だしなみを整える				パソコン・ワープロ			
好きなときに眠る				写真			
掃除・整理整頓				映画・観劇・演奏会			
料理を作る				お茶・お花			
買い物				歌を歌う・カラオケ			
家や庭の手入れ・世話				音楽を聴く・楽器演奏			
洗濯・洗濯物たたみ				将棋・囲碁・ゲーム			
自転車・車の運転				体操・運動			
電車・バスでの外出				散歩			
孫・子供の世話				ゴルフ・グランドゴルフ・水泳・テニスなどのスポーツ			
動物の世話				ダンス・踊り			
友達とおしゃべり・遊ぶ				野球・相撲観戦			
家族・親戚との団らん				競馬・競輪・競艇・パチンコ			
デート・異性との交流				編み物			
居酒屋に行く				針仕事			
ボランティア				畑仕事			
地域活動（町内会・老人クラブ）				賃金を伴う仕事			
お参り・宗教活動				旅行・温泉			

生活行為向上マネジメント

本シートの著作権（著作人格権，著作財産権）は一般社団法人日本作業療法士協会に帰属しており，本シートの全部又は一部の無断使用，複写・複製，転載，記録媒体への入力，内容の変更等は著作権法上の例外を除いて禁じます．

（日本作業療法士協会より許諾を得て転載）

図2 生活行為聞き取りシート

生活行為聞き取りシート

| 相談者 | | 年齢 | 歳 | 性別 | 男・女 |

記入者名：＿＿＿＿＿＿＿＿＿＿＿＿＿＿　職種＿＿＿＿＿＿＿＿）

認知症や寝たきりを予防するためには,家事や社会活動などの生活行為を維持し,参加していることが重要です．

1. そこで，あなたが困っているまたは問題を感じている（もっとうまくできるようになりたい，あるいは，うまくできるようになる必要があると思う）事柄で，良くなりたい，改善したいと思う事柄がありましたら，2つほど教えてください．
2. もし，生活行為の目標がうまく思い浮かばない場合は，興味・関心チェックリストを参考に確認してみてください．
3. 生活行為の目標が決まりましたら，次のそれぞれについて1〜10点の範囲で思う点数をお答えください．
   ①実行度‥左の目標に対して，どの程度実行できている（頻度）と思うか．
   　　　　十分実行できている場合は実行度10点，まったくできない場合は実行度1点です．
   ②満足度‥左の目標に対して，どのくらい満足にできている（内容・充実感）と思うか．
   　　　　とても満足している場合は満足度10点，まったく不満である場合は満足度1点です．

生活行為の目標	自己評価	初回	最終
□A(具体的に生活行為の目標が言える) 目標1	実行度	/10	/10
	満足度	/10	/10
合意目標：	達成の 可能性	□有 □無	
□A(具体的に生活行為の目標が言える) 目標2	実行度	/10	/10
	満足度	/10	/10
合意目標：	達成の 可能性	□有 □無	

ご家族の方へ

ご本人のことについて，もっとうまくできるようになってほしい，あるいはうまくできるようになる必要があると思う生活行為がありましたら教えてください．

　生活行為向上マネジメント

本シートの著作権（著作人格権、著作財産権）は一般社団法人日本作業療法士協会に帰属しており，本シートの全部又は一部の無断使用、複写・複製、転載、記録媒体への入力、内容の変更等は著作権法上の例外を除いて禁じます．

（日本作業療法士協会より許諾を得て転載）

図3 ニーズを聴取する質問例

個人的原因帰属
「病気になったことで,どんな制限がありますか?」
「病気になっても,達成したいことなどはありますか?」
「病気になって,できそうだけどなかなか思うようにできないことはありますか?」
「これ以上,できなくなって困ることはありますか?」

意志・興味・関心
「好きなこと,興味・関心のある人・ものはありますか?」
「今まで,一番楽しかった体験は何ですか?」

価値
「大切にしている人・ものはありますか?」
「これまでに,最も楽しかったことは何ですか?」
「仕事と家族であれば,特にどちらを大切にしていましたか?」

習慣
「どんなふうに1日を過ごしていますか?」
「病気になる前に,習慣にしていたことはありましたか?」
「充実した日とは,どんな日でしたか?」

役割
「家にいるとき,何か役割はありましたか?」
「その役割ができなくなったとき,何か別の役割はありそうですか?」

図4 「効果の見える生活期リハビリテーション評価表（訪問版）ver1.1」

本評価表の著作権（著作人格権，著作財産権）は東京都理学療法士協会，東京都作業療法士会，東京都言語聴覚士会に帰属しており，本評価表の全部又は一部の無断使用，複写・複製，転載，記録媒体への入力，内容の変更等は著作権法上の例外を除いて禁じます．

3 問診から対象者・家族における真のニーズを引き出すコツ

文献

1) 才藤栄一，監：療法士面接．PT・OT のための臨床技能と OSCE　コミュニケーションと介助・検査測定編；101，金原出版，2015．
2) 小林 修：デマンドと主訴とニーズ，そして家族調整．訪問リハビリテーション6 (5)；291-297，2016．
3) 日本作業療法士協会：興味・関心チェックシート
　 (http://www.jaot.or.jp/wp-content/uploads/2014/12/interest-checksheet.docx)（2017年8月3日時点）
4) 日本作業療法士協会：生活行為聞き取りシート
　 (http://www.jaot.or.jp/wp-content/uploads/2014/12/hearingsheet.docx)（2017年8月3日時点）
5) 東京都理学療法士協会・東京都作業療法士会・東京都言語聴覚士会：「効果の見える生活期リハビリテーション評価表 (訪問版) ver1.1」
　 (http://pttokyo.net/wp/wp-content/uploads/2014/11/都三士会訪問リハ評価表 ver1.1%E3%80%80A4縦2枚.pdf)（2017年7月17日時点）
6) Gary Kielhofner，編著，山田 考，監訳：人間作業モデル，改訂第2版，協同医書出版社，2005．

東京都理学療法士協会・作業療法士会・言語聴覚士会作成
「効果の見える生活期共通評価表 (訪問版 Ver.1)」の使用について

1．機能だけでは計れない生活期の「生活の質」の変化がわかる評価表を目的として作成しました。
2．東京都理学療法士協会・作業療法士会・言語聴覚士会作成「効果の見える生活期共通評価表 (訪問版 Ver.1)」としてご使用ください。
3．内容の修正・変更は禁止致します。
4．ぜひ，ご使用いただきご意見をお聞かせください。

　　　　　　　　　　　　　　　　　　　　公益社団法人東京都理学療法士協会
　　　　　　　　　　　　　　　　　　　　一般社団法人東京都作業療法士会
　　　　　　　　　　　　　　　　　　　　一般社団法人東京都言語聴覚士会

1 SPDCAサイクル

青山朋樹，藤田美和子

　平成27（2015）年3月に「リハビリテーションマネジメント加算等に関する基本的な考え方並びにリハビリテーション計画書等の事務処理手順及び様式例の提示について」（老老発0327第3号）が発行され，訪問リハビリテーション（以下，訪問リハ）を提供する際の考え方と手法が示された[1]。ポイントとしては，多職種協働，計画に基づいたリハビリテーション提供，提供内容の評価と計画の見直し，利用者の主体性を引き出すことが挙げられる[2]。これらを達成するためにはアセスメントや効果検証などの評価が重要になってくるが，病院で通常行われているリハビリテーション（以下，リハ）における評価よりも対象者の「活動性」，「社会参加」，「自立支援」に焦点を当てた評価が必要である。そして評価の結果は，理学療法士や作業療法士などのリハ専門職以外の介護支援専門員や訪問介護，行政，家族なども共有するため，それらの評価方法や表記方法は多職種に理解されるものである必要がある。

リハマネジメントにおける評価の考え方

● リハマネジメント

　リハマネジメントにおいては，対象者の心身機能，活動，および参加を継続的に維持できる質の高いリハを提供するために，調査（survey），計画（plan），実行（do），評価（check），改善（action）のSPDCAサイクルを構築し，運用することで良好なサイクルを回していくことが求められる（図1）。

● 活動と参加に焦点を当てた評価

　訪問リハの対象者の活動性や社会参加は，訪問リハで直接的に提供するサービス以外にも，ホームヘルプや訪問看護などの公的サービス，家族や地域社会などの私的関係性でも大きく影響を受ける。よって対象は対象者の疾患や心身機能だけではなく，家族，介護者，生活習慣，環境（家屋状況，福祉用具の利用状況，地域アクセス），制度（介護保険，障害者福祉制度）などの広い領域に及ぶ[3]。このため国際生活機能分類（International Classification of Functioning, Disability and Health；ICF）[4]に則った評価を行うことが有効である。

図1　SPDCAサイクル

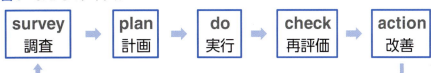

SPDCAサイクルにおける各種評価

● survey(調査)

はじめに対象者本人と家族から対象者の自立に向けて,「どのような生活を送りたい」「どのようなことをしたい」などのニーズを「興味・関心チェックシート」(p.101参照)などを活用して把握する。医師から医療情報を取得する際には,診断名や既往歴だけでなく,リハ実施上のリスク,予後,本人,家族への説明などの情報を共有することで,安全かつ病院と連携したリハの提供が可能になる。環境因子の把握においては家族構成や福祉用具の使用状況,家屋調査,自宅周辺環境(交通,店舗)の調査などを行う。また介護支援専門員とともに利用可能な社会資源の活用について調査を行う[2]。

● plan(計画)

surveyに基づき,リハ計画書の作成を行う。この際には対象者本人,家族のニーズ,健康状態,心身機能,社会および家庭内の参加状況,環境因子,そして日常生活活動状況についてICFに沿った計画書を作成すると,リハに携わるスタッフだけでなく病院,介護支援専門員や行政などと連携した展開が容易になる(**図2**)。活動性の評価は機能的評価(Barthel Index;BI)や手段的日常生活活動尺度,機能的自立度評価表(Functional Independent Measure;FIM)が用いられるが,点数だけに焦点を合わせるのではなく,「できない」項目,「なぜできないのか」といった視点をもつことが重要である[3]。このうえで具体的に実施する理学療法,作業療法,言語聴覚療法で提供する手法(筋力強化,可動域,日常生活動作解析訓練など),福祉用具の設置計画,サービス提供スケジュールなどの具体的なリハ計画の作成を行う。これらの計画について対象者本人,家族に説明を行い,同意のもとにdo(実行)する。

> **ポイント**
> 点数だけに焦点を合わせるのではなく,「できない」項目,「なぜできないのか」といった視点をもつことが重要。

● do(実行)

リハ計画書に基づいたリハを提供するが,実施記録を記載,保管することは病院で実施するリハと同様に重要である。この際に可動域や筋力,認知機能などの記載も必要であるが,むしろ全身の状態や「できるようになったこと」,「できないことの問題点」などの記載がより重要である(**図3**)。

> **ポイント**
> 毎回の実施記録だけでなく期別に経過報告をまとめておくことで再評価を有効に実施できる。

● check(再評価)

再評価においては,心身機能の変化,自立状況,家屋改修や福祉用具使用状況,リスク評価などを行うことで,現状の把握,提供したリハの有効性,今後において必要な項目などが整理されてくる。

● action(改善)

再評価を行うことによって問題点が抽出され,それらに対処していくことでより質が高いリハが提供でき,対象者や家族の次の行動目標も明確になる。

図2 リハビリテーション計画書

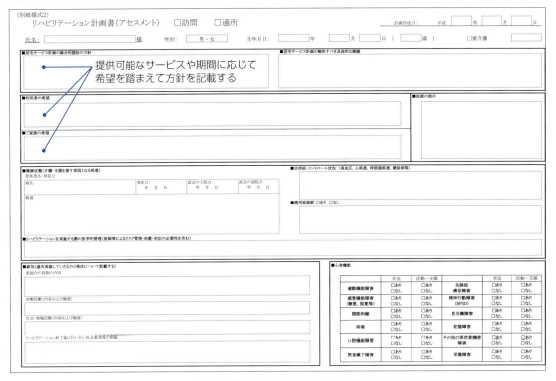

文献1）より転載

図3 訪問リハの記録用紙（京都博愛会病院作成）

```
┌─────────────────────────────────────────────────────────────────┐
│  ┌─────────────────────────────────┐                            │
│  │ 訪問リハ・介護予防訪問リハ　記録用紙 │                        │
│  └─────────────────────────────────┘                            │
│        ご利用者名 _____ 様    訪問者 _____        │
└─────────────────────────────────────────────────────────────────┘
```

日時	年　月　日（　）	時間　：　〜　：　（　分間）
	□ リハマネ加算Ⅰ Ⅱ　　□ 短期集中リハ加算	

身体状況
- 血圧（　　／　　）mmHg
- 脈拍（　　）回/分
-   脈拍の異常（有・無　　　　）
- 呼吸数（　　）回/分
-   呼吸の異常（有・無　　　　）
- 酸素飽和度（　　）％
- 排泄（便　　　尿　　　）
- 食事（　　）水分（　　）
- 表情・言動（　　　　　）
- 睡眠（　　）浮腫（　　）
- 痛み（　　　　　　）
- その他（　　　　　　）

行ったリハビリ
- □ストレッチ，関節可動訓練（　　　　　　　　　　　）
- □リラクゼーション（　　　　　　　　）
- □筋肉強化訓練（　　　　　　　　）
- □起居動作訓練・座位訓練
- □起立・立位訓練
- □バランス・ステップ訓練
- □歩行訓練〔屋内・屋外〕（　　　　　　　m）
- □段差・階段昇降訓練
- □呼吸リハ
- □日常生活動作訓練（　　　　　　　　　　　）
- □高次脳機能訓練（　　　　　　　　　　　）
- □言語・嚥下訓練（　　　　　　　　　　　）
- □自主トレーニング指導
- □介護指導
- □福祉用具，住宅改修の相談・提案，環境調整
- □その他

状態の記録

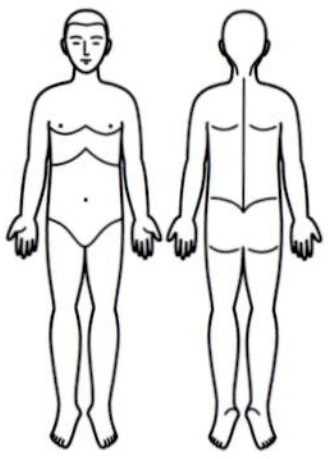

連絡事項・その他　　　　●── 本人・家族の理解状況や同意内容を記載する

□訪問リハビリテーション計画書のご本人・ご家族への説明と同意及び交付

次回の訪問予定　　年　月　日（　）　時　分 〜　時　分

訪問リハの評価において難しい点は，対象者や家族のニーズの個別性が高く，疾患名と「できないこと」とが必ずしも一致しないこと，提供されるリハや行政サービス以外の因子で改善が促され画一的な評価ができないことである。このためICFのような包括的な評価を主軸に置きながら，運動機能，認知機能，呼吸，循環機能などの心身機能の評価を問題点解決の手段として行う俯瞰視とターゲットスコープの転換が必要である。

文献
1) 厚生労働省 老健局老人保健課：リハビリテーションマネジメント加算等に関する基本的な考え方並びにリハビリテーション計画書等の事務処理手順及び様式例の提示について，老老発0327第3号，2015.
(http://www.fukushihoken.metro.tokyo.jp/kourei/hoken/kaigo_lib/tuutitou/8_tuuriha.files/riha_management_tuuti.pdf)（2017年8月時点）
2) 日本訪問リハビリテーション協会：平成27年度 老人保健事業推進費等補助金 老人保健健康増進等事業「通所・訪問リハビリテーションの適切な実施に関する調査研究事業」訪問リハビリテーションマネジメントマニュアル，2016.
(http://www.houmonreha.org/health_promotion/pdf/download02.pdf)（2017年8月時点）
3) 内藤麻生：訪問リハビリテーションにおける評価．理学療法学 36（4）；183-186，2009.
4) 厚生労働省 社会・援護局：国際生活機能分類－国際障害分類改訂版－（日本語版），2002.
(http://www.mhlw.go.jp/houdou/2002/08/h0805-1.html)（2017年8月時点）

Ⅱ部 評価とアセスメント技能　3章 小児

1 小児分野で訪問リハが介入する経緯／身体状況と発達段階

嶋本尚恵

小児在宅医療の現状

近年，小児在宅医療の対象となる子どもたちは増加傾向にある。その背景の1つに医療技術の進歩により以前は救命できなかった重度の障害をもった子どもたちが長期生存できるようになったことが挙げられる。厚生労働省の人口動態調査[1])によるとわが国の全出生数に対する2,500 g未満出生数の割合は1975年には男4.7％，女5.5％であったが，2015年には男8.4％，女10.6％とハイリスク児の数は増加している。しかし2015年の乳児死亡率は1.9％と世界でも有数の低率国となっており，重症児の救命率も増加しているといえる。こうしたハイリスク児の増加に伴い新生児集中治療室（neonatal intensive care unit；NICU）の不足や入院の長期化も問題となっており，地域への移行が推進され，在宅生活を送る子どもたちが増えていることも小児在宅医療対象者の増加の一因となっている。小児在宅医療の対象となる子どもたちは高度な医療的ケアを必要とする超重症児（者）・準超重症児（者）（**表1**）であることも少なくない。このような日常的に高度な医療的ケアを必要とする子どもやその家族が安心して地域で暮らしていくために訪問看護や訪問リハビリテーション（以下，訪問リハ）といった在宅医療支援は必要不可欠となっている。

小児訪問リハの対象

小児訪問リハでは，「全身状態が不安定」，「頻回な吸引が必要」，「常に人工呼吸管理が必要」などの理由から，頻繁な通院が困難な子どもたちが対象となることが多い。また，通院は可能であっても，生活場面でのリハビリテーションや家族支援，生活環境の整備が必要な場合に対象となることもある。対象となる子どもたちは，胎児期および出生時，または発達過程の初期から障害を有することが多く，年齢はNICU退院直後の0歳児から成人期以降までと幅広い。また，疾患は18トリソミーや13トリソミーなどの染色体異常，脳室周囲白質軟化症，水頭症，てんかん，滑脳症など中枢神経系疾患や筋ジストロフィーなどさまざまである。

小児訪問リハの役割

> **ポイント**
> 小児在宅医療に携わるセラピストの役割は子どもとその家族の地域での生活を支えること。

小児在宅医療に携わるセラピストの役割は子どもとその家族の地域での生活を支えることである。小児在宅医療の対象となる子どもたちは重度な障害をもっており，まずは生命の維持が保証されることが重要となることも少なくない。生命維持のためにセラピストが考えなければならないことは，全身状態の安定，安楽

表 1 超重症児（者）・準超重症児（者）の判定基準

以下の各項目に規定する状態が6カ月以上継続する場合[※1]に，それぞれのスコアを合算する．

1	運動機能：座位まで	
2	**判定スコア**	**スコア**
(1)	レスピレーター管理[※2]	10
(2)	気管内挿管，気管切開	8
(3)	鼻咽頭エアウェイ	5
(4)	O_2吸入またはSpO$_2$90％以下の状態が10％以上	5
(5)	1回/時間以上の頻回の吸引	8
	6回/日以上の頻回の吸引	3
(6)	ネブライザー6回/日以上または継続使用	3
(7)	IVH	10
(8)	経口摂取（全介助）[※3]	3
	経管（経鼻・胃瘻含む）[※3]	5
(9)	腸瘻・腸管栄養[※3]	8
	持続注入ポンプ使用（腸瘻・腸管栄養時）	3
(10)	手術・服薬にても改善しない過緊張で，発汗による更衣と姿勢修正を3回/日以上	3
(11)	継続する透析（腹膜灌流を含む）	10
(12)	定期導尿（3回/日以上）[※4]	5
(13)	人工肛門	5
(14)	体位交換6回/日以上	3

〈判定〉
1の運動機能が座位までであり，かつ，2の判定スコアの合計が25点以上の場合を超重症児（者），10点以上25点未満である場合を準超重症児（者）とする．

※1：新生児集中治療室を退室した児であって当該治療室での状態が引き続き継続する児については，当該状態が1カ月以上継続する場合とする．ただし，新生児集中治療室を退室した後の症状増悪，または新たな疾患の発生についてはその後の状態が6カ月以上継続する場合とする．
※2：毎日行う機械的気道加圧を要するカフマシン・NIPPV・CPAPなどは，レスピレーター管理に含む．
※3：(8)(9)は経口摂取，経管，腸瘻，腸管栄養のいずれかを選択．
※4：人工膀胱を含む．
IVH：intravenous hyperalimentation（中心静脈栄養法）
NIPPV：non-invasive positive pressure ventilation（非侵襲的陽圧換気）
CPAP：continuous positive airway pressure（経鼻的持続陽圧呼吸療法）

（文献2）より引用）

な姿勢の保持，安全な栄養摂取方法の確立などが挙げられる．

　生命維持が保証され，次に考えることは子どもの成長発達を支援することである．重度な障害をもつ子どもであっても可能な限り年齢相応の経験をしていくことで，地域での生活はより豊かなものになっていくと考えられる．そのために必要な座位保持や立位保持，移動手段の確立，精神，運動発達の支援や遊びの提案，自宅内の環境調整などを行っていくことが小児訪問リハに携わるセラピストには

要求される。

そして，子ども本人のみでなく家族のライフスタイルを考慮した介入を行い，日常生活で家族が抱える不安や困りごとにも寄り添っていくことによって，家族が介護者として子どもと接するのではなく，親として子どもの成長発達を促し，喜びを感じられるようかかわっていくことが大切である。また，小児在宅医療の場では対象となる子どものきょうだいとかかわることも多い。両親が重度な障害をもった子どもの日常的なケアや通院，入院中の付き添いに多くの時間を費やさなくてはならない場合には，きょうだいが我慢や寂しい思いをすることが考えられる。訪問した際にはきょうだいへの配慮を忘れないことが大切である。

各発達段階におけるかかわり

NICUや小児科病棟から在宅に移行したばかりの乳児期には抱っこの仕方や姿勢保持のためのポジショニングの提案，哺乳援助などを行い，生活環境や生活リズムを整えていくための介入が必要となる。また在宅生活を始めたばかりの両親の不安の軽減や，母子相互作用を促していくかかわりも必要となってくる。

● 幼児期

年齢ごとにさまざまな成長発達がみられる時期であり，子どもの身体状況，年齢に沿った発達や姿勢保持を促していくことが必要となる。また成長に伴い集団生活への参加を促していく時期となってくる。年齢相応の経験や精神運動発達，社会生活を促していくために，この時期には座位保持装置や外出用のバギー，カーシートなど福祉用具の使用を検討していく必要も出てくる。

● 就学前

両親が進路選択に迷い，セラピストに意見を求められることがある。子どもの全身状態や身体機能，学校環境，通学手段などさまざまな点を踏まえて地域の学校，特別支援学級，特別支援学校など各選択肢のメリット，デメリットを提示し，両親が納得のいく選択をできるよう援助することが必要となる。セラピスト自身が各学校の特徴を把握するためには，すでに学校に通っている子どもの両親からの情報収集，学校の教員との情報交換の場をつくること，運動会や学芸会などの学校行事に出向き学校の様子を実際に見ることが貴重な情報源となる。

● 学齢期

生活リズムの変化や身長，体重の増加など身体的変化が大きくなる。幼児期に比べ座位時間が長くなることや体格変化により，変形の増悪の危険性も高まる。また，学年が変わるごとに生活環境が変化することで，子どもの精神面にも変化がみられることが少なくなく，筋緊張や体調に変化が現れることがある。こうした変化により引き起こされる二次障害や体調不良を最小限にとどめるため，適切なポジショニングや介助方法，福祉用具，補装具などを提案していくこともセラピストの重要な役割となる。

> **ポイント**
> 学年が変わるごとに生活環境が変化することで，引き起こされる二次障害や体調不良を最小限にとどめる。

● **学齢期以降**

　二次障害の予防，増悪防止，介助者の負担を軽減することが重要となる。年齢が上がるにつれて変形，拘縮が強くなると呼吸機能の悪化や嚥下機能低下，褥瘡形成などの危険性が高まってくる。子どもの身体が大きくなることや，変形，拘縮の増悪により介助負担は増大する。しかし介助者である両親には加齢により体力低下や腰痛の発症など身体の不調が現れてくることもある。二次障害の増悪を防止するための運動介入や姿勢保持を継続しながら適切な介助方法の提案，福祉機器や福祉サービスの導入などを進めていくことが重要となる。

> **ポイント**
> 二次障害の増悪防止と家族の介助負担軽減のための介入が必要。

文献

1) 厚生労働省政策統括官（統計・情報政策担当）：平成29年我が国の人口動態
（http://www.mhlw.go.jp/toukei/list/dl/81-1a2.pdf）
2) 厚生労働省：「基本診療科の施設基準等及びその届出に関する手続きの取扱いについて」別添6別紙14（平成28年3月4保医発0304第1号）
（http://www.mhlw.go.jp/file.jsp?id=335825&name=file/06-Seisakujouhou-12400000-Hokenkyoku/0000114881.pdf）

2 発達段階を踏まえた福祉用具の選定／医療的ケアとその工夫

嶋本尚恵

発達段階を踏まえた福祉用具の選定

小児訪問リハビリテーション（以下，訪問リハ）の対象となる子どもたちの多くは発達過程において座位保持装置やバギー，起立保持具，体幹装具，下肢装具などさまざまな福祉用具や補装具が必要となってくる。福祉用具や補装具の作製には医師の指示が必要となるため，医療機関や療育機関の医師，セラピスト，義肢装具士などが作製を進め，訪問セラピストが直接的な介入を行わない場合が多い。しかし在宅支援を行っている立場から，「生活のどの場面で福祉用具が必要となるのか」，「自宅内で使用できる福祉用具のサイズはどのくらいなのか」など在宅ならではの視点からの情報提供を関連機関に行うことは必要である。また作製後は，実際に母親の介助で適切に福祉用具や装具を使用することができているか，修正が必要な箇所がないかなどの定期的なチェックも訪問セラピストの役目となる。

> **ポイント**
> 重度な障害をもった子どもであっても年齢相応の姿勢や経験を積むことができるよう，福祉用具の選定や環境設定を行うことが大切。

● 乳児期

乳児期には障害固定と判定されにくいため，一定の年齢を迎えるまでは身体障害者手帳の取得が済んでいない場合が多く，自宅にあるベビーラックやタオル，ワイヤーチューブなどを使用してシーティングやポジショニングを工夫する必要がある。

● 幼児期

幼児期には摂食機能や視覚，上肢機能，精神発達を促すため，座位保持装置の作製を検討する時期となる。また徐々に外出機会が増える時期でもあり，バギーの検討も進めるとよい。座位姿勢をとる時間が増えることで脊柱変形の増悪が予測される場合には，併せて体幹装具などの使用も検討しなくてはならない。

● 学齢期

学齢期を迎えるに当たり，通学のために必要な福祉用具の選定が必要となる。車椅子自走，歩行器や杖を使用した移動が可能な子どもであれば，それに見合った福祉用具の選択，移動の練習を進めていくことも重要となる。また，学校生活では座位，立位をとる時間や活動量が増加するため，変形拘縮の増悪予防として体幹装具や下肢装具の使用の検討が必要となってくる。

重度な障害をもった子どもであっても可能な限り年齢相応の姿勢をとり，さまざまな経験を積むことで精神運動発達を促していくことが大切である。また重症児は臥位で過ごす時間が長くなりやすいが，適切な方法で座位や立位をとることで骨・関節の発育を促し骨折や変形増悪の予防，内臓機能の活性化，循環機能の

改善，覚醒の向上などを図ることも重要である。

介入時に注意すべき医療的ケア

厚生労働省が平成25（2013）年に行った社会医療診療行為別調査[1]によると，在宅酸素療法，在宅人工呼吸，気管切開，経管栄養，在宅酸素療法を受ける者の年齢群別の割合はいずれも19歳以下の小児において最も高い結果となっている。病院とは異なり，緊急時やトラブル発生時にはセラピストが主体となって対応を求められることもある。医療的ケアについての知識や子どもごとの機器の種類，使用方法，設定などについて事前に医師や訪問看護師と十分に情報共有し，安全にリハを実施し，緊急時にも対応できるよう準備しておくことが必要である。小児訪問リハの現場でよく遭遇する医療的ケアに対するセラピスト介入時の注意点を述べる。

● 気管切開

小児では気道が狭いため，気管カニューレはカフなしのものが使用されている場合が多く，体位変換や体動時の事故抜管に注意が必要である。

また，脊柱変形が高度であったり，反り返りが強い重症児の場合には，気管カニューレの先端が気道粘膜に接触して肉芽の形成の原因となることがあるため注意し，適切な姿勢管理，ポジショニングの提案を行う。

● 在宅人工呼吸器

呼吸器系疾患，神経・筋疾患などにより24時間または一定時間（特に睡眠時）人工呼吸管理を必要とする子どもが少なくない。呼吸器の種類やモード，設定などはさまざまであり，それぞれの機器や設定について事前に理解しておくことが重要である。また使用方法も気管切開をして気管カニューレに回路を接続している場合や，非侵襲的陽圧換気（non-invasive positive pressure ventilation；NIPPV）を行っている場合，一時的に呼吸器離脱が可能な場合とそうでない場合など子どもの状態によってさまざまである。また四つ這い移動や歩行は可能であるが，気管軟化症などにより人工呼吸管理を必要とする子どもたちもいる。こうした子どもに対して，呼吸機能に対する介入のみでなく，呼吸器装着部や回路の配置に十分注意したうえでさまざまな姿勢や運動の経験を提供し，子どもの精神運動発達を促していくことが大切である。

● 排痰補助装置

小児訪問リハの対象となる子どもは自力での排痰が困難な場合が多く，在宅人工呼吸器と併せて排痰補助装置を使用している場合がある。排痰を促すための体位変換，呼吸理学療法に加えて，日常的に排痰補助装置を使用することにより分泌物の貯留，低換気，肺炎，無気肺などの予防を行っていくことが重要となる。分泌物管理の重要性の説明，使用のタイミングなどを家族と相談し，セラピストの介入時以外にも日常的に家族が排痰補助装置を使用できるよう援助していくこ

> **ポイント**
> それぞれの機器や設定について事前に理解しておくこと。

とも大切である。

● 胃瘻・腸瘻・経管栄養

嚥下機能の低下により安全な経口摂取が困難な場合や，経口摂取では十分な栄養を摂取できない場合には，経鼻経管栄養や胃瘻（腸瘻）からの栄養摂取となる。

学童期ごろまでは経口摂取が可能であったが，加齢に伴い頸部の筋力低下や変形の増悪が生じ，経口摂取困難となり胃瘻造設となる例もみられる。

重症児では胃食道逆流症を合併する例もあり，胃瘻増設と同時に噴門形成術が行われる場合もある。

カテーテルのタイプや周囲の皮膚トラブルの有無などに配慮し，姿勢変換や腹臥位を行う際には抜去や過度な圧迫に注意する。

● 褥瘡予防

自力での体位変換が困難な重症児の場合，同一姿勢をとりやすく褥瘡形成の危険性が高まる。一般的な褥瘡好発部位に加え，それぞれの子どもの筋緊張，姿勢の特徴により褥瘡発生部位もさまざまであるため，適切な評価，介入が必要となる。家族の負担とならないような体位変換の方法や，過度な筋緊張を軽減できるポジショニングの提案が大切となる。また医師や看護師と栄養管理や処置についての情報共有を行い，褥瘡発生や悪化を予防していくことが重要である。

> **ポイント**
> 医師や看護師と栄養管理や処置についての情報共有も行い，褥瘡発生や悪化を予防していくことが重要。

症例紹介

● 症例1

【症例】1歳，女児
診断名：脳性麻痺（痙直型四肢麻痺），慢性呼吸不全
在胎25週2日，483g，双胎第2子として出生。
医療機器・医療的ケア：気管切開，人工呼吸器管理（夜間および必要時），排痰補助装置，胃瘻（バンパー・ボタン型），吸引，口腔内持続吸引
福祉用具・装具：未作製

自発呼吸はあり，常時人工呼吸器管理が必要となる状態ではないが，呼吸状態が安定せず慢性的な呼吸不全状態を呈しているため，状態に合わせて適宜人工呼吸器を使用している。人工呼吸器を使用することで十分な1回換気量の確保，努力性呼吸や痙性の軽減を図ることができ，落ち着いて過ごすことができている。

自力での寝返りや座位保持は困難であり，臥位で過ごすことが多いが，側臥位や腹臥位で過ごしてもらうようポジショニングシートを作製し，呼吸機能の維持，変形予防に努めている。また，低年齢のため福祉用具の作製はまだ進んでいないが，ベビーラックにタオルやクッション，ワイヤーチューブを使用してポジショニングをすることで座位をとって過ごすことができている。自宅にあるブランコ

などの遊具もタオルや滑り止めマットを使用してポジショニングを工夫することで楽しむことができている。

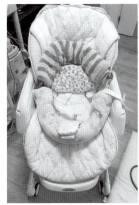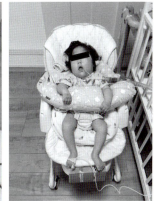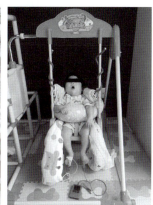

● 症例2

【症例】3歳，女児
診断名：重症新生児仮死，頸髄損傷（四肢麻痺），水頭症（V-Pシャント）
医療機器・医療的ケア：気管切開，人工呼吸器管理（24時間装着），排痰補助装置，胃瘻（バルーン・ボタン型），吸引，導尿
福祉用具・装具：バギー，座位保持装置

　気管切開，24時間人工呼吸器管理となっているが，カフなしの気管カニューレを使用しているため，発声可能であり会話をすることができる。2歳時に作製した座位保持装置をフラットにした状態で過ごす時間が多い。訪問時には呼吸理学療法に加え，座位練習を取り入れ，精神発達の促し，骨・関節の発育，循環・内臓機能の改善を目的とした介入も行っている。
　人工呼吸器や加湿器，吸引器など外出時に必要な物品は多いが，すべて搭載できるバギーや，バギーのまま乗車できる福祉車両も保有しており，家族での外出やデイサービスの利用なども積極的に行っている。

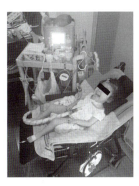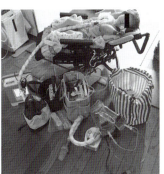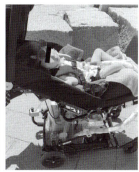

● 症例3

【症例】11歳，女児
診断名：脳性麻痺（痙直型四肢麻痺），慢性呼吸不全
医療機器・医療的ケア：気管切開，人工呼吸器管理（夜間のみ），排痰補助装置，経鼻経管栄養（経口摂取と併用），吸引
福祉用具・装具：バギー，座位保持装置，立位保持装置，体幹装具，上下肢装具，股関節外転保持装置，カーシート

　小学5年生（10歳）時に喉頭気管分離術，気管切開術を施行するまでは全身の筋緊張が非常に強く，姿勢管理や介助負担が大きかった。術後は努力性呼吸の緩和や全身状態が落ち着いたことにより筋緊張も軽減し，臥位や座位姿勢で落ち着いて過ごすことができている。

　筋緊張に加え，体形の変化により変形の増悪の危険性があり，予防のために体幹装具や上下肢装具，股関節外転保持装置などを使用している。また，全身機能向上や骨折予防，変形拘縮増悪予防のために立位保持装置を用いた荷重訓練も行っている。

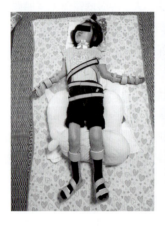 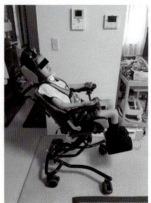 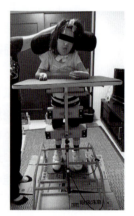

文献

1) 厚生労働省：平成25年社会医療診療行為別調査
　（http://www.mhlw.go.jp/toukei/saikin/hw/sinryo/tyosa13/）

コラム④ 介護支援専門員（ケアマネジャー）資格を取得する過程で理学療法士が学んだこと

杉浦　徹

問1　介護支援専門員（ケアマネジャー）1人につき何名ぐらいを担当していると思いますか？
問2　居宅／介護予防サービスの受給者1人当たりの年間費用額はいくらだと思いますか？
問3　では，最後に掛け算（概算）をしてください。年間を通じ，ケアマネジャー1人がケアプランに基づいて年間いくらの費用額をマネジメントしていることになりますか？

答1　ケアマネジャー1人当たりの担当利用者数は，平均34.6人[1]です。
答2　受給者1人当たりの年間費用額は，1,570,000円[2]となっています。
答3　あくまで概算ですが，「1,570,000円×34.6人」の答えは，だいたい5千万円です。実際に，ケアマネジャー1人当たりの居宅サービス年間介護費用額[3]として，平成25（2013）年10月のデータでは，年間約4,881万2千円とされています。

　筆者は，ケアマネジャー資格を取得する際の研修で，この事実に衝撃を受けた。働きながら自己学習でケアマネジャー資格を取得した筆者でも，ケアマネジャーとして働くことを選べば，年間5千万円という金額を動かすわけである。恐いのは，これだけの金額を動かしていても自分自身に直接的な影響はなく，国のお金だと思い，危機意識が薄れていくかもしれないと感じたことである。

　もちろん，在宅で対象者に対して必要な時期に必要なサービスを必要なだけ提供しリハビリテーションを実現していくことは大事なことである。しかしながら，在宅現場で，試しにレンタルした歩行器や車椅子などが，自己負担が何百円で安い（負担が少ない）という理由だけで延長されているケースをみたことがないだろうか。この感覚がマヒしてきて，もし施設サービスや訪問サービスでもこの現象が起きたら・・・と考えるようになった。

　だからこそ，理学療法評価をしっかり行い，不要なものは不要だと断言できる能力を理学療法士は獲得したい。意味のない不安が残らないように，評価と介入をしたい。治療をして終わりではなく，ケアマネジャーをはじめとした多職種とも連携するために，すべての面において，幅広い視点から最善の選択肢を選べる職種が「セラピスト」でありたいと，ケアマネジャー資格を取得する過程で感じることができた。

　また，平成28（2016）年度から，ケアマネジャー資格所得のための実務研修が44時間から87時間へと倍増された。しかし，まだまだ44時間の教育課程でケアマネジャーとなった方が多いのが現状である。筆者も44時間の教育課程を経験したが，筆記試験を通過した対象者に対して，改めて理学療法士や作業療法士，急性期・回復期・生活期リハビリテーションなどの役割や実態を勉強する時間はなかった。つまり，ケアマネジャーとなった個人の力量により，セラピストやリハビリテーションに対する認識は異なり，働き始めてからセラピスト像やリハビリテーション像ができあがる方も多いかもしれないと感じた。だからこそ，**ケアマネなら知っているだろうという認識でケアマネジャーとかかわるのではなく，ケアマネジャーと一緒に考えていきたいというスタンス**をもってかかわっていくことがセラピストには大切だと思う。

文献

1) 厚生労働省 介護給付費分科会：(5) 居宅介護支援事業所及び介護支援専門員の業務等の実態に関する調査研究事業（結果概要），平成28年3月16日.
   (http://www.mhlw.go.jp/file/05-Shingikai-12601000-Seisakutoukatsukan-Sanjikanshitsu_Shakaihoshoutantou/0000116471.pdf)（2017年8月19日時点）
2) 厚生労働省 政策統括官付参事官付社会統計室：平成27年度 介護給付費等実態調査の概況，平成28年8月31日.
   (http://www.mhlw.go.jp/toukei/saikin/hw/kaigo/kyufu/15/dl/11.pdf)（2017年8月19日時点）
3) 鹿児島県保健福祉部介護福祉課：資料2 平成27年度 介護報酬改定等説明会 介護支援専門員資質向上事業実施要綱.
   (https://www.pref.kagoshima.jp/ae05/kenko-fukushi/koreisya/kaigohoken/documents/43790_20150310094539-1.pdf)（2017年8月19日時点）

Ⅲ部

リスク管理と緊急時対応の技能

Ⅲ部 リスク管理と緊急時対応の技能　1章 リスク管理とリハのバランス

1 レッドフラッグ徴候を含む疾患において留意すべき症状

三木貴弘

　訪問リハビリテーション（以下，訪問リハ）は，基本的にはセラピストと対象者が1対1で行うため，リスク管理は重要である。リスク管理がより必要な疾患に含まれる徴候を知ることでそれがさらに容易になる。その徴候が「レッドフラッグ」である。

レッドフラッグ (red flags)

　レッドフラッグとは「リハビリテーション適応外の重大な病態である可能性が含まれる徴候」である。イギリスのClinical Standards Advisory Group (CSAG) では，「腰痛の90％は6週間以内に自然に改善する腰痛であり，5％以下が神経痛を伴う腰痛であり，1％がレッドフラッグ徴候を含む深刻な脊柱脊髄疾患」だと報告している[1]。

　レッドフラッグ徴候は，①20歳以下または55歳以上，②交通事故や高所からの転落などの深刻な外傷，③永続的な進行性疼痛やノンメカニカルな疼痛，④胸椎の疼痛，⑤がんによる疼痛，⑥全身性ステロイド薬の服用，⑦HIV陽性，⑧全般的な体調不良，⑨原因不明の体重減少，⑩深刻な腰椎屈曲制限の持続，⑪構造的な身体変形，⑫膀胱直腸障害，である（**表1**）。

　これらは主に，カルテ情報，主観的評価（問診）で評価する。レッドフラッグ徴候が多くみられた場合，リハビリテーションの適応かどうかをもう一度主治医に確認し協議する必要があるだろう。また，訪問リハを行っている最中でも常に対象者を評価し，レッドフラッグ徴候があれば，すぐに対応することも必須である。

　実際の現場では，悪性腫瘍や圧迫骨折なども訪問リハの対象になっている。し

> **ポイント**
> 訪問リハを行っている最中でも常に対象者を評価し，レッドフラッグ徴候があれば，すぐに対応する。

表1 レッドフラッグ徴候

①20歳以下または55歳以上	⑧全般的な体調不良
②交通事故や高所からの転落などの深刻な外傷	⑨原因不明の体重減少
③永続的な進行性疼痛やノンメカニカルな疼痛	⑩深刻な腰椎屈曲制限の持続
④胸椎の疼痛	⑪構造的な身体変形
⑤がんによる疼痛	⑫膀胱直腸障害
⑥全身性ステロイド薬の服用	
⑦HIV陽性	

かしながら，対象者の症状が急変することも含め，そのことを把握して訪問リハを行う場合とそうでない場合とでは大きく対応が異なる。したがって本項では，訪問リハで特に留意すべきレッドフラッグ徴候について紹介し，それらのリスクを理解することを目的とする。

● 急激な体重減少

Boissonnaultは「説明できない急激な（4週間以内での）体重減少は，重篤な疾患を発症している可能性があるために注意する必要がある」と述べている[2]。重篤な疾患とは，悪性腫瘍，糖尿病，甲状腺機能障害，感染，うつ，などが含まれる。また，急激な体重減少は，播種性癌の可能性や栄養失調の可能性も考えられる。体重減少の程度を点数化するツールとして，Reillyらは栄養失調のリスク管理用の体重減少の程度により点数化するスコアを発表している[3]。0～3点の幅で，体重減少がなしが0点，0～3kgの体重減少が1点，3kg～6kg以内が2点，6kg以上の減少が3点である（**表2**）。これらにより体重減少によるリスク管理を行うことが可能であり，セラピスト間の情報収集も容易になる。主観的評価や客観的評価により急激な体重減少が疑われた場合には，主治医に確認し，もう一度詳細な検査，評価を行う必要がある。

● 膀胱直腸障害

馬尾神経が障害されると膀胱直腸障害（馬尾症候群）が生じるが，これはレッドフラッグ徴候の1つである。馬尾神経が障害されると，下肢の痛み，感覚障害や，膀胱機能の障害，腸の機能障害などが引き起こされる。膀胱直腸障害が生じている場合，早急な観血的治療が必要であることが多く，治療の遅れは永続的な膀胱直腸障害，性機能障害を引き起こす[4]。例えば48時間以内に手術を行った場合とそれ以上経ってからの場合では有意に治療成績に差が出ていることが報告されており[5]，48時間以上経つと永続的な障害が残る可能性が大きくなる。従って，訪問リハの現場で馬尾症候群が疑われる症状を確認した場合は早急に医師に伝えるべきである。Greenhalghらが馬尾症候群の早期発見を行うためのツールを開発している。それによると，**表3**のような症状が出現した場合は，12～24時間以内に医師に診断を求めること，と強く推奨している[6]。

> **ポイント**
> 転倒によって脊柱の圧迫骨折を生じ，そのまま気づいていない高齢者も多い。転倒のエピソードがあり，脊柱に痛みやがある場合，圧迫骨折の可能性もある。その場合もさらなる評価および主治医への報告が必要である。

> **ポイント**
> 急激な体重減少が疑われた場合には，主治医に確認し，もう一度詳細な検査，評価を行う必要がある。

表2 Reillyによる栄養失調スコア

3ヶ月以内の体重減少	点数
体重減少なし	0
0～3kgの体重減少	1
3～6kg以内の体重減少	2
6kg以上の体重減少	3

表3 馬尾症候群について，注意すべき対象者の症状

- 大腿内側と性器の間の感覚障害
- 臀部の感覚障害
- トイレにて肛門周囲をトイレットペーパーで拭き取ったときの違和感
- 排尿する際の違和感
- 排尿コントロールの違和感，困難
- 頻繁な尿／便漏れ
- 尿意，便意の消失
- 性行為中の性器の感覚異常

● 疼痛

永続的に続く進行性の痛み

訪問リハにおいて，疼痛の軽減のみを目的とする場合は多くないかもしれない。しかしながら，疼痛の管理は非常に重要である。もし対象者が動きや姿勢に結びつかない（再現性の低い）疼痛を訴えている場合は，より注意深く評価を進める必要がある。動作や姿勢の変化に伴わない疼痛の場合，脊髄腫瘍や炎症性疾患，悪性腫瘍などの可能性があるため，場合によっては主治医や他の専門家の検査，評価が必要である。

> **ポイント**
> 動作や姿勢の変化に伴わない疼痛の場合，脊髄腫瘍や炎症性疾患，悪性腫瘍などの可能性がある。

胸椎の痛み

訪問リハの多くの対象であろう高齢者において，腰痛や頸部痛は珍しいものではない。しかしながら，胸椎の痛みを訴えている場合は注意が必要である。McKenzieは脊柱のメカニカルストレス由来の痛みにおいて，胸椎の痛みを訴える人は1.96％しかいないことを報告している[7]。胸椎の痛みの原因は乳癌などの転移によって生じることがあり，また，多くの自律神経が胸椎レベルに存在していることから，胸椎の疼痛は複雑であり，原因を探し出すのが困難である。胸椎の痛みが両側対称に出現している場合は深刻な疾患である可能性がさらに上がるため，より注意が必要である[8]。

> **ポイント**
> 高齢者が胸椎レベルの疼痛を訴えていたとしても安易にマッサージなどを行うことは非常に危険であるため避け，詳細な評価，診断を行う必要がある。

● 転倒による外傷

高齢者を対象とすることが多い訪問リハでは，転倒についても理解を深めておく必要がある。激しい痛みや炎症，骨折などの明らかな所見がない場合はそのまま詳細な検査が行われず放置されている場合が多く，担当者に報告されていない場合もある。そのような場合，訪問セラピストは，常に前回から変わった機能的変化，主訴，出来事がないかを確認する必要があり，そのなかで転倒や転落などの既往があった場合，詳細を評価する必要がある。

> **ポイント**
> 常に前回から変わった機能的変化，主訴，出来事がないかを聴き出す必要がある。

● VBI

また，椎骨脳底動脈循環不全（vertebrobasilar insufficiency；VBI）の生じる可能性について言及する。VBIとは，頸部から脳への血管である椎骨動脈の血流が障害されることで，さまざまな症状を引き起こす疾患である[9]。VBIの診断，評価において重要な症状があり，5Dとよばれている[10]。DとはDizziness, Diplopia, Drop attacks, Dysarthria, Dysphagiaのことであり，それぞれ，めまい，複視，ドロップアタック（下肢の脱力感），構音障害，嚥下障害，である。これに加え，

表4 5つのD症状とN症状

Dizziness（めまい）
Diplopia（複視）
Drop attacks（下肢の脱力感）
Dysarthria（構音障害）
Dysphagia（嚥下障害）
Nausea（吐き気）

Nausea（吐き気）もVBIの症状として重要であることが報告されている[11]（**表4**）。これらの症状を対象者が訴えた場合，VBIの可能性があるために，主治医に確認する必要があるだろう。

　レッドフラッグを例にとり，留意すべきリスク管理について述べた。基本的に訪問リハの対象者は医師の診断を受け，リハ適応の対象者である。しかしながら，急激な状態や症状の変化により，リハを続けるかも含めて早急に主治医に診断を求める場合も出てくる可能性がある。その際に，本稿に述べた知識をあらかじめ知っておくことでリスク管理を行うことができ，必要であれば再度医師の判断を仰ぐことが可能となるだろう。

文献

1) Ferguson, F, Holdsworth, L, Rafferty, D: Low back pain and physiotherapy use of red flags : the evidence from Scotland. Physiotherapy 96; 282-288, 2010.
2) Boissonnault WB : Examination in physical therapy practice: screening for medical disease, Churchill Livingstone, 1995.
3) Reilly HM, Martineau JK, Moran A,et al. Nutritional screening Evaluation and implementation of a simple Nutrition Risk Score. Clinical Nutrition 14 (5)；269-273, 1995.
4) Gleave JRW, Macforlano R: Cauda equina syndrome: what is the relationship between timing of surgery and outcome? Br J Neurosurg 16; 325-328, 2002.
5) Ahn UM, Ahn NU, Buchowski JM, et al.: Cauda equina syndrome secondary to lumbar disc herniation: a meta-analysis of surgical outcomes. Spine (Phila. Pa. 1976) 25; 1515-1522, 2000.
6) Greenhalgh S, Truman C, Webster V, et al.: Development of a toolkit for early identification of cauda equina syndrome. Prim Health Care Res Dev 17 (6)；559-567, 2016.
7) McKenzie RA: The cervical and thoracic spine: mechanical diagnosis and therapy. Spinal Publications, 1990.
8) Ombregt L: Tumors of the cauda equina: the importance of early diagnosis. Nederlands tijdschrift voor geneeskunde 130; 371-372 ,1986.
9) Lima Neto AC, Bittar R, Gattas GS, et al. Pathophysiology and Diagnosis of Vertebrobasilar Insufficiency: A Review of the Literature. Int. Arch Otorhinolaryngol 21 (3)；302-307,2017.
10) Caplan LR: Intracranial branch atheromatous disease: a neglected, understudied, and underused concept. Neurology 39; 1246-1250,1989.
11) Magarey ME, Rebbeck T,Coughlan B, et al.: Pre-manipulative testing of the cervical spine review, revision and new clinical guidelines. Man Ther 9 (2)；95-108, 2004.

1 各種トラブル対応

朝倉健太郎

トラブルが生じた際，セラピストに求められる役割

「生活の場」である在宅は，元来リハビリテーション（以下，リハ）が目指す社会的生活の回復により近い現場である反面，病院やリハビリ室とは異なった特殊性がある。通常，訪問リハではセラピストは単独で行動するため，その場で判断し，否が応でも当面の対応を迫られる状況に巻き込まれるからである。「数日前から右肩が痛むのですが」といったよくある症状から，「少し食欲が減っているのですが…」「今日は尿が少ないようで，バルーンに溜まった尿量もいつもの2/3くらい…これで大丈夫でしょうか？」など，リハの領域とは直接関係のない話題も含め，幅広い疑問が投げかけられることが少なくない。もちろん，セラピストとしてすべての医学的対処をその場で行う必要はないが，そのようなトラブルに遭遇しても，落ち着いて的確な対処がとれるよう準備を行っておきたい。蛇足になるかもしれないが，ここでいう「対処」とはその場ですべての問題を解決することではなく，適切な職種に連絡をしたり，家族に協力を要請したり，まず行うべき優先順位を立てることを指している。訪問した際に家族から尋ねられ，普段と異なる状況が生じている場合，まずそのことに「今，対応する必要があるかどうか」考えたい。

● 普段と異なる変化が生じており，かつそのことを対象者や家族が重要だと考えている場合

セラピストが訪問する以前にすでに家族がなんらかの手を打っていることが多い。例えば「3日前から右膝の痛みがあって腫れていたため，昨日，整形外科を受診しました」，あるいは，「ここ数日，食欲不振が続いているのですが，明日にはかかりつけ医を受診しようと思っています」といったような場合である。適切なケアが行われ，治療の方向性が決まっているのであれば，それがうまく実施されるよう声をかけて見守ることで十分である。ただし，それが些細なことであったとしても，ケアマネジャーや訪問看護ステーション，かかりつけ医などへ情報提供することは必要な場合がある。本人や家族への断りを入れ，まずはケアに関してハブの役割を担うケアマネジャーに一報入れることを意識したい。

> **ポイント**
> まずはケアに関してハブの役割を担うケアマネジャーに一報入れることを意識。

● セラピストの訪問を心待ちにしていた家族から相談を受けた場合

いろいろな状況が考えられるが，いずれにしても，家族はどこにもやることのできない不安を抱きながら，医療者であるセラピストの訪問を首を長くして待っているのである。どのような状況であれ，まずはその不安や悩みに対応することが重要である。そのうえで適切な次の一手を提示することができれば，対象者や

家族としては大変心強く感じるだろう。

> **(例)**「わかりました。確かに困りますね。一度，ケアマネジャーに相談してみますので，お返事をお待ちください」

また，家族としては「このような状況でかかりつけ医に連絡をしてもよいのだろうか」と不安になっていたりすることもある。そのことが妥当だと感じられるのであれば，後押しすることは家族にとってありがたい。一方，セラピストにとって判断が難しいようであれば，家族にとってはなおさら困難であろう。交通整理をすべくケアマネジャーや訪問看護師，場合によってはかかりつけ医に相談する橋渡しを担いたい。そのためにも，普段からチーム内の疎通性を高めておく必要がある。

● なんらかの対応が必要と思われるような状況にあるにもかかわらず対象者や家族がそれを重要と考えていない場合

この場合，対応はやや難しくなる。例えば，「ここ10日ほど熱が続いているようにも思うが，大丈夫だと思って様子をみている」といった場合や，あるいはセラピストとの会話にすら挙がらないこともあるだろう。セラピストとしては，どのようにかかわることができるだろうか。もちろん一概にはいえないが，まずは本人や家族にとって相応の根拠や価値観，思い，事情があることに配慮したい。「この薬を塗っていたら治まる（と思っているので今は様子をみたい）」，「以前，同じように発熱した際，心配で夜間救急外来を受診したが，こんなことくらいで夜間に受診することはないとひどく怒られた」，「この間，娘の仕事が多忙きわまりなく，正直，母のことは後回しにしたい」など，事情はさまざまある。もちろん，チームとしては，在宅でのリスクを最小限にしておきたいと考えるし，早期に介入できるものであれば，なるべく早くに手を打っておきたい。家族によっては，医療者の助言をなかなか聞き入れてくれず困ることもある。幸い介入の糸口がみつかることもあるが，どうにもならない場合もある。そのようなときはなるべくチームとして情報をシェアしておくなどそのリスクを分担し，来るべき問題に備えるといった姿勢が求められる。

> **(例) セラピスト→ケアマネジャー**
> 「最近，筋力の低下が目立っており，ベッドからポータブルトイレの移乗のためにもう1つ手すりを設置するようお勧めしたのですが，いらない，の一点張りで…少し様子をみてケアマネジャーの方からも助言いただけませんか？」
> **セラピスト→かかりつけ医**
> 「先ほど訪問に行ったのですが，若干，いつもと異なり活気がないようで気になっています。往診していただいてはとお勧めしたのですが，頑なにいらな

> いとおっしゃっています．発熱はなく，その他の症状もありませんが…念のためお伝えしておきます」

情報共有の重要性

　チーム医療を推進していくうえで最も重要な視点の1つは，情報共有をいかにタイムリーに，円滑に，誤解のないように行うかということである．その重要性について議論の余地はないと思われるが，実践の場において過不足なく実現されているかというと，残念ながらそうではない．

　例えば，週1回のリハのために在宅を訪問したが，対象者は昨日より発熱していたことが訪問して初めてわかった場合である．すでにかかりつけ医によって往診され，点滴など治療方針も決まっており，少なくとも急性期は療養することを優先しリハは回復した後に行うことになっていた．ところが，実際はその思いが行動にはつながっておらず，担当のセラピストの耳には入っていなかった．初歩的な情報伝達ミスかもしれないが，残念ながら同様のことは少なくない．

　では，その逆はどうだろうか．セラピストから多職種に向けた情報発信は的確に，誤解のないよう行えているだろうか．リハ報告書は確かに重要な情報伝達ツールではあるが，それですべてを共有できるだろうか．やはり，対面のコミュニケーションに勝るものはない．できるだけ顔を合わせたディスカッションを行い，チーム内の情報共有に努めたい．些細な情報であったとしても，メンバーが得られるメリットは大きいだろう．さまざまな職種が入れ替わり立ち替わり訪問する在宅の場において，ともすれば情報は断片化しやすく，対象者や家族の状態，思いの変化を逐一把握することは難しい．そういった事情を十分に理解したうえで，迅速で的確な情報共有を行うことができるシステムを構築したい．それがトラブルを最小限に留める最も重要な取り組みの1つである．

> **ポイント**
> できるだけ顔を合わせたディスカッションを行い，チーム内の情報共有に努めたい．

本人や家族の思い，期待を踏まえた理解

　患者や家族の思い，価値観は千差万別である．同じ疾患や同じ病態であったとしても，その思い，日常生活への影響，種々の反応は1人ひとり異なるということにわれわれは日々驚かされる．テーラーメイド，個別性を重視した医療・介護の重要性が叫ばれる昨今，これらの状況にどうやって対応していけばよいのだろうか．

　ある対象者は，何かがあった場合，すぐに病院に行きたがるという．ここ半年を振り返っても，数回は夜間に救急車を要請したという．しかし，よく話を伺うと，それは決して長生きをしたいから病院に行くのではなく，独居，加齢の不安から救急車を呼んでしまうのだということがわかった．このようなとき，この患者にとって適切なケアは，何かあった場合に「救急車を要請すること」ではなく，

日常生活や疾患について相談できるつながりをつくることであり，そのようなケアチーム体制を築くことなのかもしれない。

「疾患−治療」という生物医学的視点の枠組みだけで方針を決定していくとなると，医学的には解決しえない問題への対応や「病気とともに生きていく」といった視点はなかなか得にくい。患者と個別にかかわりをもつなかでその患者の全体像を捉えることができるセラピストにとっては，対象者や家族のもつ思い，価値観に寄り添った医療・介護を提供したいと願うことだろう。実は，何かトラブルが生じた際やそれに対する準備を行うなかに，価値観や背景にある視点を深く掘り下げるチャンスがあるのである。

個々のトラブルへの対応：まず何をすべきか？—3つのモードを意識する—

訪問で遭遇するトラブルはさまざまである。ここでは，それぞれのトラブルについてどのような視点に留意し，どのような対応をとるべきかについて概説したい。緊急対応を要するもの，その場で対応が可能で後に情報共有を要するもの，ある程度予知できるものからまったく想定外のものまでさまざまである。**表1**は在宅で出会う可能性のある諸問題とその対応の優先度についてまとめている。セラピストにとってこれらのトラブルは訪問して初めて遭遇することから，①緊急対応を要する場合，②比較的速やかな対応を要する場合，③対応は急がないが，多職種との情報共有を要する場合，と時間軸を意識して分類した。また，トラブルは対象者の状況だけではなく，家族や周囲との関係性，環境の問題として生じることもあり，以下，④として概説する。まずは，表全体を俯瞰して大まかなイメージをもっておくことを勧めたい。さまざまなリスクマネジメントも，「少しだけ先について想定する」ことから始まる。これらをすべて暗記するのではなく，その概要をおさえておくことが重要である。

●①緊急対応を要する場合

リハ対象者は独居の方が少なくない。あるいは家人が留守の間に訪問リハを行うことがあるかもしれない。多数の疾患を抱えた高齢対象者がときに急変することは十分に想定される。セラピストが現場で救急対応を要する事例に遭遇することは，確かにそれほど頻繁ではないが，万一遭遇した際は迅速かつ適切な対応を行えるようにしておきたい。

意識，循環，呼吸の3つを確認する

まずは意識，循環，呼吸の3つに注目したい。これらに異変がみられた場合，尋常ではない何かが生じていると考える。意識がない，呼吸不全（肩で息をしている，頻呼吸：呼吸数25回／分以上，努力様呼吸，頻呼吸でSpO₂が90％未満，など），冷汗を伴うような激しい頭痛・胸痛・腹痛，けいれん発作，誤嚥・窒息，普段みられない50／分以下の徐脈（特に意識状態が悪い場合，失神様の症状がある場

> **ポイント**
> まずは意識，循環，呼吸の3つに注目。

表1 在宅で出会う可能性のある諸問題とその対応の優先度

	①緊急対応	②比較的，速やかに対応	③急がないが，情報共有に主眼を置く
患者の状況	いずれも，呼吸状態，循環状態の急変がありうる ・意識がない ・呼吸不全　肩で息をしている，ゼーゼーいっているなど ・冷汗を伴うような激しい頭痛，胸痛，腹痛 ・けいれん発作 ・誤嚥，窒息 ・普段みられない50/分以下の徐脈（特に意識状態が悪い場合，失神様の症状がある場合） 脳卒中，あるいはなんらかの重篤な事態が生じている可能性がある ・麻痺を生じている ・呂律困難がある ・普段歩けているのに歩けない，動けない	数時間から半日程度の短時間で急性の変化をしている多くの状態 ・発熱，悪寒戦慄 →早急に原因の特定，状況の見通しが必要 ・血圧，脈拍などバイタルサインに大きな変化がみられる ・会話の内容や返答の様子が普段と異なる →せん妄や意識障害を生じていないか評価が必要 ・尿が出ていない →脱水，尿閉のチェックが必要 ・転倒し骨折が疑わしい場合，処置が必要な場合 ・新たな皮疹 ・外傷 ・褥瘡 →処置の必要性の有無 →病態，原因の速やかな把握が必要	いずれも緊急ではないが，状況が悪化しているサインと考えられ，対策について多職種間で検討することが必要である ・転倒　軽症かつ日常生活には支障がない場合 ・呼吸不全が徐々に悪化する場合 ・筋力低下が徐々に悪化する場合 ・体重減少 ・抑うつ気分 ・認知機能の悪化 ・徘徊 →具体的なエピソードを共有 ・失禁など排泄のトラブル
家族や周囲との関係性，環境の問題		・虐待を疑った場合 ・なんらかの状態で日常生活の維持が困難な状況になっている場合	・多量の薬剤が余っている（薬を飲めていない） ・アルコール多飲の様子 ・家族関係のこじれが療養に大きな影響を与えていると思われるとき
求められる対応	緊急対応を要することを端的に説明したうえでかかりつけ医に直接連絡，あるいは救急車を要請 家族への対応，誘導も重要 病状の変化には留意し，無事に引き継ぎが行われるまではその場を離れない。場合によってはBLSを行う。 [その場で迅速に対応]	本人，家族と相談のうえ，かかりつけ医，ケアマネジャーなどに連絡 [その場で対応] 虐待を疑った場合はかかりつけ医，ケアマネジャー，しかるべき公的機関に直接相談 [訪問後，状況を踏まえて]	状況に応じて適切な職種に相談 [訪問後に対応]

BLS：basic life support，一次救命処置

合）などがここに含まれる。このような場合は「致命的な状況にある」と判断し，ただちにアラートを発動させる。

かかりつけ医への直接連絡あるいは救急車の要請

❶その場で本人や家族に端的に説明したうえでかかりつけ医に直接連絡，あるいは救急車を要請する。

↓

❷慌ただしい状況のなか，対象者の対応，家族の対応，救急要請など行うべきことは多数ある。対象者の状況は刻一刻と変化する可能性があるため，病状の変化を逐一観察する。心肺停止の状態になった場合には速やかに一次救命処置（basic life support；BLS）を開始し，救急隊が到着するのを待つ。呼吸，循環が保たれている場合，引き続きこまめな観察を行う。

↓

❸橈骨動脈もしくは頸動脈を触知して確認しながら，身体の様子全体をモニタリングする。意識がない対象者には，いわゆる回復体位（左側臥位，気道確保，嘔吐の際の誤嚥防止）をとらせる。
狭心症などの治療を受けている対象者で胸痛を伴っている場合，手持ちのニトログリセリン舌下錠の使用（発作がとれない場合は2回目を服用する）を指示する。
けいれん発作は，長くとも数分でおさまることが多いが，重積（けいれん発作が持続的に生じる）する場合は救急搬送を要する。
誤嚥・窒息が明らかな場合はハイムリック法を実施する。その後，手袋を着用し口腔内の吐物をかき出す。

> **ポイント**
> 対象者がけいれんする様子を間近で見る家族は動揺することが多いが，けいれんが落ち着くのを見計らって対象者に安楽な体位をとらせ，医師，救急隊の到着を待てばよい。

> **ポイント**
> この際，噛まれないよう注意しなければならない。

> **ポイント**
> 同伴する家族がいれば可能な範囲で処置に協力してもらう。

> **ポイント**
> 当事者であるセラピストの安全が十分に保たれた環境（批判されることなく）で上司もしくは同僚に話を聴いてもらう。

　同伴する家族がいれば可能な範囲で処置に協力してもらう。電話をかける，時刻を記録する，救急搬送される場合は普段服用している薬を持参する，救急隊を誘導するなど具体的に，落ち着いて依頼する。

　上記のような急変を身近に経験した場合，一部始終をともにする家族は心理的なストレスを受けることが多い。同伴したセラピストも同様である。

　また，対象者によっては，事前意志決定（advance care planning；ACP）を行っている場合もある。主に治癒の見込めない疾患や死期が迫った状態で，自らの最期について家族や医療者たちと事前に話し合い，その考えをまとめておくことであるが，これによりたとえ意思表示ができなくなった状態であっても，本人や家族の意向が最大限尊重されることが期待される。その過程で，具体的に「生命に関する状態に陥ったとしても積極的な延命は望まない」「病院への救急搬送は望まない」といった決断がなされていることがあるため，かかりつけ医や家族とも事

前に共有しておくことが欠かせない。

麻痺を生じている，普段歩くことができる人が歩けない，呂律困難があるといった徴候がある場合，脳卒中を生じている可能性が疑われる。生命への影響が疑われる上記ほど迅速さは要求されないが，可及的速やかな対応が求められるため①のカテゴリーに分類した。かかりつけ医に連絡をとり，迅速に対応する。

● ②比較的速やかな対応を要する場合

発熱，せん妄や意識障害を疑う場合，尿が出ていない場合，転倒，新たな皮疹・外傷・褥瘡を生じている場合が該当する。これらは数時間から半日程度の短時間のうちに急性の変化，増悪を生じる可能性がありうるため，訪問時，その場で迅速な対応が求められる。

発熱

感冒などの軽症から肺炎，尿路感染症，腹膜炎など重篤な疾患までさまざまな疾患の症状の1つと考えられる。解熱剤を服用しひとまず様子をみることができるものから迅速な対応を要するものまで随伴する他の症状によって対応は変わりうるが，できるだけ早くかかりつけ医に連絡をとり，その後の対応を依頼する。また発熱と同時あるいは発熱の前に生じることの多い悪寒戦慄（ガタガタと音を立てるような全身の震え）については，重篤な状態の1つである菌血症の可能性があるため，いち早くかかりつけ医に連絡する必要がある。

> **ポイント**
> ガタガタと音を立てるような全身の震えについては，重篤な状態の1つである菌血症の可能性がある。

せん妄や意識障害

意識障害も軽度であればせん妄同様，その発症を的確に把握することは難しい。普段の様子をよく知る家族や医療スタッフ，介護スタッフであれば何かおかしいと感じるかもしれない。いつもに比べて怒りっぽい，認知症が急に進んだ，おかしなことをしている，話が噛み合わない，といった症状がみられた場合に疑う。

意識障害を引き起こす疾患は多種多様であるが，せん妄についても同様で，背景になんらかの重篤な疾患が隠れていたり，薬剤がその引き金になっていたりする。徘徊などの他の言動につながることで，転倒，骨折，交通事故，行方不明など二次障害に及ぶ懸念もあり，そのような観点からも迅速な対応が求められる。せん妄の多くは，本人をよく知る家族やスタッフらが場所や周囲との関係を確認しながら落ち着かせるよう働きかけることで症状が和らぐ場合（非薬物療法）も少なくない。住み慣れた場から切り離された入院施設に入ることで逆に悪化することもあるため，対応には適切な知識と経験が求められる。

> **ポイント**
> せん妄は背景になんらかの重篤な疾患が隠れていたり，薬剤がその引き金になっていたりする。

尿が出ていない

「尿が出ていない」との訴えにも遭遇する。そもそも脱水などで尿が少なくなっている場合と，尿は膀胱には貯まっているが出ない「尿閉」の場合がある。下腹部の痛み，膨大がある場合は尿閉を疑う。男性の場合，前立腺肥大を背景に，風邪薬や新たに開始された薬剤（抗コリン作用をもつものが多い）により悪化することがある。いずれにしても，尿が出ない状態が続いている場合，なんらかの医学的

評価と対処が求められるだろう。

転倒

　骨折の有無，外傷の処置などを必要とする。疼痛を訴える箇所に腫脹を伴っている場合や，歩けない，動かすことができない場合は骨折の可能性が高くなる。しかしながら，そうでない場合でも骨折が隠れていることがあり，在宅での判断はきわめて難しいといえる。擦過傷や皮膚剥離は適切な処置によってその後の治癒経過が異なるため，初期対応は重要である。在宅の環境であれば，まずは創を白湯もしくは生理食塩水で洗浄し，ワセリンなどを塗布する。

　一方，なぜ転倒したかについては，一定の評価が必要である。下肢筋力低下に伴う不安定性によるもの，段差への躓きはよくある事由であるが，降圧薬や利尿薬の影響によるふらつきや血圧低下，睡眠導入剤や安定剤によるふらつき，徐脈に伴う失神，発熱に伴うふらつきなどさまざまな原因が考えられる。除外可能なものや早期に同定しておくことが重要な場合があるため，かかりつけ医による評価がはずせない。加えて，頭部打撲がある場合，直後には特に問題がなかったとしても，数週間の経過の後に慢性硬膜下血腫を生じることがある。1カ月程度は慎重に様子をみて，歩行障害や認知機能障害などがみられる場合には医療機関を受診するよう説明を行っておくことが重要なケアの1つといえる。

皮疹

　皮疹も転倒と同様に範疇の広い病状であるが，体幹四肢全体に生じているもの，水疱を伴っているもの，発熱など他の症状を伴っているもの，粘膜からの出血を伴うものなどについては迅速な対応が必要といえる。特に頻度の高い疾患として帯状疱疹が挙げられる。顔面，体幹の左右いずれかの神経支配に沿って紅斑，集簇する水疱を生じ，同部位にはビリビリする痛みやかゆみを伴う。特に眼，鼻周囲の場合，角結膜炎に発展し視力障害をきたすこともあるため注意を要する。高齢者の場合，発症後数カ月以上続く帯状疱疹後神経痛に悩まされることも少なくなく，早期の治療（抗ウイルス薬の内服など）が重要である。感染する皮疹としては疥癬に留意しなければならない。

● **③対応は急がないが，多職種との情報共有を要する場合**

　特にその場で何か対応しなければならないことは少ないが，そのまま捨て置くことができない問題についても重要な事項として認識しておく必要がある。結果，上記の①，②の視点を養うことにもつながる。

　ここには，比較的慢性経過で生じる変化が含まれる。訪問しているからこそ，セラピストだからこそ気付くことができるという点において，かかりつけ医，ケアマネジャー，訪問看護師に情報提供を行いつつ，対策を検討することにつなげたい。

転倒

　本項に含まれる転倒は，②で扱った転倒とは異なり，比較的軽症のものを指し

> **ポイント**
> 痂皮化した創がガーゼにくっついてしまわないよう工夫が必要である。市販されている被覆材も有用だが，使い方には注意が必要である。

ている．擦過傷やわずかな皮下出血のほか，傷は生じなかった場合も含む．重要な点は，転倒したという事実である．つまり，次の転倒があり得るということ，日常生活活動（activities of daily living；ADL）低下が疑われること，なんらかの転倒要因が生じている可能性があることなどを示唆する．手すりをつけたり，段差を減らしたり，家具の配置を再検討する必要があるかもしれない．かかりつけ医は再度，処方内容を検討する必要がある（繰り返しになるが，処方薬によって転倒リスクは増大する）．

呼吸不全や筋力低下

呼吸不全や筋力低下が徐々に悪化しているかどうかは，その目で疑わなければ気付きにくいものである．疾患の経過にもよるが，急性に生じるものに比べると，年齢による変化，基礎疾患に伴う症状として片付けてしまいがちになる．自然経過による機能低下はもちろんあるが，それを加味したうえで，それでもなお変化が大きい場合には何か原因が隠れていると考えるべきである．以前は休憩なく行えていた動作において息切れを生じ，途中で休憩が必要となるような場合にはなんらかの器質的要因を考えなくてはならない．この際，呼吸器疾患としての症状の場合もあるが，循環器疾患あるいは筋疾患などの可能性があるため，多角的に鑑別する必要がある．

体重減少，抑うつ気分，徘徊，失禁

体重減少，抑うつ気分，徘徊のエピソード，失禁トラブルの増加などは，関連スタッフでシェアすべき重要な情報である．訪問終了後でよいが，状況に応じてかかりつけ医，ケアマネジャーら適切なスタッフと情報共有を行う．

●④家族や周囲との関係性，環境の問題

問題の変化は，リハ対象者の状況のみとは限らない．家族や周囲との関係性，環境の問題としてトラブルが生じることがある．若干，訪問リハの対象を超える可能性もあるが，在宅で生活を行う点から考えると重要な情報である．

家族や周囲との関係性

例えば，同居する嫁との関係性が悪化したことが訪問リハの際に垣間見られた場合，今後，嫁の日常的なケアに影響する可能性がないわけではない．また，ベッドサイドの様子から飲酒量が増えている様子がうかがわれたり，多量の薬剤が自宅に余っていることがわかったりすることがある．関連するスタッフ同士でそのような情報共有を行い，適切なケアの方向性について議論することは極めて有用である．③と同様，訪問後にケアマネジャー，かかりつけ医に連絡をとればよい．

環境の問題

一方，なんらかの状態により日常生活の維持が困難になっていることがあるかもしれない．例えば，長年の関係性の悪化の末，数日前に息子夫婦が家を出ていったとする．残された高齢夫婦は，途端に買い物にも行けず，立ち往生すること

は必至である．または身体の傷跡，抑うつ気分などから虐待の存在を疑ったとする．それらの場合は，いち早く行動に移す必要がある．ケアマネジャーはヘルパーサービスの導入・追加の調整を行うなど，生活が成り立つよう奔走することになるだろう．可及的速やかに情報発信をしたい．一方，家族からの虐待を疑った際には，他のスタッフらにも相談したうえでしかるべき公的機関への報告につなげなければならない．

文献
1) 日本家庭医療学会 編：プライマリ・ケア救急－即座の判断が必要なとき．プリメド社，2007．
2) 内山富士雄，西村真紀 編：エピソードを見逃すな！－徐々に進行する疾患への連携アプローチ．プリメド社，2015．
3) Advance Care Planning: A Guide for Health and Social Care Staff. The University of Nottingham, 2007.
   (http://www.ncpc.org.uk/sites/default/files/AdvanceCarePlanning.pdf)

2 医療機器の管理・使用法の指導と機器トラブル時の対処法

尾畑翔太

医療機器を利用する患者・利用者（以下，対象者）には必要とする理由がある。疾患に伴う身体的変化を大きくいうならば，安楽にするために必要な機器であり，対象者にとっては生活の一部となっているわけである。

医療機器を在宅生活で使用することは安楽に生活するといったメリットもあるなか，もちろんデメリットも存在する。われわれ医療に携わる者は機器に対する知識のみならず，なぜ対象者にこの医療機器が必要になるのか。また使用する対象者の疾患理解や機器の使用，トラブルが発生したときにどのような身体的変化が起こる可能性があるかを理解することが在宅でかかわる医療従事者の必要最低限の役割であると考える。

本項では，トラブルが発生したときどのように考え対応するべきなのか，作業的にトラブルを回避するのではなく根拠のある対応を紹介する。

吸引器（図1）

● 想定されるトラブルおよび対応

代表される吸引によるトラブル対応について**表1**に示す。

しかしながら，冒頭でも述べたようになぜ吸引器がその対象者にとって必要なのか，なぜそのトラブルが発生したのかを考える必要がある。

はじめに，吸引器の主な使用理由は気管・鼻腔・口腔内からの異物を除去することであり主に自己喀出力が低下した対象者や異物の生産量に対して喀出力が必要量を下回っている状態にあるものに対して実施される。次に，なぜその対応が必要かを順番に考えていく。

図1 吸引器

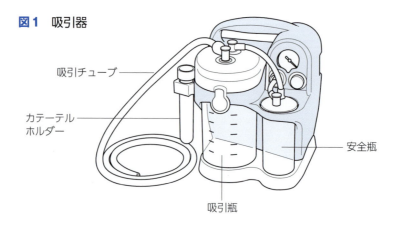

表1 想定されるトラブルおよび対応

トラブル	確認事項・対応
①吸引器が正しく作動しない	・電源が入っているか ・吸引瓶の蓋が確実に閉まっているか ・吸引瓶がいっぱいになっていないか ・吸引圧がかかっているか ・吸引チューブの接続が行われているか 上記確認のうえ，チューブの接続部を折り曲げ吸引圧が正常に上昇するか確認をする。
②嘔吐・嗚咽がある	吸引を中止し，嘔吐物が気管内に入らないよう側臥位（困難であれば顔を横に向ける）をとり，その後口腔内のみ吸引を実施する。
③出血がみられる	吸引を中止し，血液が気管内に入らないよう側臥位（困難であれば顔を横に向ける）をとる。
④吸引ができない	対象者の不隠や，拒否による吸引困難であれば必要性をアセスメントする。鼻腔吸引であれば患者の抵抗にかかわらず吸引の実施は可能である。 痰の性質上の問題であれば必要性に応じて，吸引圧の上昇と痰の性状を改善できるよう指導する。

①吸引器が正しく作動しない

表1の確認事項をすべて実施したうえで吸引器が正しく動作しない場合は機器自体のトラブルが最も考えられるため，機器メーカーへの問い合わせと代替器の準備の依頼が必要である。対象者にとって必要な吸引頻度をアセスメントして代替器の到着時間を確認すること，吸引の必要性が高く生命にかかわる場合は在宅介入時より手動吸引器などの提案を行うことが必要な場合がある。

②嘔吐，嗚咽がある

軟口蓋や舌基底部近くに異物（吸引チューブ）が触れれば生理的な現象として嘔吐反射が起こり，吸引チューブにより反射が誘発されて嘔吐する頻度は高い。反射には個人差があるために吸引チューブの挿入の長さについては対象者の必要とする吸引のバランスをアセスメントする必要がある。体位ドレナージやタッピングなどの手技を使用して異物を比較的吸引しやすい位置まで移動させて行うことが必要な場合もある。

吸引をすることで起こりうるリスクには吸引による咳嗽・交感神経刺激による頭蓋内圧亢進に伴って頭蓋内病変の発生する可能性がないとはいえない。また吸引実施前から対象者の状態を観察していただろうか。吸引実施前から新規病変があったのかもしれない。そのように考えると，吸引中や直後に嘔吐した対象者に対しては嘔吐反射だったと済ますのではなく，立ち返ってバイタルサイン測定，全身観察を行う必要は十分にあると考える。

> **ポイント**
> 嘔吐反射による嘔吐のみではない。なぜ嘔吐したのかとアセスメントすることが重要である。

③出血がみられる

　吸引を実施する際に，無理に挿入せず愛護的に行う必要があり，対象者および家族に対して出血のリスクを説明したうえで吸引を実施するが，出血してしまうケースも多い。出血してしまった場合は，出血の性質を観察する必要がある。

　出血点や出血量の確認は必要ではあるが「持続する出血」であるかどうかが最も重要である。生態的な凝固に反して出血が持続するのであれば動脈性の出血も考えられるため，受診を促す必要がある。しかし，吸引チューブによる粘膜損傷では考えにくく経時的な観察を最優先にしてよいと考える。吸引が頻回に必要な患者の場合は出血のみられなかった鼻腔からの吸引実施にするなどの配慮は必要である。

> **ポイント**
> 「持続する出血」であるかどうかが最も重要。

④吸引ができない

　対象者が希望しなかったり抵抗することにより吸引困難な際には，聴診による異物の量や嚥下能力によって必要性が上回るとアセスメントした場合，必要最低限の抑制（家族に手を保持してもらうなど）を説明のうえ鼻腔から吸引する。口腔からの吸引の場合は対象者自身が口を開けない，吸引チューブを噛むなどして十分な吸引が実施できない可能性がある。

　また，痰の性状が固く吸引実施に十分な効果がない場合は吸引圧を上げることも必要ではあるが，③のように出血のリスクが高くなる。そのため，水分摂取量の観察を行うなど日ごろから全身状態，生活状況を把握する必要がある。必要性が高い場合においては吸入の実施や去痰薬の投与などを医師と検討する。

在宅酸素療法（home oxygen therapy；HOT）

　在宅酸素療法（HOT療法）（図2）とは，病状は安定しているが身体の中に酸素を十分に取り込めないという対象者に対して長期にわたり自宅で酸素吸入をする治療法であり，適応は高度の慢性呼吸不全である。安静時PaO_2 55mmHg以下，PaO_2 60mmHg以下で入眠時や運動負荷時に著しい低酸素血症をきたす場合に適応される。

● HOT療法のトラブル

　吸引器とは違い侵襲的なものではないため，機械トラブルが主なトラブルの理由となる。電源の入れ忘れや酸素チューブの接続不良，外出時に使用する酸素ボンベの残量不足がトラブルとして挙げられる。

　上記以外の原因で流量が確保できない場合は早急に機器メーカーへの問い合わせが必要であり，酸素ボンベにて代替が可能な場合は切り替えをする必要がある。また，各種在宅酸素メーカーは24時間対応をとっているため，日ごろから医療従事者は連絡先の掲示と家族への確認が必要であり，機械トラブル発生時のリスク管理のためにも外出用の酸素ボンベを予備しておくことが望ましい。

図2 在宅酸素療法

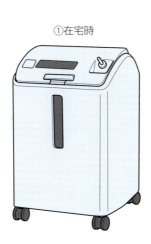
①在宅時

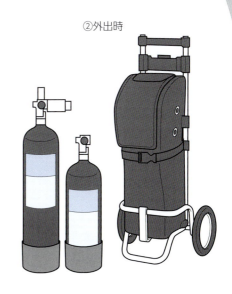
②外出時

● HOT療法中の対象者に対する指導

火気の取り扱いと禁煙指導

HOTは火気から2m以上離して使用すること。火気の取り扱いに関しては導入前から行い，特に女性であれば家事をすることもあるため，IHキッチンに変更するなどの環境設定が必要な場合もある。また，HOT療法導入の45%は喫煙による影響であるが，HOT使用時の喫煙が原因となる火災が発生しているのも事実である（厚生労働省：在宅酸素療法における火気の取扱いについて）ため，禁煙が対象者の病態進行および，リスク管理には必要であることはいうまでもない。

> **ポイント**
> 禁煙に対する指導は困難であることが多く，医師やその他専門職者と連携して進めていく必要がある。

● HOT療法での観察注意点と呼吸観察

HOT療法を行っている患者に対してわれわれ医療従事者はSpO_2モニターを使用して観察することが必須である。SpO_2モニターは簡便的に血液ガス分圧を知るために有用な機器であるが，以下のような注意点がある。

SpO_2モニターの信憑性

図3の酸素解離曲線はよく目にしたことがあるだろう。

ここで重要なのはSpO_2 100%はPO_2 100mmHg以上を表しているということである。

SpO_2モニター上100%で皆さんは安心していないだろうか。

HOT療法を行っている対象者の疾患の特徴として高酸素状態であればCO_2ナルコーシスの危険性が高まることはご存知であると思うが，SpO_2 100%であった場合に例えばPO_2 300mmHgである可能性がある。そのような場合にはもちろん，酸素使用量の減量が必要であるが，医師から「SpO_2 92%以上で維持」といった指示であった場合どのように対応するだろうか。

図3 酸素解離曲線

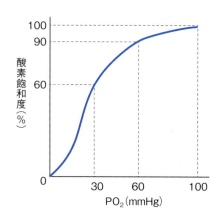

　高酸素状態であり，CO_2ナルコーシスが進んでいれば呼吸回数の減少が考えられ，SpO_2モニターのみで判断していた場合は先駆症状を見逃して対象者の状態を悪化させてしまうことが考えられる。また，貧血を併発していた場合にはSpO_2モニターはより信憑性が低くなる。SpO_2モニターは酸素と結合したヘモグロビンと結合されていないヘモグロビンとの対比をパーセントとして数値化した機器であるが，貧血によりヘモグロビンが少ない場合であれば必然的に数値としては高い値を示す。このような状態では，身体の中に必要な酸素量（各種臓器が必要としている酸素量）は十分に補えていない可能性があるのである。そのような場合にSpO_2モニターだけを信頼して評価することはできない。

呼吸回数の観察が重要

　表2で表したショッククラス分類より，呼吸回数の変化を見ていただきたい。クラスIIの時点で，その他バイタルサインに変化がなくとも呼吸回数は正常時と比較して増大している。対象者の急変をいち早く気付くためには，呼吸回数の観察が重要であることがおわかりいただけると思う。

> **ポイント**
> 対象者の急変をいち早く気付くためには，呼吸回数の観察が重要である。

表2 出血量からみたショッククラス分類

クラス	I	II	III	IV
収縮期圧（mmHg）	正常	正常	低下	低下
脈拍数（/分）	<100	>100	>120	>140
呼吸回数（/分）	14〜20	20〜30	30〜40	>35
意識状態	不安	興奮状態	不穏	無気力
出血量（mL）	<750	750〜1,500	1,500〜2,000	>2,000
出血量（％循環血液量）	<15	15〜30	30〜40	>40
蘇生輸液	経口または晶質液	晶質液	晶質液と血液	血液と晶質液

以上より，SpO_2モニターは簡便で侵襲もなく血液ガス分圧を知ることのできる機器であるが，SpO_2モニターが呼吸回数観察の代替にはならないことを念頭に置いて日々の臨床業務を遂行しなければならない。
　また，呼吸回数の観察はHOT療法中のみならずどのような対象者においても重要で，実践していくことがリスク管理に役立つのである。

3 緊急時対応における記録と報告

尾畑翔太

　緊急時対応と聞くと皆さんはどのような感情になるのだろうか。
　医療従事者として生涯勤務される場合は，死に直面することはなくとも「急変」といった状況に遭遇する場面は起こりうることである。
　まだ遭遇していないのはたまたま幸運なだけで，勤務地が慢性期や生活期であってもいつかやって来るものだと考えておくことが必要である。
　しかしながら，必要だとわかっていても実際に急変に遭遇した場合には何をしたらいいのかわからず，呆然と立ち尽くしてしまうのは珍しいことではない。

記録

　訪問時，病室へ入ったときなど対象者の様子がおかしいと気付いたら皆さんはどのように行動するだろうか。人を集めてバイタルサインを測定するなどの行動に出るだろう。
　しかし本当に急変に遭遇したときにバイタルサインが最優先になるのだろうか。
　アメリカ循環器学会（American Heart Association；AHA）急変時対応プロトコールによると，急変に遭遇したらまず人を集めることが必要なのだが，在宅の現場であれば簡単に人は集まらない。
　また緊急の状況なのかも判断が付かず，様子をみてよいことなのか，すぐにでも救急要請をしなければならない状況にあるのか，1人で対応する際には不安要素が多い。
　本項では，全国の救急隊が実践している方法を紹介し，焦らずに観察し記録できる方法を解説する。

●ABCDEアプローチに沿った行動と記録

　急変時に遭遇した場合に重要なのは，対象者が緊急を要する状況にあるか否かの判断である。そのため，急変に遭遇してまずバイタルサイン測定に入ることは危険である。血圧測定のためにマンシェットを上腕に巻いて圧を上げて数値が出るまでに少なくとも1分は時間を要する。焦っていればなおさらである。緊急度が高い対象者に対してその1分は貴重であり，緊急場面では予後に直結すると言っても過言ではない。
　表1は，Aから順に致死性にかかわるリスクの高いものから並んでいる。上位に位置するものが障害（トラブル）発生していた場合は緊急度が高いと考えてよい。

3 緊急時対応における記録と報告

表1 ABCDEアプローチ

A	Airway	気道の開通性
B	Breathing	呼吸（換気）
C	Circulation	循環（血圧・脈拍・皮膚の湿潤）
D	Disability	意識レベル・神経学的所見
E	Exposure	体温

図1 急変時の対象者に遭遇した場合

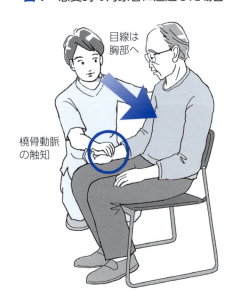

目線は胸部へ

橈骨動脈の触知

❶橈骨動脈の触知
図1のように，急変時の対象者に遭遇した場合橈骨動脈を触知しながら声かけを行う。「大丈夫ですか？」，「お名前は言えますか？」などである。その際に目線は胸郭全体を捉え，呼吸回数を早い・遅いで評価する。

↓

❷脈の速度と末梢体温の確認
橈骨動脈を触知しているために脈が速いか遅いかの判定をする。また末梢の体温が高いかの判定も同時に行うことができる。

↓

❸ABCDEのチェック
15秒以内にABCDEのどこにトラブルが生じているのか判断する。

↓

❹救急要請，バイタルチェックの継続
必要があれば救急要請を行い，トラブルに関連したバイタルサインから優先して観察を行っていく。

> **ポイント**
> ここでは血圧測定と同様，急変した対象者と遭遇した直後に30秒または1分間の時間を使用して呼吸回数を測定することは優先すべき事項ではない。

　ABCDEアプローチを実施し，その後観察を進めることで対象者に対する変化を大きく見落とすことがなくなる。気道のトラブルが発生していた場合にはバイタルサイン測定を優先するのではなく気道確保の対応へスムースに移行する必要がある。
　記録上も，ABCDEに沿って記入していくことで漏れが少なくなる。

● **ABCDEアプローチに沿った行動と記録の例**

訪問すると対象者がベッドで横になって休んでいる。
A：発語可能　気道開通　口腔内異物なし
B：呼吸速い　呼吸回数 28 回　SpO_2　94％
C：頻脈　　　脈拍数　120 回　末梢冷感なし
D：意識レベルⅠ桁　返答可能　GCS　4/4/6　14 点
E：末梢冷感なし　体幹熱い　体温 38.8℃

BCDE トラブルあり
E トラブルに関連した BCD 異常

一昨日からの発熱があり，聴診にて左上肺野に coarse crackle 聴取。
発熱に関連した頻脈・呼吸回数の増大あり。軽度呼吸苦悶感の自覚あり。
往診医へ連絡，緊急訪問診療を依頼する。
医師到着まで，クーリングおよび可能であれば水分摂取をご家族へ依頼した。

　上記のように，ABCDE 各種に異常所見を記載し，その後どこが異常であったかまた異常に対してどのような対応を行ったのかをフリー記入する。
　自己の観察した内容に対して系統立てて記載ができ，次項の報告にも役立てることができる。

報告

　医師や看護師へ報告する際，皆さんはどのように報告しているだろうか。新人にみられている報告方法事例から紹介させていただきたい。

● **新人の報告方法事例（誤った例）**

「先輩，A さんの訪問中なんですけど体温が 38.8℃あるんです」
「息をするのが辛いと言っています，呼吸は速くて辛そうです」
「どうしたらよいでしょうか？」

　こちらに伝わってきた情報は発熱があるということ，息が辛そうということだけである。これでは対象者がどのような状況かまったく判断できない。
　報告をするうえで大切であることは，相手に伝わるか否か。伝わらなければ意味をもたない。報告を受けた者が対象者を観察しに行くことになってしまう。
　表2の方法に沿って ABCDE アプローチから報告をし直す。

3 緊急時対応における記録と報告

表2 SBAR法

S	Situation	状況，状態
B	Background	背景，経過
A	Assessment	評価
R	Recommendation	依頼，要請

● 新人の報告方法事例（SBAR法に沿った正しい例）

S：Situation
「Aさんの訪問中です。体温が38.8℃，呼吸回数が28回でSpO$_2$ 94％，脈拍数が120回で，ご本人様の自覚症状は呼吸苦悶感があります。その他バイタルサインに大きな異常はありません」

B：Background
「一昨日からの発熱だそうで，水分摂取も十分にできていません」

A：Assessment
「発熱に伴う頻脈，頻呼吸を疑います。左上肺野に雑音が聴かれる以外は身体所見はありません。発熱3日目ですし，精査が必要かと思います」

R：Recommendation
「ご家族へ説明しますので，往診の先生に連絡をとってもらってもよいですか？」

> **ポイント**
> ABCDEアプローチから得た情報をSBAR法に沿って漏れのないように報告する。

上記のように，ABCDEアプローチから得た情報をSBAR法に沿って漏れのないように報告する。自己のアセスメントを交え，何を考え結論に至ったのかを伝えなければ伝わる報告ができないのである。

記録は報告をする際に伝え忘れのないようなツールとして，報告は相手に伝わることを目標として**表1**，**2**の手法を活用していただきたい。

しかし，何を観たらよいのかわからない，情報量が足りないと思われているかもしれない。筆者もそうであるように，皆さんも不安を抱えつつ臨床に臨んでいることであろうと思うが，自己の考えをもちつつ報告をしていれば諸先輩方が必ず力を貸してくれる。

最後に精神論にはなるが，手技に自信がなくとも一歩前へ進んで対象者を観察し，勇気をもって報告をする。「呼吸回数が20回以上ならばおやっと思い，30回以上ならば何かあるぞ」と考えて対象者を観察していただきたい。

呼吸回数からみえることはたくさんあるはずだと，いつも心に留めて臨床に臨む。自分の観察が対象者のみならず自分も救うのだといつも思っている。

1 医療ニーズの高い療養者に対する訪問リハ

中川征士

医療ニーズの高い在宅療養者と在宅医療の推進

近年，在院日数の短縮，長期入院の是正に向けた在宅医療の推進に関する政策が推進されている。在院日数短縮化により，退院後も治療や医学管理の継続が必要な状態で退院する患者が増加し，質の高い退院支援が必要となる。退院前後，本人・家族の不安や負担は大きく，在宅移行期における集中的ケアマネジメントが求められる（図1）。近年の診療報酬改定では退院支援に対する充実化が図られ，介護支援専門員（以下，ケアマネジャー）との連携や多職種が参加する退院前カンファレンスへの加算が強化された。訪問リハ（以下，訪問リハ）では「短期集中リハ実施加算」として，退院日から3カ月間における集中的リハに対して加算が強化された。訪問看護では特別指示書に「退院直後」の項目が追加され，高頻度の介入ができるようになった。制度上においても在宅移行期における集中的ケアマネジメントが促進されている。

病院と在宅ケア事業所両者の関係職種の連携は退院支援の質の向上が認められており[1]，カンファレンスなどを有効活用することによる質の向上が求められている。また慢性疾患を抱える要介護高齢者においては退院後3日以内の自宅訪問や医療機関との連携，退院後1カ月以内の高頻度の介入が再入院予防に有効であることが報告されている[2]。これらを背景として退院前後における病院-在宅ケア事業者との連携や退院直後の高頻度介入への制度化が図られた。本項では在宅移行期や終末期における医療ニーズの高い療養者への訪問リハについてまとめる。

在宅移行期における訪問リハ —どの時期からかかわるべきか？—

医療ニーズの高い状態で退院する療養者には「在宅療養の不安」，「急変のリス

図1 在宅医療の推進

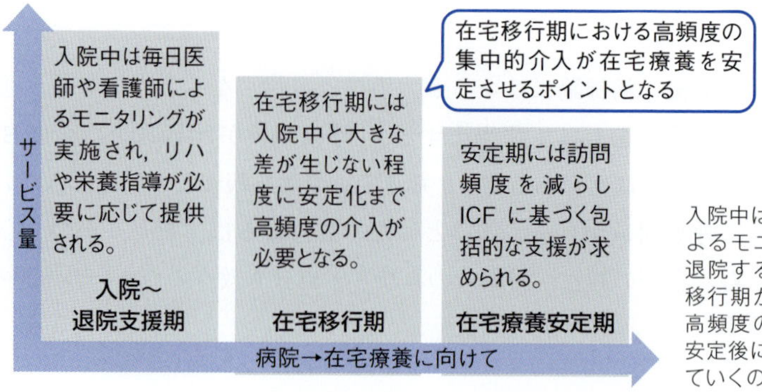

入院中は毎日医師や看護師によるモニタリングが実施され，リハや栄養指導が必要に応じて提供される。
入院～退院支援期

在宅移行期には入院中と大きな差が生じない程度に安定化まで高頻度の介入が必要となる。
在宅移行期

在宅移行期における高頻度の集中的介入が在宅療養を安定させるポイントとなる

安定期には訪問頻度を減らしICFに基づく包括的な支援が求められる。
在宅療養安定期

病院→在宅療養に向けて

入院中は毎日医師・看護師によるモニタリングがあるが，退院すると頻度が激減する。移行期が最も不安定のため，高頻度の介入が求められる。安定後にサービス量は減らしていくのが好ましい。

ク」,「多職種連携」に留意して訪問リハを実施しなければならない。上記3点に留意して訪問リハを開始する場合,退院前からのかかわりが重要となる。

● 在宅療養の不安

退院前後,本人・家族の不安は最も高まる。入院中に退院後の生活の見通しが立たない場合,不安はさらに高まり,入院が長期化する可能性が高まる[3]。退院後の生活の見通しについて訪問リハ職種による住環境や介助方法などの具体的な提案は,その不安を軽減する可能性が高い。退院前からかかわりをもつには,「退院前カンファレンス」や「外泊訓練」を利用することが有効な方法となる。現状では退院前カンファレンスへのリハ職種の参加率は1割未満と低く[4],今後積極的な参加が求められる。

● 急変のリスク

急変のリスクは退院直後に最も高まる。療養場所が変わり,ケアの提供者が変わる時期には病状が不安定となる可能性が高い。入院中に担当している看護師やセラピストに確認し,退院後どのような急変のリスクが考えられるのかを確認しておくことが重要となる。退院後初回訪問では限られた時間のなかでさまざまな評価が求められる。事前に情報収集しておくことで,退院後初回の訪問における評価がより効果的なものになる。また在宅チームで急変のサインやそのときの対処法を共有しておくことも重要なリスクマネジメントである。

● 多職種連携

医療ニーズが高い在宅療養者にはリハ専門職以外の多職種も関与する可能性が高い。それぞれの職種が個別援助計画を作成し,計画に基づいてサービス提供を行うが,職種ごとにアセスメント方法が異なるため,多職種連携は容易ではない。また対象となる療養者を含め家族,療養者を支えるチームの構成員すべてが初対面である可能性もある。迅速に療養者の課題と目標を定め,各職種と情報共有を図り,在宅療養の方向性を決める必要性がある。多職種連携を促進するためにはカンファレンスなどを利用していくことが有効であり,対面のコミュニケーションや頻回な情報共有が求められる。

上記留意すべき3点を考慮すると,退院前からのかかわりが医療ニーズの高い療養者には必要不可欠となることがわかる(図2)。なるべく早くから声をかけていただけるように,病院やケアマネジャーなど他職種との関係性を構築しておく

> **ポイント**
> **入院中にできること**
> 担当している看護師やセラピストに確認し,退院後どのような急変のリスクが考えられるのかを確認しておくことが重要となる。

> **ポイント**
> **退院後にできること**
> 在宅チームで急変のサインやそのときの対処法を共有しておく。

図2 訪問リハに備えた退院前からのかかわり

在宅療養の不安	急変のリスク	多職種連携
・入院中に本人・家族と面談を行う。 ・退院前カンファレンスや退院前訪問指導に参加する。	・入院中に病棟スタッフと情報交換を行う。 ・在宅チームでリスクを共有し,急変時の対応場面を共有する。	・対面での情報交換を意識する。 ・カンファレンスなどで各職種の役割を明確にする。

ことも合わせて必要となる。

● 参考：欧米諸国の現状

　欧州諸国では在宅移行期に特化した支援チームが存在する。フランスでは在宅入院制度が存在し、医療ニーズの高い療養者への集中的ケアマネジメントや重層的な訪問看護が利用できる。それを担うのは在宅入院機関に属するコーディネーター医師や看護師であり、病院スタッフや開業医師・開業看護師と連携し在宅移行支援を行う。早期退院後、在宅で質の高い医療サービスを短期集中的に提供した後に介護サービスに移行する仕組みである。主な対象疾患はがんの終末期や産前産後、小児科や神経難病である。症状が安定し、セルフケア能力が高まると在宅入院機関は役目を終え、開業医師や在宅看護サービス事業者に引き継ぐ[5]。こうした制度を参考にし、わが国においても集中的ケアマネジメントの必要性は高くなっている。

緩和ケアにおける訪問リハ―最期までリハビリテーションは必要か？―

　緩和ケアを必要とする療養者に対するリハはわが国での普及がまだ進んでいない。リハビリテーションというのは非常に広い概念であり、全人的ケアのもと生活の質（quality of life；QOL）の向上を目指すという点において緩和ケアの概念との共通点が多い。緩和ケアもリハも全人的ケアを提供するため「多職種連携」により「心理・社会的な苦痛」への支援を行う点が具体的な共通点といえる。

　英国や北欧など諸外国ではさまざまな実践が報告されており、緩和ケアチームにセラピストが配置されていることもある。わが国においては未発展ともいえる領域であるが、諸外国の取り組みを参考に筆者の取り組みも交えてまとめる。

　緩和ケアではがん疾患と非がん疾患とで分けて考えるとわかりやすい。疾患による衰弱モデルは3パターンあり[6]、それらに基づいて予後予測しながらリハ計画の立案が求められる。

● がんに対するリハ

　がんに対するリハは近年強化され、入院している患者に対して「がん患者リハ料」が算定できるようになった。『がんのリハビリテーションガイドライン』も2013年に発刊され、そのなかで在宅進行がん・末期がん患者に対するリハの有効性をまとめている[7]。

● 非がん疾患における緩和ケア

　一方で非がん疾患における緩和ケアはわが国だけでなく欧米諸国でも未発展であり、今後の発展が期待されている。非がん疾患の在宅緩和ケアでは予後予測が非常に難しく、在宅療養を支える家族のほとんどが死について考えることなく最期を迎えたとされている。がん・非がんそれぞれで課題が異なるが、疾患モデルを理解し、病期に合わせたかかわり方が重要となる。加えて、進行していく病状に合わせて、身体機能に偏ったかかわりではなく心理・社会的な苦痛への支援を

考えていく必要がある。

質の高い終末期ケアマネジメントには①本人の明確な意思表示が守られていること，②緩和医学・医療ケアが適切に提供されていること，③社会的サポート（アクティビティやインフォーマルサポート）が存在すること，以上3つの条件が調整されたケアマネジメントが求められる[8]。リハ計画を立てる際に目標設定を行うが，本人の希望に関する聞き取りや興味関心チェックシートの活用を積極的に行うことで①，③の支援を考えるとよい。また「死を迎える準備と死別後までサポートすること」が求められる[9]ため，死別後の家族とのかかわりも重要な支援のポイントとなる。

> **ポイント**
> 死別後の遺族訪問も重要。

緩和ケアを必要とする療養者の意思は病状により揺れ動き，柔軟な対応が求められる。そして，身体的・精神的に機能低下していく人生の最終段階ではその中で社会的・文化的な支援が最後まで求められる。看取り方の希望や看取る意思は死別のそのときまで揺らぎが繰り返されるため変化するのが当然と受け止め，その変化をモニタリングし合意形成を再度行う必要がある。死に至る経過の特徴によって急変や呼吸苦などの理由で療養場所の変更が予測される場合，納得できるような説明を早い段階から行うこと，苦痛を最小限にする治療は受けても過大医療を受けないことなどを再確認しておかねばならない。療養場所の変更が予測される場合，本人と家族の関心を「どこで」から，「どのように」迎えるかに変化させていくアプローチが重要となり，そうした柔軟な支援が必要となる。

> **ポイント**
> 本人と家族のゆれる気持ちに寄り添い支援する。

多職種連携を必要とする在宅緩和ケアでは，上記内容を適切かつ迅速に多職種と共有する必要がある。また訪問リハ職種の役割は変化していく日常生活活動能力の評価と能力に合わせた住環境・福祉用具の提案・調整が重要となる。低下していく身体機能に合わせた環境設定が求められ，かつ予測的な提案が求められる。がんでは急速に日常生活活動能力が低下する。一歩遅れてしまえば人生の最終段階におけるQOLを著しく低下させてしまう可能性があるため，留意が必要となる。

医療依存度の高い要援助者への支援の実際—訪問看護ステーションの支援を例に—

筆者は訪問看護ステーションを経営しており，訪問看護師と協働して，医療ニーズの高い療養者への支援を展開している。ここでは医療依存度の高い要介護高齢者の在宅移行期の事例をまとめる。筆者の施設では「末期がん」「難病」「誤嚥性肺炎」などの疾患を抱えている方の在宅支援の割合が多い。

前述のように，近年では在宅療養者でも医療依存度の高い場合に集中的な介入により安定した在宅療養を支援することが可能となっている。「末期がん」もしくは厚生労働大臣が定める疾病の診断名があれば特別訪問看護指示書が交付され，毎日訪問看護の利用が可能となる。また特別指示書は「急な病状の変化」や「退院

直後」などの状況においても交付が可能となっており，特別訪問看護指導書の交付により，在宅療養者が急変した場合にも高頻度の集中介入により入院せずに在宅療養を継続することができるようになっている。

筆者の施設では在宅療養者が誤嚥性肺炎などにより急変した場合，主治医に特別訪問看護指示書を交付依頼し，主治医，多職種と連携しながら集中的な介入を行うことで住み慣れた自宅での療養生活の継続を支援している。実際に筆者の施設で支援した誤嚥性肺炎を繰り返すケースへの介入記録を以下に示す。

> **ポイント**
> 高頻度の集中介入が再入院予防に効果的。

● **症例**

> 80歳代，男性，重症COPDと両股関節頸部骨折による寝たきりを契機に，誤嚥性肺炎による入退院を繰り返し，退院後から集中的に介入している。

・**在宅移行初期（退院支援開始～退院後2週間）**

本ケースのように再入院を繰り返している場合，在宅移行期に集中的に介入を行うことが非常に有効である。退院直後には特別指示書の交付の元，訪問看護師・理学療法士が交互に毎日訪問看護・リハを提供した。訪問看護では療養生活上の相談を中心として口腔ケア・食事指導を行い，訪問リハでは呼吸リハを中心としながら食事中の姿勢調整などにより誤嚥性肺炎の再発予防に取り組んだ。

・**在宅移行後期（退院後2週間～退院後1カ月）**

安定化のめどがついた後，訪問看護・訪問リハの訪問頻度を週2回ずつに減らし，訪問歯科，歯科衛生士，訪問入浴などのサービスを追加して多職種による集中的介入へ切り替えていった。

誤嚥性肺炎を繰り返すケースには食支援が必要不可欠であり，どうして肺炎が繰り返されるのか，どのような食事であれば在宅で提供可能なのかを検討を行った。筆者の施設では口から食べることを支援するために，KTバランスチャート（KTBC）を用いて多職種による協働食支援を実施している。KTBCとは，「口から食べる幸せを守る会」の小山らが開発した評価ツールで，口から食べる能力の維持・向上を図るためのものである。栄養や嚥下機能などの一部分に着目するのではなく，生活者としての包括的評価とアプローチが必要となる食支援に適した評価ツールである[10]。

> **ポイント**
> 多職種で共有できる評価ツールが有効。

・**多職種協働食支援**

KTBCを活用して本ケースの問題点を呼吸状態，姿勢・耐久性，栄養と評価し，それぞれ支援にかかわる多職種へチャートを活用した情報共有しながら介入を進めていく。加えて改善が認めなかった項目には他の専門職介入を調整し，包括的な支援を行った。

それぞれの問題点とそれに対応する専門職は以下のとおりである。

呼吸状態は理学療法士による呼吸リハビリテーションを実施し，口腔状態は歯科医師・歯科衛生士による専門的口腔ケア，送り込み圧向上のための義歯調整を主に

行い，それぞれの項目で改善を認めた。

加えて改善が困難であった栄養状態に対しては管理栄養士の介入を調整し，本人の好む食事提供，介護者への調理指導，プルモケアの導入により食事・摂取カロリーの増加・体重増加を認めた。またそれに伴い持久力向上を認めた。

状態が安定してきたころには社会的支援として作業療法士による外出支援，ハーモニカの演奏，写真撮影などを実施し，社会・心理的支援を実施した。介入期間中に症状悪化を認めたが，多職種介入による早期発見・介入により再入院を予防し，在宅療養を継続した。

病状が安定しにくいこのようなケースにおいては包括的な評価を行い本人の問題点を明確にする必要がある。そのうえで多職種の役割を明確化し，優先順位をつけた介入が必要となる。また医学管理に偏った支援ではなく社会的な支援があることで，在宅療養がより安定化しやすいことも忘れてはならない。

図3 退院後から集中的な介入を行った症例

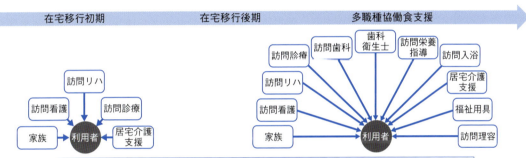

退院直後は訪問看護・リハを毎日利用して在宅療養の安定化を図る。
その後問題解決チームをつくり，利用者に対して包括的な支援を実施する。
多様な職種がかかわるため，だれもがわかる指標を用いた情報共有の元で多職種協働支援を実施していく。

文献

1) 原田静香，杉本正子，秋山正子，ほか：訪問看護師による退院調整への関与に関する分析-通常の退院調整との比較から-. 順天堂醫事雑誌 59；480-489，2013.
2) Verhaegh KJ, et al. : Transitional care interventions prevent hospital readmissions for adults with chronic illness. Health Affairs 33；1531-1539, 2014.
3) 式　恵美子：高齢者退院時におけるケアマネジメントの研究-高齢者および家族の退院準備状況調査から-. 兵庫大学論集 第13号；99-109.
4) 川越雅弘，備酒伸彦，森山美知子：要介護高齢者に対する退院調整プロセスへのリハビリテーション職種の関与状況. 理学療法科学 26；287-292，2011.
5) 篠田道子：フランスにおける医療・介護ケアシステムの動向-在宅入院制度による集中的ケアマネジメントを中心に-. 海外社会保障研究，2008.
6) Lynn J, et al. : Living well at the end of life: Adapting health care to serious chronic illness in old age. Rand Health；1-22, 2003.
7) 公益社団法人日本リハビリテーション医学会：がんのリハビリテーションガイドライン；136-144，2013.
8) 樋口京子：高齢者の終末期におけるケアマネジメント. Geriatric Medicine 47；471-475，2009.
9) 近藤克則，広井良典，藤田敦子，ほか：在宅エンド・オブ・ライフケアの課題-全国調査とイギリスの取り組みを踏まえて-. ホスピスケアと在宅ケア 16；63，2008.
10) 小山珠美：口から食べる幸せをサポートする包括的スキル：KTバランスチャートの活用と支援. 医学書院，2015.

1 知っておくべき薬剤知識

高橋紀代

　リハビリテーション（以下，リハ）実施時の安全管理のために，薬剤に関する知識はある程度必要である。①バイタルサインの急激な変調や自覚症状の出現，②転倒・転落，③誤嚥・悪心・嘔吐は薬剤に関連して起こることが多い[1]。本項では，これらのアクシデントを起こす可能性のある薬剤やリハを実施する患者で使用されることが多い薬剤について，その副作用，動作への影響や訪問リハを施行する際にリスクを減らす対策などについて記載する。また，最もアクシデントの頻度が高い転倒や発症頻度の高い薬剤性パーキンソニズムについて述べる。そのほか，リハ患者で起こりうる重篤副作用，また，早期の症状を認めたらかかりつけ医に連絡してもらいたい重篤副作用について一覧を作成した。どの薬にも作用のほかに副作用があり，使用にはなんらかのリスクが伴う[2]。薬剤の用途や薬理作用などについては成書や添付文書を参考にしていただきたい。

リハ実施患者で使用されていることが多い薬剤の注意点

精神科の薬

● 睡眠薬・抗不安薬

　眠気やふらつきを起こすため，環境設定は日中の歩行能力のみで判断するのではなく，副作用による夜間や明け方の転倒に留意して対策する必要がある。また，覚醒不良による嚥下障害にも注意が必要である[3]。一方で，定期的な適度な運動が不眠やストレスに効果的であることを意識し患者と共有することも大切である。定期的に使用する内服以外に頓用で使用することがあるため，対象者，家族から日ごろの服用状況を確認することも重要である。

● 抗精神病薬・抗うつ薬

　抗精神病薬の副作用としては，鎮静・催眠作用や起立性低血圧があり，転倒のリスクが高くなる。また，錐体外路症状を呈することがあるため，動作を注意深く観察する。催眠作用，錐体外路症状は嚥下障害の原因となることがあるため，早めにかかりつけ医に連絡するとともに，誤嚥や転倒対策を具体的に立てる必要がある。

　抗うつ薬の副作用には，悪心・嘔吐，眠気，尿閉，起立性低血圧などがある。重篤な副作用にはセロトニン症候群があり，不安・焦燥，発熱，ミオクローヌスなどが認められる。

　抗精神病薬・抗うつ薬に共通する重篤な副作用として，悪性症候群がある。こ

> **ポイント**
> 抗うつ薬の重篤な副作用にはセロトニン症候群があり，不安・焦燥，発熱，ミオクローヌスなどが認められる。抗精神病薬・抗うつ薬に共通する重篤な副作用として，悪性症候群がある。

れは抗精神病薬・抗うつ薬を内服・増量・減量・中止後に起こりうる症候で，ほかに原因のない発熱・発汗・急激な血圧変動・筋強剛などを呈し，重症例では死亡することもある[1]。いずれも重篤な状態であるため，気付くと同時にかかりつけ医に連絡し，指示を仰がなければならない。

● パーキンソン病治療薬

L-dopaの副作用としては，吐き気などの消化器症状や起立性低血圧，不整脈，興奮，幻覚，不随意運動，前兆のない突発的睡眠，強い眠気などがある。また，急な服用中止により，悪性症候群を発症することもある。長期投与により，さまざまな日内変動が起こる。L-dopaの薬効時間の短縮で特に昼前や夕方に無動や歩行困難が起こるwearing-off現象，服薬時間に関係なく急激な症状の軽快と増悪が繰り返されるon-off現象，効果発現に時間を有するdelayed-on現象などである[4]。ドパミン作動薬は，wearing-off現象や不随意運動が出現しにくい。しかし，L-dopaに比較すると効果が弱く，吐気・嘔吐，便秘，幻覚，眠気，浮腫などの副作用の頻度が高いので，特に高齢者では注意が必要である[5]。

アマンタジン，抗コリン薬は高齢者では幻覚などを出現しやすいため，言動の変化に気付いたらかかりつけ医に報告する必要がある。

● 抗認知症薬

悪心，嘔吐，食欲低下などの消化器症状を生じやすく，頭痛，めまい，興奮による易怒性が出現することがある。そのほか，アセチルコリンとドパミンの脳内バランスが崩れ，錐体外路症状を呈することもある[4]。対象者自身が訴えなかったり，曖昧である場合が多いため，様子の観察がより重要である。

内科の薬

● 降圧薬

単剤か複数剤かを確認して高血圧の程度を推測し，重度である場合は運動負荷を少しずつ増やしながら経過をみていく。長期にわたりベッド上の生活が続いていた患者の場合は，軽度の運動負荷でも変動する可能性がある。安静時，運動中，運動後と随時確認して，処方医に情報提供する必要がある。

β遮断薬

心拍出量を低下させるため，徐脈になり，運動を行っても脈拍が増加しにくい。そのため，運動負荷の目安を脈拍に置くことは危険である。自覚症状をより注意深く確認するようにしたい。突然中止すると，離脱症候群として狭心症あるいは高血圧発作が生じることがあるので，自己中断や飲み忘れなどに注意が必要である。

α遮断薬

起立性低血圧をきたしやすいので，処方開始時や変更時には立位や座位動作で頻回に血圧を確認する必要がある。

ポイント
L-dopaの副作用には吐き気などの消化器症状や起立性低血圧，不整脈，興奮，幻覚，不随意運動，前兆のない突発的睡眠，強い眠気などがある。

ポイント
アマンタジン，抗コリン薬は高齢者では幻覚などを出現しやすい。

ポイント
β遮断薬を突然中止すると，離脱症候群として狭心症あるいは高血圧発作が生じることがあるので，自己中断や飲み忘れなどに注意。

ACE（angiotensin-converting enzyme）阻害薬

　副作用に空咳がある。しかし，投与後にサブスタンスPの血中濃度が上昇し，嚥下反射や咳反射が改善され，誤嚥性肺炎の予防にもつながるため，嚥下障害のある患者に使用される頻度が高い。

利尿薬

　尿量を確認し脱水傾向になっていないか，過度の降圧になっていないか，また排尿回数の増加が転倒の要因になっていないか評価する。降圧薬を服用している場合は，一般に生活習慣病に罹患していることが多い。訪問リハに携わる場合には，運動のみならず栄養や減量，禁煙や禁酒にも注意を払い，生活全般に支援していく姿勢が望ましい。

　降圧薬の種類によっては，血行動態や運動能力に影響を与える場合がある。β遮断薬は運動負荷に対する心拍応答を減弱させるため，運動能力を低下させることがある。β遮断薬と利尿薬は，高温多湿環境下で運動中の体温調節機能を低下させる可能性がある。α遮断薬は等尺性運動による血圧上昇を減少させ，β遮断薬とα遮断薬は等張性運動による血圧上昇を減少させる，さらに，α遮断薬や中枢性交感神経抑制薬，また，Ca拮抗薬や血管拡張薬は，運動後低血圧を誘発する可能性があり，運動後は慎重にクールダウンを行うべきである。利尿薬はカリウム減少の原因となり，心拍動の調律異常や心電図異常偽陽性を誘発する可能性がある。ARB（angiotensin II receptor blocker）やACE阻害薬は運動能力や負荷中の血行動態や代謝に影響しないと考えられている。積極的に運動を行う場合には，薬物作用を考慮してリスク管理を行っていただきたい[6]。

● 糖尿病薬，経口血糖降下薬

　インスリンやスルホニル尿素（sulfonylurea；SU）製剤を服用している場合は低血糖発作を起こしやすい。特に高齢者や腎肝障害のある患者では薬剤の効果が遷延しやすく体調不良で食事摂取量が減ったときなどに低血糖発作をきたす。そのため運動療法の前に食事の摂取（量や時間），体調の確認をする必要がある。運動中の低血糖に備えてブドウ糖を携行する。低血糖発作を頻繁に起こす場合はリハの時間帯を食事後に設定する。α-グルコシダーゼ阻害薬やDPP-4（dipeptidyl peptidase 4）阻害薬も単独では低血糖のリスクは少ないが，多剤併用する場合は低血糖を起こすこともある。運動療法により全身状態が改善するとともに血糖が徐々に低下することがあり，自己血糖測定値やHbA1cの情報に注意し，随時内服薬やインスリン量に変更がないかを確認しておく。

● 脂質異常症治療薬

　副作用としてミオパシーや横紋筋融解症がある。患者が筋肉痛や脱力感，全身倦怠感，こむら返りなどをたびたび訴えたときはこの副作用を疑う[4]。

> ポイント
> 低血糖発作を頻繁に起こす場合はリハの時間帯を食事後に設定する。

1 知っておくべき薬剤知識

● 抗血栓薬，抗凝固薬

　脳梗塞や深部静脈血栓症，人工血管置換術後などに用いられるため，訪問リハを受けている患者の多くが服用している。出血傾向に注意する。ワルファリンなど血液検査で効果を判断できる薬剤は，介入前に検査データの確認を行う。軽微な外傷で皮下出血を起こすことが多いが，多発したり継続したりする場合は，原因となる機械的な刺激がないか検索する。徒手的な抵抗運動でも血腫を形成することがあるため，注意が必要である[1]。

　特殊な副作用としては，抗血小板薬であるプレタール®は頻脈を起こすことがあり，介入中は動悸の有無の確認やバイタルサインの測定が必要である[1]。

> **ポイント**
> 徒手的な抵抗運動でも血腫を形成することがあるため，注意が必要。

● 排尿障害治療薬

　排尿障害に使用される薬物は大きく分けると代表的な3つが挙げられる。尿道の通過をよくする $α_1$ 遮断薬，膀胱の動きを抑える抗コリン薬，膀胱の働きを強くするコリン作動薬である。抗コリン薬の副作用は，口渇，便秘，尿閉などがある。コリン作動薬のジスチグミン（ウブレチド®）は人工呼吸を必要とする重篤な副作用のコリン作動性クリーゼを認めることがあり，悪心・嘔吐，腹痛，下痢，徐脈，発汗，流涎，喀痰排出などの初期症状を呈する場合がある[7]。このような症状が出現すると服用も直ちに中止する必要があるため，処方医への連絡を速やかに行い，症状を伝えなければならない。そのため，日ごろから体調やバイタルを確認し予兆を見落とさないようにしなければならない。

　前立腺肥大に対して処方される $α_1$ 遮断薬は降圧効果があり起立性低血圧を起こし転倒の原因となることがある。

> **ポイント**
> $α_1$ 遮断薬は降圧効果があり起立性低血圧を起こし転倒の原因となることがある。

● ステロイド薬

　副腎皮質ステロイドは，副腎不全，膠原病，気管支喘息，制吐剤としての抗がん剤の前投薬など多岐にわたって使用される[3]。副作用は多彩で，投与量が多いほど起こりやすく，重症化しやすい[3]。リハに関係する副作用には，せん妄・抑うつ・精神変調，筋力低下，骨粗鬆症などがある。軽微な外傷でも骨折が危惧されるため転倒には特に注意する。病的骨折も起こりやすく，骨折のハイリスク群は杖などで一定の部位に繰り返し負荷がかかる場合には，動作や補助具の見直しが必要である。

> **ポイント**
> 軽微な外傷でも骨折が危惧されるため転倒には特に注意する。

● 筋弛緩薬，抗けいれん薬

　副作用として筋弛緩に伴う眠気，注意障害，ふらつき，めまいなどがあり，転倒のリスクが上がる。また嚥下障害の原因になることもあり食事中の覚醒状態やむせを観察する必要がある。生活期の患者の場合には薬剤のモニタリングが中断されたり，薬剤そのものが減量，中止されることがあり，けいれんの再発を頭に置くべきである。感冒や疲労などの体調不良が再発を誘発することもあるため，日ごろの体調管理が重要である。

> **ポイント**
> 嚥下障害の原因になることもあり食事中の覚醒状態やむせを観察する必要がある。

● 抗リウマチ薬

　関節リウマチに対する治療薬としては大きく分けて疾患修飾抗リウマチ薬（disease modifying antirheumatic drugs；DMARDs），非ステロイド性消炎鎮痛薬（non-steroidal anti-inflammatory drugs；NSAIDs），ステロイドが挙げられる。

　DMARDsについては，高齢者は若年者と比較して感染を含めた有害事象の危険性が高まる可能性が指摘されており，インフルエンザワクチン，肺炎球菌ワクチンなどのワクチンの接種，潜在性肺結核に対する対応，ニューモシスチス肺炎に対する対策，およびその他の日和見感染症，心血管イベント，悪性腫瘍などに対する定期的な有害事象のチェックが必要であるとガイドライン[8]にある。インフルエンザやその他の細菌やウイルスの感染媒体にならないように，訪問リハのセラピストも特に流行中は健康管理に気を付けなければならない。

整形外科，その他の薬

● 鎮痛薬

　非ステロイド性抗炎症薬は，消化性潰瘍などの胃腸障害を高頻度に発症する。消化管出血による循環血漿量減少により起立性低血圧を認める場合は，転倒につながることがある[1]。

　オピオイドは悪心，嘔吐，睡眠障害を生じやすいため，使用開始時や増量時は症状の確認を行う[1]。

　神経障害性疼痛緩和薬（プレガバリン）の副作用としては，めまい，頭痛，傾眠，霧視，便秘，口渇，体重増加などがある[3]。特に，服用開始時には，めまいや平衡障害からくるふらつきの訴えが多く，転倒に注意しないといけない。

> **ポイント**
> 神経障害性疼痛緩和薬（プレガバリン）の服用開始時には，めまいや平衡障害からくるふらつきの訴えが多く，転倒に注意。

　鎮痛薬を頓用で処方されている場合は，鎮痛薬の服薬頻度を下げることを目標とし，疼痛部位，程度を確認して，除痛を図れるセルフトレーニングの提案も行う。変形性膝関節症で定期的に鎮痛薬を使用している場合は，関節症の程度が重度であっても鎮痛作用による運動が可能となっていることもある。関節症を進行させるリスクもあるため，運動量が過負荷にならないように注意し，医師と相談してサポーターの使用を検討するべきである。

● 骨粗鬆症薬

　骨粗鬆症に対する治療薬としては大きく分けてビスホスホネート，選択的エストロゲン受容体モジュレーター（selective estrogen receptor modulator；SERM），カルシウム，活性型ビタミンD，ビタミンK，副甲状腺ホルモン，カルシトニン，抗RANKL抗体が挙げられる[8]。SERMによって深部静脈血栓症の危険性が高まる[8]。深部静脈血栓症の高リスク患者が内服している際には，症状に気を付ける必要がある。

訪問リハ場面で特に注意が必要な副作用

重篤副作用

　副作用は医薬品を服用して数時間後に発症することもあれば数カ月後に発症することもあるため，常に病状を的確に把握する必要がある．重篤副作用疾患別対応マニュアル[9]を参考に，リハ対象者で起こりうる副作用，早期の症状を認めたらかかりつけ医に連絡してもらいたい．その副作用を中心に一覧を作成した（**表1**）．

　特に，高齢者には次のような特徴があるため，薬の副作用には注意する必要がある．
①複数，多数の薬を服用している．
②肝臓や腎臓など内臓機能が低下しているため，副作用が出やすい．
③薬を飲み始めてから，体調の変化があっても家族に伝えない．

転倒

　リハ対象者でのアクシデントの頻度が高く，骨折や転倒後症候群などにより日常生活活動（activities of daily living；ADL）が下がる原因となる転倒については日ごろより注意を要する．そのため，直接転倒を起こしやすい薬剤（**表2**）だけでなく，転倒時に注意が必要な薬剤についても把握しておく必要がある．転倒時に伴う出血に注意が必要な抗凝固薬，抗血小板薬や骨粗鬆症になりやすいステロイド製剤などである．

薬剤性パーキンソニズム

　必ずしも重篤になり生命に危険を及ぼすわけではないが，薬剤性パーキンソニズムも非常に頻度の高い病態であり，神経疾患以外の治療過程にも出現して長期間にわたり症状が持続してしまうことがある（**表3**）．錐体外路症状などの不随意運動を呈するため，リハの阻害因子ともいえる．その初期症状を比較的簡単に判定するために，介護施設などで使用され患者の経過フォローに有用であったと実証されているLiverpool University Neuroleptic Side-Effect Rating Scale（LUNSERS）の一部を紹介する（**表4**）．これは，錐体外路症状に関する項目だけを抜粋しているが，表の項目の合計点が6点を超えたら薬剤性パーキンソニズムを考慮したほうがよいといわれている．この表はケアマネジャーなども病態を評価することができよい方法であるとの報告もある[9]．訪問リハ場面でも，簡易に実施可能なスケールであるため，いつもと違うなと感じたときに評価して早期発見に努めていただきたい．

表1 重篤副作用症状

疾患名	薬剤名	副作用の好発時期
悪性症候群	精神神経用薬，パーキンソン病治療薬，制吐薬，抗うつ薬，気分安定薬，抗認知症薬など	原因医薬品の投与後，減薬後，あるいは中止後の1週間以内（66％）30日以内（96％）。
セロトニン症候群	抗うつ薬（SSRI，三環系抗うつ薬），パーキンソン病治療薬（MAO阻害薬），炭酸リチウムなど	服薬開始数時間以内
横紋筋融解症	抗生物質，HMG-CoA還元酵素阻害薬	抗生物質などでは，投与初期。HMG-CoA還元酵素阻害薬では，数週あるいは数カ月以降。
薬剤性パーキンソニズム（錐体外路症状）	ドパミン拮抗作用がある医薬品，カルシウム拮抗薬，抗がん剤，血圧降下薬，頻尿治療薬，免疫抑制薬など	投与数日〜数週間以内に発症することが多い。20日以内（90％）。抗精神病薬（ブチロフェノン系，フェノチアジン系，ベンザミド誘導体）では，数日〜数週間。カルシウム拮抗薬の場合，数週〜数カ月。まれに1年以上のこともある。
コリン作動性クリーゼ	ジスチグミン（ウブレチド®）	投与開始2週間以内
低血糖	インスリン，経口糖尿病治療薬，一部の抗不整脈薬（シベンゾリンコハク酸塩など），ニューキノロン系抗菌薬（レボフロキサシン）	インスリン製剤や経口糖尿病治療薬を使って治療している場合は常に低血糖の可能性がある。
骨粗鬆症	ステロイド	ステロイド内服数カ月で約10％の骨量減少。椎体骨折のリスクは服用開始後3〜6カ月で最大となる。
間質性肺炎	抗菌薬，解熱消炎鎮痛薬，抗不整脈薬（アミオダロン），抗リウマチ薬（金製剤，メトトレキサート），インターフェロン，漢方薬（小柴胡湯）	1〜2週間（免疫反応の関与）
	ゲフィチニブ（分子標的薬）	4週間（特に2週間）以内
	抗悪性腫瘍薬	数週間〜数年
血栓症（脳梗塞／心筋梗塞／深部静脈血栓症／肺塞栓）	抗線溶薬，ワルファリン，卵胞・黄体ホルモン配合剤，副腎皮質ステロイド薬，止血薬，L-アスパラギナーゼ（白血病治療薬）など	抗線溶薬などは医薬品を投与して間もなくして発症。ホルモン製剤，ステロイドなどは数週間〜数カ月，あるいは数年以上。

患者側のリスク因子	早期の症状
脱水，低栄養，疲弊，感染，脳器質性疾患の併存，悪性症候群の既往・家族歴など	高熱（37.5℃以上），発汗，手足の震え，流涎，嚥下困難，筋強剛，頻脈，呼吸数の増加，血圧上昇，意識障害，構音障害
不明	急に精神的に落ち着かなくなる，振戦，発汗，頻脈など
感冒などのウイルス感染，脱水症状，運動負荷，長期臥床など	筋痛・しびれ・腫脹・疲労感が生じ，筋壊死の結果として筋力低下，把握痛・赤褐色尿（ミオグロビン尿）
高齢者・女性・多剤服用中	無動，固縮，振戦，突進現象，姿勢反射障害，仮面様顔貌
高齢，腎障害，コリン作動薬，コリンエステラーゼ阻害薬服薬	悪心・嘔吐，腹痛，下痢，唾液分泌過多，気道分泌過多，発汗，徐脈，縮瞳，呼吸困難など，臨床検査：血清コリンエステラーゼ低下
インスリン注射の知識不足など，アルコール，肝機能障害，腎機能障害，自律神経障害，高齢者	頻脈，発汗，蒼白，低体温，皮膚湿潤，嗜眠，意識障害，異常行動，認知機能低下，けいれん，昏睡，四肢反射の亢進，Babinski徴候陽性，瞳孔反応正常
糖尿病，重症肝疾患，胃切除，関節リウマチ，両側卵巣摘除，閉経，高齢，低骨密度，小さな体格，ステロイド，両親の大腿骨頸部骨折の既往，骨粗鬆症性骨折の既往，喫煙，過剰なアルコール摂取，関節リウマチ	椎体骨折を起こした場合は，腰背部痛が出現する。大腿骨近位部や骨盤（恥骨など）の骨折の場合は，鼠径部痛や臀部痛が出現する。身長の短縮は椎体骨折の指標となる。
免疫反応関与の場合発症予測は困難	発熱，息切れ・呼吸困難，乾性咳嗽
抗悪性腫瘍薬内服中の全身状態悪化・肺に線維化など炎症の素地がある場合	
動脈硬化の危険因子（糖尿病，高脂血症，高血圧，高尿酸血症など），抗リン脂質抗体症候群	四肢の脱力・麻痺，感覚障害（複視，霧視，盲点の拡大），構音障害，嘔吐・吐き気，頭痛
	胸痛，不整脈，心不全症状，ショック
長期臥床，脱水，多血症，肥満，妊娠，下肢骨折，下肢麻痺，がん，心不全，ネフローゼ症候群，静脈血栓症の既往，抗リン脂質抗体症候群など	急激な片側下肢（まれに上肢）の腫脹・疼痛・しびれ・発赤・熱感
	胸痛，突然の息切れ，呼吸困難，血痰・喀血，ショック，意識消失

表2 転倒を起こしやすい薬剤

転倒の原因となる副作用	薬の種類
脱力・筋力低下	筋弛緩薬，ベンゾジアゼピン系睡眠薬・抗不安薬
眠気，ふらつき，注意力低下	睡眠薬・抗不安薬・抗精神病薬・気分安定薬・抗ヒスタミン薬，抗アレルギー薬，抗てんかん薬，抗うつ薬，麻薬
失調	抗てんかん薬
失神，めまい	降圧薬，血糖降下薬，抗コリン薬，抗うつ薬
低血圧・起立性低血圧	抗うつ薬，排尿障害治療薬，降圧薬，利尿薬，
せん妄状態	パーキンソン病治療薬，H_2受容体拮抗薬，β遮断薬，麻薬
視覚障害	抗コリン薬，抗結核薬
パーキンソン症候群	ドパミン拮抗作用のある薬（抗精神病薬，抗うつ薬，制吐薬，消化管運動調整薬），免疫抑制薬，ドネペジル塩酸塩（アリセプト®），プロピベリン塩酸塩（バップフォー®），抗てんかん薬

表3 錐体外路症状，錐体外路障害あるいはパーキンソニズムの主な原因医薬品一覧[※]

薬効分類		一般名
全身麻酔薬		ドロペリドール
催眠鎮静薬，抗不安薬		タンドスピロン
抗てんかん薬		バルプロ酸ナトリウム
精神神経用薬	フェノチアジン系	フルフェナジン
		クロルプロマジン
		チオリダジン
		レボメプロマジン
		クロルプロマジン・プロメタジン配合剤
		ペルフェナジン
		プロクロルペラジン
		プロペリシアジン
		トリフロペラジン
	ブチロフェノン系	ハロペリドール
		フロロピパミド
		モペロン
		スピペロン
		チミペロン
		ブロムペリドール
精神神経用薬	ベンザミド系	スルトプリド
		スルピリド
		ネモナプリド
		チアプリド
	非定型	ペロスピロン

薬効分類		一般名
	その他	オランザピン
		リスペリドン
		クエチアピン
		カルピプラミン
		クロカプラミン
		モサプラミン
		オキシペルチン
		ゾテピン
		ピモジド
精神神経用薬	三環系抗うつ薬	アモキサピン
		アミトリプチリン
		イミプラミン
		クロミプラミン
		ノルトリプチリン
		ロフェプラミン
		トリミプラミン
	四環系抗うつ薬	マプロチリン
		ミアンセリン
	その他の抗うつ薬	トラゾドン
		ミルナシプラン
		パロキセチン
		フルボキサミン
その他の中枢神経系用薬		ドネペジル
眼科用剤		ベルテポルフィン

薬効分類	一般名
血圧降下薬	マニジピン
	メチルドパ
	レセルピン・ベンチルヒドロクロロチアジド配合剤
	レシナミン
	レセルピン
	レセルピン・ヒドララジン配合剤
	ジルチアゼム
消化性潰瘍用薬	ラニチジン
	クレボプリド
	スルピリド
その他の消化器官用薬	ドンペリドン
	メトクロプラミド
	イトプリド
	オンダンセトロン
その他の泌尿生殖器官および肛門用薬	プロピベリン
ビタミンAおよびD剤	ファレカルシトリオール
無機質製剤	塩化マンガン・硫酸亜鉛配合剤
他に分類されない代謝性医薬品	シクロスポリン

薬効分類		一般名
抗がん剤	アルキル化剤	イホスファミド
	代謝拮抗薬	カペシタビン
		カルモフール
		テガフール
		テガフール・ウラシル
		テガフール・ギメラシル・オテラシル配合剤
		ドキシフルリジン
		フルオロウラシル
その他のアレルギー用薬		オキサトミド
主としてカビに作用するもの		ボリコナゾール
その他の生物学的製剤		インターフェロンアルファ-2b（遺伝子組換え）
		インターフェロンアルファ（BALL-1）
		インターフェロンアルファ（NAMALWA）
合成麻薬		フェンタニル
		フェンタニル・ドロペリドール配合剤

※2008年2月一部修正

表4　薬剤性パーキンソニズム早期発見評価表

	0点	1点	2点	3点	4点
	まったくない	ほとんどない	ときどきある	よくある	頻繁にある
筋肉がつる					
筋肉が固い					
運動がゆっくりになった					
身体の一部が勝手に動く					
揺れる感じがある					
落ち着きがない					
よだれが出る					

liverpool University Neuroleptic Side-Effect Rating Scale (LUNSERS)を参考に作成

一般に高齢になるほど多くの病気を抱え，服用する薬の種類も多くなるため，相互作用の弊害が生じる可能性が大きくなることは認識しておくべきである[2]。また，対象者が服用しているすべての薬を把握する必要があるが，見落とされがちなのは，複数の医療施設や診療科の医師からの処方との薬物相互作用である。最近はお薬手帳をもつ患者が増えてきているので，これを利用するとよい。相互作用の弊害を避けるためには，一度に何冊もお薬手帳をもつのではなく一冊にまとめ，医師や歯科医を受診するときには必ずそれを見せるよう患者に助言することが大切である[2]。

　本文では，リハを実施する対象者で使用されることが多い薬剤について薬効別にその副作用と対策について記載した。また，重篤副作用や転倒，薬剤性パーキンソニズムについても早期症状や注意点などを記載した。いつもと異なる訪問リハ対象者の早期発見の一助になれば幸いである。

文献

1) 今井由里恵：リスク管理に必要な薬剤の知識．リハビリテーション リスク管理ハンドブック（亀田メディカルセンター，編），第3版；32-45，メジカルビュー社，2017．
2) 眞野成康，村井百合子：薬物療法の基本．リハビリスタッフに求められる薬・栄養・運動の知識（上月正博，編）；22-30，南江堂，2010．
3) 浦部晶夫，島田和幸，川合眞一，編：今日の治療薬2017．南江堂，2017．
4) 亀井絵理香：知っておくべき薬剤の知識と投薬管理．図解　訪問理学療法技術ガイド（伊藤隆夫，斉藤秀之，有馬慶美，ほか編）；143-148，文光堂，2014．
5) 村田美穂：パーキンソン病．リハビリスタッフに求められる薬・栄養・運動の知識（上月正博，編）；179-188，南江堂，2010．
6) 伊藤 修：高血圧症．リハビリスタッフに求められる薬・栄養・運動の知識（上月正博，編）；48-59，南江堂，2010．
7) 堀江重郎，上山 裕：排尿障害．リハビリスタッフに求められる薬・栄養・運動の知識（上月正博，編）；221-225，南江堂，2010．
8) 日本老年医学会，編：高齢者の安全な薬物療法ガイドライン2015．メジカルビュー社，2015．
9) 医薬品医療機器総合機構：医薬関連情報　重篤副作用疾患別対応マニュアル
　　（http://www.info.pmda.go.jp/juutoku/juutoku_index.html）

コラム⑤ 現場で遭遇するトラブルとその対応

朝倉健太郎

在宅の現場でよくある問題について，在宅医としてかかわる視点からもう一歩進めて考えてみたい。まず，そのことが「待てる問題か，待てない問題かの判断」は重要である。突然生じた痛み，バイタルサインに影響が出ているような発熱，呼吸困難や意識障害などは，放っておくと生命にかかわると懸念される場合である。とにかく，迅速な対応が求められる。

在宅での対応の特徴

発熱は，最もよくある問題である。しかし，在宅で遭遇する発熱は，一般外来診療や救急外来で遭遇する発熱とは，その原因となる疾患の頻度および治療方針の方向性で若干異なる。上気道炎やウイルス感染症など，多くが自然経過で治癒するような発熱は，一般外来ではよくある。一方，在宅患者の多くは，併発疾患を複数抱える高齢者あるいは末期がん患者であり，多くの機能障害を伴っている。また重篤化しやすいことにも留意すべきである。このような背景からも，在宅では上気道炎やウイルス感染症などよりもまず対処すべきなんらかの器質的疾患が隠れていると考え，診療に当たることが求められる。

在宅の現場は，血液検査の結果は容易には得がたく，点滴治療も病棟で行うようにはいかない。限られたリソースを駆使し，よりよいケアにつなげなくてはならない。嚥下機能の低下した患者，口腔ケアが十分に行きわたっていない患者では誤嚥性肺炎を疑う。食欲不振が続いた場合，胆嚢炎を合併することもある。バルーンが留置されている場合，尿路感染症のリスクは上がるだろう。あるいは，蜂窩織炎や偽痛風のように，四肢や関節などが発熱の主座となることもある。

一般に，症状が不明確であったり，発熱自体に気付くことが遅くなったり，身体を動かすことが難しく全身の診察が容易でないなど，なかなか一筋縄にはいかない。

在宅患者の希望

在宅で療養する患者たちは，治癒が見込めず長期ケアを要していたり，死期が迫っていたりするため，疾患の根絶というよりは苦痛緩和と予後予測，日常生活のケアに主眼が置かれることが多い。病院への搬送が必要と思われる状況であっても，本人や家族から「できるだけ自宅で」と求められることもある。確かに，入院による廃用やせん妄の悪化を考えると，たとえ問題（発熱）が解決したとしても，新たな問題（廃用など）が生じるかもしれない。われわれの目指す「住み慣れた場で療養を続けること」は本来的なことではあるが，なかなか難しいものでもある。

コラム⑥ 医療機器，物品がない場合の対応の工夫

岩田研二

血圧計を忘れたとき，移動中に破損したとき

　あってはならないことだが，どうしても血圧計を取りに帰る時間がない場合，血圧計がなくてもある程度の数値を予測できる技術を紹介する。リハビリテーション（以下，リハ）提供時だけではなく，さまざまな場面で役立つ方法なので，覚えておくとよい。筆者も青年海外協力隊でタイに派遣されていたころ，リハ室に血圧計がなかったため，今回紹介する方法と同様の測定をしていた。まずは，友人同士でやってみるのがよい。練習を重ねていくと，血圧計を使った測定値との誤差がなくなっていくはずだ。

ダブルハンド法[1]

❶まずは，橈骨動脈を触診し，指腹を当てる。強い拍動なら脈圧（収縮期血圧と拡張期血圧の差）が40 mmHg以上と判断する（個人差はある）。

↓

❷橈骨動脈は触診したままで，今度は反対の指腹で上腕動脈を触診する（**図1**）。

↓

❸上腕動脈を圧迫したとき，橈骨動脈の拍動を評価する。上腕動脈に強い圧迫を加えても橈骨動脈を触れることができれば収縮期血圧は160 mmHg以上，逆に上腕動脈に弱い圧迫を加えたとき橈骨動脈を触れることができない場合は収縮期血圧は120 mmHg以下と予測できる。

↓

❹脈圧を収縮期血圧から引き，拡張期血圧を予想する。

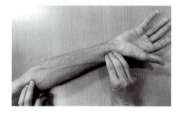

図1　ダブルハンド法

その他の血圧を予想する脈拍測定部位[2]（**図2**）

図2　脈拍測定部位

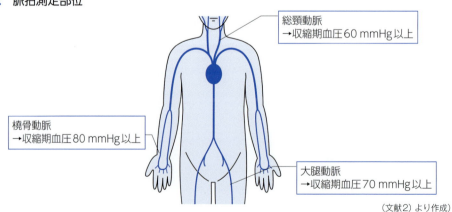

総頸動脈
→収縮期血圧60 mmHg以上

橈骨動脈
→収縮期血圧80 mmHg以上

大腿動脈
→収縮期血圧70 mmHg以上

（文献2）より作成）

番外編:メジャーを忘れてしまったとき

　自分の親指と小指を広げた長さを知っていると，上がり框の高さ，ベッドの高さ，椅子の高さ，便座の高さなどを測定する際にも役立つ（**図3**）。

図3　親指と小指を広げた長さを利用する

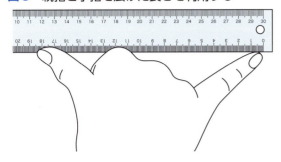

文献
1）志水太郎:おだん子×エリザベスの急変フィジカル 第2夜 血圧. 週刊医学界新聞 3163号, 2016.
2）徳田安春:バイタルサイン 脈拍. フィジカルアセスメントがみえる；44, メディックメディア, 2015.

Ⅳ部

環境へのアプローチ技能

1 参加・活動レベルと生活範囲の捉え方

杉浦 徹

「活動」「参加」が求められる背景

　厚生労働省による「高齢者の地域におけるリハビリテーション（以下，リハ）の新たな在り方検討会」が平成26（2014）年度に開催された。そこでは，①「身体機能」に偏ったリハが実施されている，②「活動」や「参加」などの生活機能全般を向上させるリハが徹底されていない，③個別性を重視した適時・適切なリハの計画と実施が不十分である，④高齢者の気概や意欲を引き出す取り組みが不十分であるなど[1]への課題が議論された。言うまでもなく，これらの課題解決はわれわれセラピストの責務である。このため，平成27（2015）年度介護報酬改定[2]では，個別性を追究しながらも，「心身機能・構造」「活動」「参加」の要素にバランスよく働きかけるリハの実施や，これらを推進するための「リハマネジメント」により重きが置かれたと認識できる。こうした背景から，以前よりもキーワードとしての「活動」「参加」がクローズアップされ，生活期のリハはより脚光を浴びる形ともなった。しかしながら，「活動」「参加」を意識するあまり，「心身機能・構造」へのアプローチができないセラピストになっては本末転倒である。訪問リハでかかわる時期や状態が身体機能の回復段階にあるケースなども少なくない。あくまで，「活動」「参加」を目標に，「バランスよく働きかける」リハとセラピストが求められていることを忘れてはならない。

訪問リハにおける「活動」「参加」と生活範囲の捉え方

　訪問リハが担うべき「活動」「参加」の役割とは何か。前述した平成27年度の改定において，村井は，「訪問・通所リハにおいて『活動』『参加』に対する支援ができるようにするため，訪問リハでは居宅から公共交通機関を利用するための訓練など，居宅からの一連の行為としての訓練ができるように，通所リハでは事業所の屋外でのサービスを提供できるようにした」[3]と述べている。また，訪問リハの役割について，宮田は，「生活の現場においての生活の個別性に特化したアプローチは，訪問のほうが行いやすい」[4]としている。加えて，地域の生活者が対象となる訪問リハでは，急性期・回復期よりも個人因子・環境因子の影響が強く作用してくる。対象者が「どのような人生を歩んできたか」，つまり，これまでの「生き方」が「活動」「参加」への生活範囲に大きく作用してくる。このため，訪問リハでは「多様な実生活場面」での「個別性」に応じた「活動」「参加」へのかかわりが求められていることを理解しておきたい。

1 参加・活動レベルと生活範囲の捉え方

● 訪問リハによる「活動」へのかかわり方

訪問リハでは，在宅での環境に合わせた生活行為，いわゆる日常生活活動（activities of daily living ; ADL）を中心とした「活動」へのかかわりはもちろん，個人・環境因子を背景とする手段的日常生活活動（instrumental active of daily living ; IADL）としての調理や洗濯，外出先・職場・地域コミュニティなどでの幅広い「活動」へのかかわりも必要となる。その際には，①実生活場面での動作・作業自体の評価，②福祉用具・補助具，住宅改修，家族の協力などによる環境調節，③調節した環境での段階的なアプローチを同時並行で進めながら，結果として，④動作・作業における機能性と再現性の向上，⑤安全性・安定性・安楽性があり，継続力のある動作・作業の獲得を目指していきたい（図1）。ただし，心身機能レベルでの課題が残存していれば，当然バランスよくアプローチする必要がある。

また，在宅生活を過ごしていくなかで，当初はしていたのに「していない行為」という動作や作業も出現してくる。もちろん，対象者にとって，次第に優先度が下がり，必要でなくなった場合もあるが，対象者の「意欲・意志がなくなった」という理由でセラピストが簡単に片付けることは望ましくない。例えば，心身機能レベルの変化，環境面での調整不足，介助者の対応・技術レベルによる破綻，介助者もしくは対象者の時間的な制約による控えや諦め，人間関係による依存などの要因について改めて考える機会をつくっていただきたい。

● 訪問リハによる「参加」へのかかわり方

『活動』はいわゆるADLやIADLに関する客観的な遂行状況をみる指標であるが，

> **ポイント**
> 対象者の自主性を引き出し，心身機能レベルで「できる行為」を，必要となる環境下で，活動レベルとしての「している行為」へ移行していくことが重要。

図1 訪問リハにおける「活動」への評価とアプローチイメージ

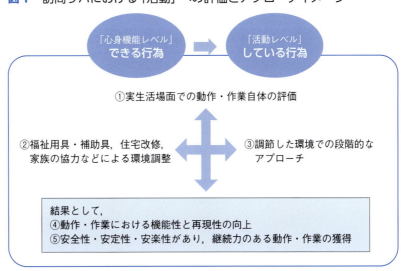

『参加』はその人の生活や人生場面への主体的なかかわりのことであり、日常生活における主体的な楽しみや家庭や社会での役割、生きがいといった主観的な状況をみる指標である[5]。つまり、訪問リハがかかわるべき「参加」とは、対象者の人生における周囲とのかかわりすべてに存在し、かつ多様で形がないものといえる。また、対象者の主体的な「思い」が最も重要となるわけだが、対象者の周りにいる家族や友人がもつ「想い」と一緒に「参加」が達成されていくことも少なくない。たとえ障害が重度で多くの介助が必要であっても、家庭や社会、さまざまなコミュニティのなかで、その対象者がもつかかわりの役割は無限に存在する。ADLは全介助レベルながらも車椅子へ乗り、家庭や社会の場で時間を皆と共有することや、季節の風や風景を感じることなどで「参加」目標が達成できる場合もある。このため、対象者本人から「思い」の聴取が困難な場合があれば、周囲から「想い」を聞くことも大切な評価となる。

一方、家庭復帰や職場復帰のように、「参加」目標が明確であれば、その目標に向かって進めればよい。しかし、明確な「参加」目標をもつ対象者が多いわけではない。このような際には、「興味・関心チェックシート」(p.101)などのツールを用いて、対象者の主体性を引き出し、深く掘り下げ、「参加」の内容に類似性のある課題をうまく提供しながら、対話のなかで対象者自身に選択してもらえるような提供をしていきたい。そして、さらに地域社会へと「参加」の範囲を広げていくためには、セラピスト自身が地域資源や福祉への知識と認識をより一層深める努力が必要となるかもしれない。

> **ポイント**
> 「参加」へのアプローチが「心身機能・構造」「活動」へもつながる。

文献

1) 厚生労働省老健局：高齢者の地域における新たなリハビリテーションの在り方検討会報告書；21-25, 2015.
　(http://www.mhlw.go.jp/file/05-Shingikai-12301000-Roukenkyoku-Soumuka/0000081900.pdf)
2) 厚生労働省老健局：平成27年度介護報酬改定の骨子.
　(http://www.mhlw.go.jp/file/06-Seisakujouhou-12300000-Roukenkyoku/0000081007.pdf)（2017年8月20日時点）
3) 村井千賀：介護報酬改定とリハビリテーション．地域リハビリテーション 11 (3)；162-166, 2016.
4) 宮田昌司：介護保険とリハビリテーション－訪問リハについて．地域リハビリテーション 11 (3)；188-193, 2016.
5) 吉良健司：生活課題解決アプローチモデル．訪問リハビリテーション完全マニュアル-制度から実務まで徹底コンプリート (gene, 編)；63-68, gene, 2017.

1 ケアプランにおける訪問リハのあり方

中川征士

ケアマネジメントとわが国における導入の背景

● ケアマネジメントとは

「要援助者または利用者（以下，対象者）と社会資源を結び付けることによって，対象者の地域社会での生活を支援していくこと」である。このケアマネジメントはケアマネジャーの権限が大きく専門家主導で実施していくものと，対象者主導で専門家が対象者の生活設計を側面的に支援していくものの2つに大きく分けられる。従来からの概念で分類すると前者は「医学モデル」，後者は「生活モデル」とも分類できる。基本的にケアマネジメントは対象者の自己決定や自己選択を支援する側面をもつため，後者の「生活モデル」の立場で検討されることがほとんどである。そうしたケアマネジメントの結果，対象者の生活の質（quality of life；QOL）が高まることにつながる。さらに，ケアマネジメントには付随目的として財源抑制という側面も併せもつ。質の高いケアサービスを効率的に提供する方法として，各国で導入が進められた背景がある。

● ケアマネジメントの歴史

ケアマネジメントはどのような対象者であっても地域生活を支援することを目的としており，「ノーマライゼーション」の理念を実現する最適な方法である。その歴史は1970年代，アメリカでの精神障害者のコミュニティケアの推進から始まっている。在宅生活の継続のために，住むべき住宅の保障と一本化された窓口の設置を条件としながらケアマネジメントが世界へ広まった。ケアマネジメントにおいて重要視される考え方は「エンパワメント」「自己決定」である。「エンパワメント」の側面では，最終的な支援目標を対象者自身がケアプラン作成できる能力を身に付けることが重要視されている。また「自己決定」の側面では，「自分らしく生活する」ためには生活の仕方を自分の意思で決めることが保障されていなければならず，それ自体が自立支援の理念となっている。そのような側面から「エンパワメント」「自己決定」を念頭に置いたケアマネジメントが求められている。

わが国への普及は1989年に高齢者領域を中心として始まった。現在，ケアマネジメントがわが国に導入されてから四半世紀が経過したところである。

ケアマネジメントにおけるケアプラン

ケアプランとは対象者に対してサービス提供をするための計画書のことをいう。対象者や家族の希望に沿ったサービス内容をケアマネジャーが作成することが現在一般的であるが，対象者自身や家族が作成することも可能である。ケアプラン

作成・実施はケアマネジメントにおけるプロセスの一部となる。一連のプロセスは以下の図1のようにインテーク面接から始まり，アセスメント，ケアプラン作成，サービス提供，モニタリング，評価がセットとなり，必要に応じてケアプランを修正し，マネジメントサイクルを回していくことになる。サービス提供が必要ない場合，ケアプラン作成が終結することもある。ケアプランの方針や目標を共有するためやモニタリング内容の共有などのためにサービス担当者会議を開催し，本人・家族，サービス提供者が集まって協議することも随時必要となる。

訪問リハのあり方

　介護保険制度には「利用者の選択権」「利用者の自己決定権」が謳われており，基本的には対象者が決め，選択することになる。ケアプランに訪問リハビリテーション（以下，訪問リハ）が組み込まれるためには，対象者が在宅生活のなかでリハビリテーションを希望する必要がある。そのあり方としては前述のケアマネジメントの考え方からすると，「対象者」が「訪問リハビリテーションサービス」を利用することで，地域社会での生活が継続できるような支援が必要な状況においてケアプランに組み込まれることが考えられる。

● **訪問リハビリテーションサービスとは**

　理学療法士・作業療法士・言語聴覚士の資格をもつ者が主治医の指示に基づいて在宅でサービス提供を行うものを指す。セラピストのサービスを在宅で受けるには医療機関などに併設した「訪問リハビリテーション」と訪問看護ステーションからの「訪問看護による理学療法士等の訪問」に区分されているが，明確な役割分担はされていない。両者とも医療保険・介護保険を用いて利用が可能であり，適用可能な保険は年齢や疾患により異なる。それぞれの区分と保険の種類により利

図1　ケアマネジメントプロセス

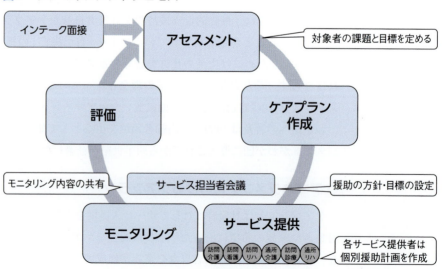

用料金や制度上の相違点がある。両者とも主治医による指示書が必要になるが，「訪問リハビリテーション」では主治医による訪問リハ指示書の発行が必要となり，その指示期間は1～3カ月となる。訪問看護ステーションの場合，主治医による訪問看護指示書が必要となり，その指示期間は1～6カ月となる。指示書のフォーマットは基本的に図2のようになっている。

● 訪問リハで重要なこと

主治医からの指示書という形の指示と，介護保険利用者であればケアマネジャーからのケアプランという形の指示の2種類があり，それぞれにどのような方針と指示が出されているのかを考えていく必要がある。個別援助計画としてリハビリテーション計画書を作成し，計画に基づいて訪問リハを実施していくことが求められる（図3）。その計画は本人や家族の希望だけでなく，医師からの指示やケアマネジャーからの指示の内容も含めて考え，作成していく必要がある。もしその方向性に悩んだ際にはケアマネジャーへサービス担当者会議の開催を依頼するとその方向付けが行いやすくなる。

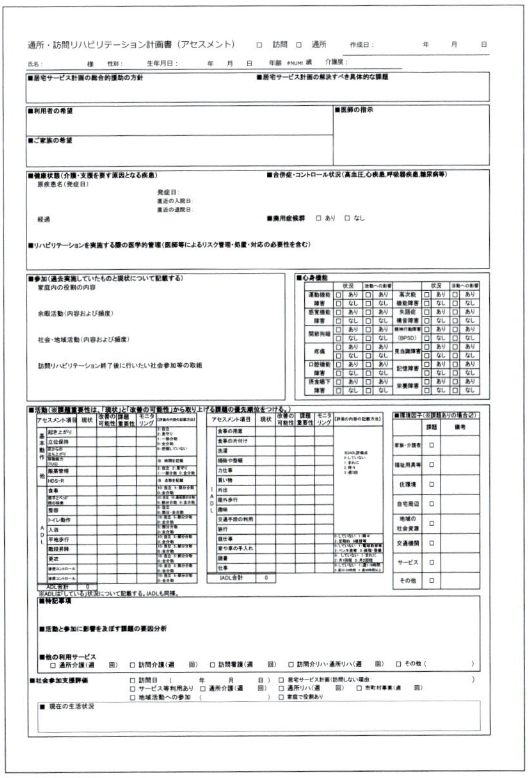

> **ポイント**
> 医師からの指示やケアマネジャーからの依頼を整理する。

図2 訪問リハビリテーション指示書

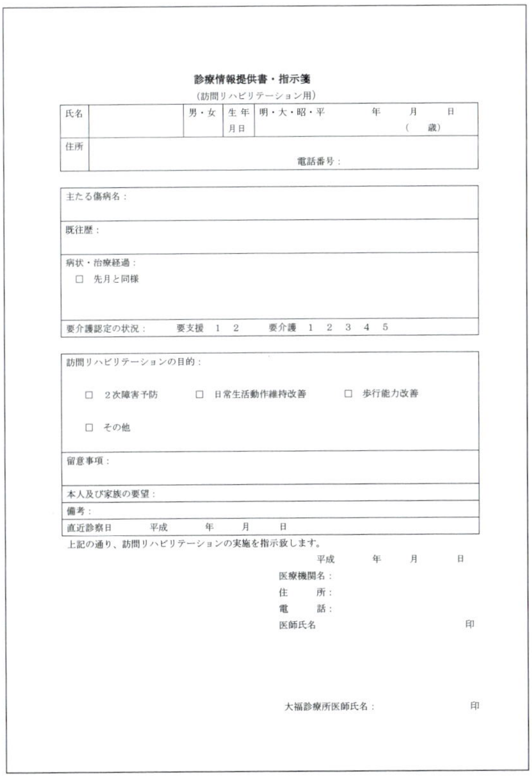

図3 訪問リハビリテーション計画書

2018年2月現在使用中の書式（大福診療所より許諾を得て転載）

Ⅳ部 環境へのアプローチ技能　3章 住環境評価と住宅改修へのかかわり方

1 住宅改修の基礎と応用

杉浦　徹

住環境評価の捉え方とかかわり方

　住環境とは，対象者の生活空間であり，これまでの人生の「想い」が詰まった場所であることを忘れてはならない。運動機能・能力の評価により，必要と考えられた箇所へ手すりなどを設置する住宅改修は，機能上，最も適していることかもしれない。しかし，その場所に存在する「役割」や「家族の想い出」などを評価せずに住宅改修を進めれば，ただ無機質で活用されない「モノ」「空間」だけを生み出す可能性もある。このため，セラピストは運動機能・能力の評価に加え，住環境とともにある対象者とその家族の個人・環境因子をしっかり評価して住宅改修にかかわるべきである。これらを実現した住宅改修であれば，先行研究[1]で示されているような「要介護度」の改善，認定調査項目「移動」「排尿」「日中の生活」「外出頻度」の改善も期待できるだろう。また，住環境への介入は，介護費用の軽減[2]，介護時間の短縮[3]などへの効果も報告されており，適切な住環境へ改善していくことは，訪問リハビリテーション（以下，訪問リハ）を必要とする対象者だけでなくその家族へも好影響をもたらしてくれる。

● 住宅改修前に考えること

　住宅改修前には，多様な生活場面と環境を想定しながら，「情報を集積する」ことが最も重要となる。訪問リハで直接かかわる時間や場面は，対象者にとっては生活の一部分であり，これらの情報収集・評価だけでは，決して有益な改修は行えない。例えば，昼間と夜間では同じ環境であるにもかかわらず，照明を点けるという課題が追加され，また季節が変われば，冷暖房器具の設置などで動線が変わることも想定しなければならない。

　また，対象者が家族の前で見せる行動や手助けの状況確認はもちろん，対象者の症候や障害に対する家族の認識と理解も評価すべきである。一方，独居の場合には，家族からの情報収集や安全性の確認が得られないため，工夫が必要となる。例えば，日ごろから多職種との関係性を築き，多職種の視点からの情報を得ることや，ケアマネジャーと連携し，一時的に訪問リハ時間を変更して介入することを考える必要がある。また，独居の場合には，地域包括支援センターや地域の民生委員，町内会の見守り活動などから情報が得られることもあるため，地域の社会資源に視点を広げることも重要である。住宅改修前には，これらの情報とセラピスト評価を結び付け，他の専門職とともに住宅改修計画にかかわっていきたい。ただし，職種が異なればイメージする形も当然異なるため，セラピストの意図を伝えるコミュニケーション能力も鍛えておきたい。

> **ポイント**
> 今後の経過による疾病の進行や加齢の影響を踏まえた予後予測，家庭の経済状況などの先を見据えた住宅改修案の提示も必要。

> **ポイント**
> 独居の場合には，地域の社会資源に視点を広げることも重要。

● **住宅改修後に考えること**

住宅改修後は，その環境に合わせた「活動」レベルへのアプローチが訪問リハでは求められる。しかし，訪問リハの時間には限りがあるため，家族に対し，手すりの持ち方や動作の手順などを伝え，正確な動作を反復できる体制を整えながら「している行為」の獲得を目指す必要がある。最終的に，改修後の住環境で，対象者とその家族にとって，機能性・再現性・安全性・安定性・安楽性を獲得した行為が継続できるようになれば，その時点での住宅改修は成功したといえる。しかし，時間の経過に伴う状態変化は必ず出現するため，運動機能・能力の評価に加え，必ず住環境の評価も定期評価として継続していきたい。

また，独居の場合には，多職種との連携により反復量を保ち，状態の変化に関しては，「この動作に時間がかかるようになってきたら教えてください」など，想定される明確な観察ポイントを伝えておき，変化にいち早く気付ける体制を整えることもセラピストの責務となる。

一度実施した住宅改修は簡単には変えられないが，福祉用具の変更により，住環境を調整することはいくらでもできる。また，住宅改修を支えるさまざまな制度も存在しているため，これらの制度も理解しておきたい。

住宅改修に関する制度

住宅改修を実施するにあたり，セラピストが覚えておきたい制度を2つ紹介する。1つは介護保険法による住宅改修費の支給制度であり，もう1つは介護保険法以外での助成制度である。

● **介護保険法による住宅改修費の支給**

介護保険法では，要介護者と要支援者に対し，住宅改修費の支給に関する内容[4,5]が明記されており，住宅改修費の支給対象となる種類も明確に定められている（**表1**）[6]。また，住宅改修費の支給には限度額があり，要介護状態の区分にかかわらず，定額20万円[7]となる。このうち，9割または8割（一定以上の所得がある場合）が介護保険で支給され，対象者の自己負担は残りの1割または2割となる。

表1 住宅改修費の支給対象となる種類

(1) 手すりの取り付け
(2) 段差の解消
(3) 滑りの防止および移動の円滑化などのための床または通路面の材料の変更
(4) 引き戸などへの扉の取り替え
(5) 洋式便器などへの便器の取り替え
(6) その他 (1) から (5) の住宅改修に付帯して必要となる住宅改修

＊現在では，玄関から道路までの通路部分などの屋外も給付の対象となっているが，住宅の新築や増築に関しては，支給の対象外である。

> **ポイント**
> 支給限度額の例外となるタイミングが2種類ある。

さらに，支給限度額の例外となるタイミングが2種類あることも覚えておきたい。1つは，「転居」した場合であり，転居前の支給状況に関係なく，転居後の住宅においては，再び20万円までの支給が可能となる。また，「介護の必要の程度」の段階が3段階以上上がった場合（**表2**）[7]，再度20万円までの支給が可能となる。ただし，これらの例外は1人につき1回の適用となるため，利用するタイミングが重要となる。

表2 「介護の必要の程度」の段階と要介護状態区分の関係

「介護の必要の程度」の段階	要介護状態区分
第6段階	要介護5
第5段階	要介護4
第4段階	要介護3
第3段階	要介護2
第2段階	要介護1または要支援2
第1段階	要支援1

＊例えば，要支援2の方が要介護4となった場合，「介護の必要の程度」の段階が3段階上がったことになり，再度20万円までの支給が可能となる。

● 介護保険法以外による助成制度

身体障害者手帳や療育手帳を持っている方に対し，住宅改造・改修への費用の一部を補助する事業が市町村で行われていることも多い。助成の対象となる身体障害者の種類定義（視覚障害・肢体不自由など）や等級，療育手帳の総合判定の程度に関しては，市町村により異なるため，お住いの役所やホームページなどで確認していただきたい。ただし，介護保険による給付が利用できる場合には，介護保険制度が優先となる。

文献

1) 横塚美恵子，二戸映子，鈴木鏡子，ほか：介護保険制度を利用した住宅改修による生活全般への影響．理学療法科学 25 (6)；855-859，2010．
2) Mann WC, Ottenbacher KJ, Fraas L, et al.: Effectiveness of assistive technology and environmental interventions in maintaining independence and reducing home care costs for the frail elderly: A randomized controlled trial. Arch Fam Med 8 (3)；210-217, 1999.
3) Hoenig H, Taylor DH Jr, Sloan FA: Does assistive technology substitute for personal assistance among the disabled elderly? Am J Public Health 93 (2)；330-337, 2003.
4) 介護保険法（平成二十八年法律第四十七号）第四十五条
5) 介護保険法（平成二十八年法律第四十七号）第五十七条
6) 厚生労働大臣が定める居宅介護住宅改修費等の支給に係る住宅改修の種類（平成11年厚生省告示第95号）
7) 居宅介護住宅改修費及び介護予防住宅改修費の支給について（平成12年老企第42号）

Ⅳ部 環境へのアプローチ技能　4章 家族の介護負担／介護能力

1 人的介入

杉浦　徹

介護者となる家族の捉え方

　家族因子は重要な資源である。これまでにも，家族の意向[1]や構成人数[2]，介助可能な時間[3]，協力度[4]などの家族因子は，病院から自宅への帰結因子とされてきた。つまり，「在宅生活に必要な因子」として「家族の介護能力」が挙がるのは間違いないだろう。このため，介護者となる家族の捉え方や家族へのかかわり方がセラピストにとって大切になることは言うまでもない。

　そこで，平成28（2016）年国民生活基礎調査の概況[5]をみると，介護者と要介護者が同居している割合は58.7％であり，その内訳は配偶者が最も多く（25.2％），次いで子（21.8％）となっている。また，介護者と要介護者などの組み合わせの年次推移をみると，60歳以上同士，65歳以上同士，75歳以上同士の組み合せがいずれも上昇傾向にある。そのなかで，同居する主介護者の介護時間を要介護度別[5]にみると（図1），要介護3以上では，「ほとんど終日」が最も多く，要介護5では，54.6％が終日介護と向き合っていることになる。このような状況のなかで，家族関係がどれほど良好であっても，家族の介護負担感の出現は避けられないだろう。事実，同居する主介護者の悩みやストレス要因[5]の実態では，「家族の病気や介護」が最も多い要因であり，70％以上となっている。家族因子は，対象者の在宅生活に不可欠な因子に違いないが，家族を疲弊させ，継続力をなくし，家族関係を不

> **ポイント**
> 実生活場面での対象者を支えているのは，「家族」であり，その家族が高齢化し，老老介護が当たり前の時代。

図1　要介護度別にみた同居の主な介護者の介護時間の構成割合（平成28年）

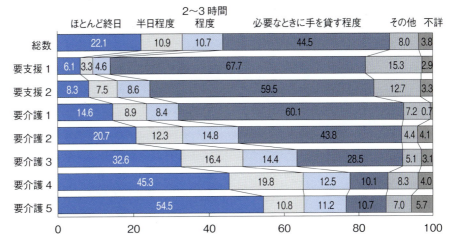

注：1)「総数」には要介護度不詳を含む。
　　2) 熊本県を除いたものである。

良にしては，対象者がいくら在宅で過ごせても，そこに幸せはないかもしれない。セラピストは，このような背景を認識したうえで，どう家族とかかわるべきかを考えていきたい。

介護負担を抱える家族へのかかわり方

家族の介護負担感を考える際，信頼性と妥当性が確認され，介護負担感を客観的に示す「Zarit介護負担尺度日本語版」[6]という優秀な評価スケールにまずたどり着くだろう。しかし，その結果を対象者とその家族に還元していくためには，個別的な対応・対策が必須であり，日々の訪問時に何を感じとればよいのかが重要なポイントとなる。また，杉田らによる脳卒中者の家族介護者における介護負担感に関連する要因のシステマティックレビュー[7]では，「介護者の精神状態が悪化していること」，「ソーシャルサポートが乏しいこと」の2つが介護負担感を強くする因子であるとしており，脳卒中者の日常生活活動（activities of daily living；ADL）能力に関しては，介護負担感に関する要因として一定の結論が得られなかったともしている。このことから，介護者となる家族の状態評価，ソーシャルサポートとしての訪問リハによる自宅での家族指導のスキルは身に付けなければならない。

● 家族の状態から介護負担感を推察するスキル

訪問時，介護負担感を推察するために確認してもらいたい4つの視点を紹介する。1つは，介護者自身の「健康状態」の確認である。家族へのバイタルチェックや腰痛，膝の痛みへのアドバイスなど，セラピストから家族にとって有益となる（安心感を与えられる）情報を提供しながら，健康状態を確認し，不安を打ち明けられる信頼関係の構築を図ることも重要である。2つ目は，主介護者となる「家族の身なり」の確認である。服装はもちろん，髪型や化粧などの美的な整容への配慮が欠けてくる場合，心の余裕がなく，介護負担感が増大している可能性がある。また，この現象は家族だけでなく，対象者の服装などにも影響を与えることが多い。3つ目は，「家の清潔状況」である。ゴミが溜まっている，掃除がされていない，シーツが交換されていない，洗い物が溜まっている，ペットの世話が不十分であるなども心の余裕を感知する大切なポイントとなる。最後の4つ目は，セラピストが感じる「直感や違和感」である。もし，少しでも何か感じることがあれば，その感覚を信じ，「最近，どうですか？」など，何気ない声掛けをしてみることで，意図していなかった不安を家族が打ち明けてくれることもある。セラピストは，これら4つの視点から，家族の介護負担感を推察し，家族への声掛けやケアマネジャーとの連携による介護負担感の軽減にも努める習慣を身に付けておきたい。

> **ポイント**
> ①介護者自身の「健康状態」の確認
> ②主介護者となる「家族の身なり」の確認
> ③「家の清潔状況」
> ④セラピストが感じる「直感や違和感」

● 介護能力を培う自宅での家族指導スキル

ソーシャルサポートとして，自宅でセラピストが提供できる家族指導の方法を「介助指導」，「ホームプログラム指導」，「疾病管理指導」の3つの視点で挙げる。

介助指導

まず家族指導を開始する前には，多くの家族にとって，介護が初めての経験であるという前提（家族の不安や恐怖など）をセラピストは理解すべきであり，この部分を軽視すれば，後々の介護負担感へつながることを忘れてはならない。また，専門用語を使用することは不適切であるし，「介助指導」において過介助や自立支援の考え方を当然のように示すのは不親切である。家族は，最初からうまくできなくて当たり前，失敗もするという「雰囲気づくり」をまずは対象者と家族を交えて行っていく。また，介助量を多く必要とする介助方法ほど，獲得までには多くの時間を要することも共通の理解とする。そのうえで，紙面や写真，適切な福祉用具・補助具なども用いながら，動作の過程を1つずつ分解し，「この部分は，これだけ自分で行えますね」「この力を使っていけば，足の筋力が落ちませんね」などの過程を踏んでいきたい。加えて，介護負担感も確認しながら，日々の活動量を保つ継続力のある介助方法の検討・選択・獲得をしていきたい。

> **ポイント**
> 介助量を多く必要とする介助方法ほど，獲得までには多くの時間を要する。

ホームプログラム指導

同様に，対象者と家族による共通の認識をつくることが最も大切なポイントとなり，「なぜ必要なのか」の目的は明確にすべきである。そのうえで，「いつ」「どこで（場所）」「何種類」「強度（負荷）」「頻度（回数）」など，具体的な内容について家族と一緒に考えることで，対象者と家族にとって適度かつ適切なプログラムを選択でき，負担感も少ない継続力のあるホームプログラムが実現できると考えられる。

疾病管理指導

これはセラピストのみで行うものではない。サービス担当者会議などにおいて，セラピストの視点から疾病にかかわる知識の共有やアドバイスが行えるスキルを身に付け，家族をはじめ多職種とも連携しながら在宅生活を支える指導を行っていきたい。

文献

1) 杉浦 徹, 櫻井宏明, 杉浦令人, ほか：回復期退院時の移動手段が車椅子となった脳卒中患者に求められる自宅復帰条件－家族の意向を踏まえた検討－. 理学療法科学 29 (5)；779-783, 2014.
2) 植松海雲, 猪飼哲夫：高齢脳卒中患者が自宅退院するための条件－Classification and regression trees (CART) による解析－. リハビリテーション医学 39 (7)；396-402, 2002.
3) 内山侑紀：自宅復帰率. 脳卒中機能評価・予後予測マニュアル（道免和久 編）；163-169, 医学書院, 2013.
4) 小山哲男, 道免和久：脳卒中患者の自宅復帰指標の作成. リハビリテーション医学 45 (Suppl)；S391, 2008.
5) 厚生労働省政策統括官付参事官付世帯統計室：平成28年 国民生活基礎調査の概況. (http://www.mhlw.go.jp/toukei/saikin/hw/k-tyosa/k-tyosa16/dl/16.pdf) (2017年8月20日時点)
6) Arai Y, Kudo K, Hosokawa T, et al.: Reliability and validity of the Japanese version of the Zarit Caregiver Burden interview. Psychiatry Clin Neurosci 51 (5)；281-287, 1997.
7) 杉田 翔, 藤本修平, 今 法子, ほか：脳卒中者の家族介護者における介護負担感に関連する要因の検討：システマティックレビュー. 理学療法科学 31 (5)；689-695, 2016.

1 発達過程と就学・就労にかかわる変化とその対応について

大場やよい

相談支援とは

　障害福祉等のサービスを利用する際に，相談支援事業所に所属している相談支援専門員がサービス等利用計画を作成する。日常生活などをうかがいながらどういった部分にサービスが必要なのかを一緒に考え，サービス等利用計画書を作成し，都度モニタリングを行いながらサービス等利用計画の見直しを行う。数多くあるサービスや制度のなかでどのようなものを利用できるのか？その方や家族に合ったサービスは何かなど，障害のある方やその家族などの話を聴く。小児の場合はサービス等利用計画ではなく障害児支援利用計画を立てることになる。成人と違い初回アセスメントが特に重要で，家族との関係性や本人の状態などをより具体的に知る必要がある。そのため地域によって違いはあるが療育センターなどの相談員が担当するケースも多い。

> **ポイント**
> 成人と違い初回アセスメントが特に重要。

相談支援専門員について

　相談支援専門員は指定相談支援事業所，基幹相談支援センター，市町村などに所属しており，障害分野におけるケアマネジャーのような存在である。在宅生活を開始する際，中核となってコーディネーターとしての機能を担っている。相談支援専門員の所属する事業所にもよるが，成人・小児どちらかのみに対応している場合や，両方に対応している場合がある。

障害児支援利用計画書の詳細

　まずは現在の状況として本人・主介護者・家族，それぞれの1日の生活の流れを24時間のシートに記載し，客観的に見ることができるようにしていく。どの時間にどのような人（場所）があれば地域で暮らしていくことができるのかを週間予定に起こし確認する。次に現在の状況を見ながら生活を見直し，改めて困っていることや今後どう成長していってほしいかなど本人のニーズもヒアリングして計画書に記載していく。最後に再度週間表を使用し，計画書作成で出た希望なども含めた週間計画を作成する。

　完成した計画書を元に関係者会議を行い，改めて目標を確認しながら情報を共有していく。

在宅生活に向けて

　在宅生活を快適に安心して過ごすことができるように入院中から準備を開始する。

順序

入院（退院の見込み）→ カンファレンス（病院）→ 退院 → 在宅

　退院前カンファレンスでは主に入院中の様子，退院後のイメージをともに相談する，自宅で過ごす・外出するなどあらゆる場面を想定して注意すべき部分などを確認していく。病院でかかわっていた方々の話を聴く大切な機会となる。退院後はまず自宅で落ち着いて生活できることを目標に，在宅に介入できる福祉サービスなどを提案していく。自宅での生活が落ち着いてきたら，児童発達支援，放課後等デイサービスなどの療育を受けられる場所に出ていくことを提案していく。

在宅の概念

　病院から退院して「地域で生活する」ことを示し，自宅の中だけで完結させるのではなく，療育を受ける場所に行ったり学校に通ったり，外出をすることも含まれている。生活の場を病院から自宅へと切り替えた地域生活という考え方である。

セラピストとの連携

　セラピストと相談支援専門員のかかわりは多様である。病院のソーシャルワーカーからの紹介やすでに訪問で介入しているセラピストから福祉サービスの相談の連絡をもらう場合などさまざまである。筆者の所属する事業所（相談支援専門員）では，作成するサービス等利用計画・児童支援利用計画書には福祉サービスだけではなく通院や訪問看護・訪問リハについても記載している。訪問看護やリハのなかでどのようなことが習得できたのか，今どこにアプローチしているのか，どのようなところに注目しているのか，福祉サービスやご家族ができることがあるのかなどをうかがい，目標の中に組み込む。かかわる人全員が本人の身体の状況を理解できるように，情報提供書の共有や関係者会議への参加も促していく。必要であればリハビリの状況を見せてもらい，関係者へ情報提供していく場合もある。

情報共有の大切さ

> **ポイント**
> 本人にも家族にも必ず葛藤や悩みが出てくる。

　前述のように，在宅での生活を安定させるためには情報共有が非常に大切で，家族や関係者が本人の今後を同じように考えているかが重要である。小児の場合，成長していくなかで本人にも家族にも必ず葛藤や悩みが出てくる。些細なことであっても情報を共有しておくことで統一した支援を提供していくことができ，不安感を軽減させることにつながる。

2 療育的ケア／福祉サービスと制度について

上野多加子

　障害児支援の基本理念には，「地域社会への参加・包容の推進と合理的配慮」，「障害児の地域社会への参加・包容を子育て支援において推進するための後方支援としての専門的役割の発揮」，「障害児本人の最善の利益の保証」，「家族支援の重視」の4つがある．今後の支援のあり方として，地域における縦横連携の推進が挙げられるなど，地域生活を送るためには，子どものライフステージに応じた切れ目のない支援が重要とされている．

　その支援には専門的なかかわりが必要であり，『障害児支援の在り方に関する検討会報告書』[1]には，「全ての子どもには発達支援が必要である中，障害のある子どもについては個々のニーズに応じた丁寧な支援が必要であるという認識に立ち，一人ひとりの個性と能力に応じた支援を行うことができる体制を作っていくべきである．重症心身障害児のように一般の子育て支援の枠内での対応が現実問題として困難なケースもあることは前提としつつも，他の児童も含めた集団の中での「育ち」を保障していくためには，子育て支援を念頭に置きつつ，継続的な見守りを行って，発達支援が必要な場合に特別な支援を行うことを基本とすべきである」と述べられている．

　また，平成24（2012）年度の児童福祉法［昭和22（1947）年法律第164号］改正において，障害のある子どもが身近な地域で適切な支援が受けられるよう，障害児支援の強化を図るために，従来の障害種別に分かれていた施設体系が一元化された．さらに，医療的ケアが必要な障害児については，病院，在宅診療，訪問看護などの医療関係者と適切な連携を図ることが重要であり，医療分野と福祉分野の連携の拡充が必要とされている．

　障害児通所支援には児童発達支援，医療型児童発達支援，放課後等デイサービス，保育所等訪問支援がある．本項では「障害をもつ子どもとのかかわり」について，またそのなかでも療育的なかかわりが強い，主な対象を重症心身障害児とする「児童発達支援」，「放課後等デイサービス」における機能訓練担当職員の役割について述べる．

> **ポイント**
> 運動機能や検査上に表される知的能力にとどまらず，子どものできること，得意なことに着目し，それを「伸ばす」支援を行う．

障害をもつ子どもとのかかわり

　子どもの成長は，「遊び」を通して促される．周囲とのかかわりを深めたり表現力を高めたりする「遊び」を通して職員が適切にかかわるなかで，豊かな感性や表現する力を養い創造性豊かになるよう具体的な支援を行う．また，単に運動機能や検査上に表される知的能力にとどまらず，子どものできること，得意なことに

着目し，それを「伸ばす」支援を行うことが重要である。また，継続的な支援を行い，将来の子どもの発達・成長の姿を見通しながら日常生活や社会生活を円滑に営めるよう，正常な「発達段階」についての知識をもち，支援の対象となる目の前の子どもがどの発達段階にあたるのか，という部分に注目するとよい。各発達段階におけるかかわりについてはp.112～，「小児」を参照いただきたい。

障害のある子どもに関しては，発達の状態および発達の過程・特殊性等を理解し，1人ひとりの子どもの障害種別，障害の特殊性および発達の状況に応じた支援を行う（障害の特殊性や発達段階に応じた具体的な支援についてはp.116，「発達段階を踏まえた福祉用具の選定／医療的ケアとその工夫」を参照）。一方で，疾患は子どもの特徴を踏まえるうえでの参考にはなるが，あくまでも目安である。成長発達状況や家庭環境等の要因が組み合わさることで，子ども1人1人の個別性が出てくるため，子どもの支援内容は障害種別や疾患などで明確に分けられるものではないということを忘れてはいけない。また，障害種別に応じて，設備・備品への配慮のほか，子どもや保護者との意思の疎通，情報伝達のための手話など，言語以外のコミュニケーションによる配慮も必要である。障害の有無にかかわらず，すべての子どもがともに成長できるよう，可能な限り地域の保育，教育などの支援を受けられるようにし，かつ同年代の子どもとの仲間づくりを図っていく。

● **予備能力の少ない子どもの支援**

予備能力とは，子ども自身がもっている体力・生理機能における最大の能力と，日常生活を送るうえで必要な能力の差を指す。予備能力の少ない子どもの状態は変化しやすく，自分で活動をコントロールすることが難しいため，支援者はバイタルサインや全身状態に異常がないか，常に子どもの状態に気を配りつつその変化を予測しながら支援する必要がある。医療的ケアが必要な子どもや重症心身障害のある子どもに対しては，心身や健康の状態，病気の状態などを考慮し，活動と休息のバランスをとりながらさまざまな活動を展開していく。

特に年少児は自分の状態を言葉で表現することが難しく，重症心身障害のある子どもに関しては重度の知的障害および重度の肢体不自由があるため意思疎通に工夫が必要な場合もある。機嫌が悪い，甘えてくる，筋緊張が強い，ぐったりしているなど，「普段とは違う」子どもの小さなサインを読み取り，興味や関心をもった体験的な活動の積み重ねができるようにすることが重要である。また，筋緊張を緩和する子どもが楽しいと思えるような雰囲気作りや空調管理，遊び，姿勢管理により，健康状態の維持・改善を支えることが重要である。また，子どもが可能な限り体験的な活動ができるよう他職種と連携して活動内容を検討する必要がある。

児童発達支援

児童発達支援は主に未就学の障害のある子どもを対象に提供するものとして位

> **ポイント**
> 医療的ケアが必要な子どもや重症心身障害のある子どもに対しては，心身や健康の状態，病気の状態などを考慮し，活動と休息のバランスをとりながらさまざまな活動を展開していく。

置づけられ[1]，子どもたちが将来日常生活や社会生活を円滑に営めることを大きな目標としている。支援の内容としては発達支援，家族支援，地域支援がある。機能訓練担当員としては発達支援でのかかわりが特に重要であり，ここでは運動と感覚，認知と行動，言語とコミュニケーションといった日常生活における基本的な動作や知識，技術の賦与，そして集団生活への適応訓練などの支援を行う。

● 乳幼児期

乳幼児期は障害の有無にかかわらず，子どもの生涯にわたる人間形成にとって極めて重要な時期であり，子どもの障害の状態および発達の過程・特性などに配慮しながら子どもの成長を支援する必要がある。年少児の場合は特に健康状態の変化が著しいことから，その変化に留意しながら生活習慣の育成を考慮していく。また，親子関係の形成期にあることを踏まえ，保護者が子どもの障害特性をどの程度理解しているかを考慮しながら支援を行う。さらに，子ども個人へのかかわりだけでなく，子ども同士の関係や協働が促されるように集団的な活動に対する支援を行い，社会への参加につなげられるようにかかわる必要がある。子どもの発達の基盤となる家族・きょうだいへの支援にも努めなければならない。

● 進学後

子どもが成長し，小学校や特別支援学校に進学，または放課後等デイサービスの利用を開始する場合についても，子どもの発達支援の連続性を図るため，支援内容などについて相談支援専門員を中心とした担当者会議を設け，子どもたちにかかわる機関が集まるなどの方法で情報共有を図り，円滑に引き継がれるように支援する。相談支援専門員との連携についてはp.182，「発達過程と就学・就労にかかわる変化とその対応について」を参照。こうした支援の移行の際は，相談支援事業所と連携することが重要である。

放課後等デイサービス

学校に就学している障害児を対象として，授業の終了後または休業日に，生活能力向上を目的とした訓練を計画し社会との交流促進などの支援を行うものである[1]。支援の内容としては，自立した日常生活を営むために必要な訓練，創作的活動・作業活動，地域交流の機会の提供，余暇の提供が挙げられる。これにより，学校や家庭とは異なる時間，人，体験などを通じて個々の子どもの状況に応じた発達支援を行う。

小学校から高等学校までの学童期の子どもたちは心身の変化が大きい。この時期の子どもの発達過程や特性，適応行動の状態を理解したうえで1人ひとりの状態に即した発達支援を行う必要がある。また，日常的な子どもとのかかわりを通じて保護者との信頼関係を構築し，保護者が子どもの発達に関して気兼ねなく相談できる場になるよう努める。そして学校との連携を積極的に図り，サービスの一貫性をもつことが求められる。子どもから成人へと成長するライフステージに

応じた切れ目のない支援を行ううえで，学校卒業後も見据え，相談支援専門員が中心となって，医師やセラピストなどの子どもに携わっている職種を交えた情報共有の機会を設けることも大切である。

機能訓練担当職員としての連携

児童発達支援，放課後等デイサービスでは，主として重症心身障害児を通わせる場合の従業者の基準について別に定められており，日常生活を営むうえで必要な機能訓練を行うため，機能訓練担当職員を置く必要がある。機能訓練担当員とは理学療法士，作業療法士，言語聴覚士，心理指導担当職員のことであり，これらの専門職のうち1人以上を配置することとされている。

● 児童発達支援，放課後等デイサービスにおける機能訓練担当職員の特徴

余暇活動のなかに機能訓練的要素をもってかかわることがあり，「遊び」を通した機能訓練の実施を求められる点が挙げられる。機能訓練担当職員としての知識を共有し，ときには指導的立場として他職員に情報提供する役割も求められる。活動においては多職種同士の擦り合わせが重要であり，各分野の支援者の専門性が発揮できるような他職種にもわかりやすい表現で支援計画を作成し，説明するなどの環境づくりが必要である。他職種の特徴を知り，目標を共有し，お互いの長所を活かし，短所を補うことができるよう連携することで，子どもたちに効果的な支援を行うことができる。

今後の展望と課題

医療技術の進歩により以前は救命できなかった重度の障害をもった子どもたちが長期生存できるようになったことなどの社会的背景から，重度の障害や医療的ケアを抱えて生活する子どもは増加傾向にある。小児の在宅生活では，その主な療育者となる家族への負担が大きい。しかしながら冒頭でも述べたような障害児通所支援や，小児を対象とした訪問サービスといった資源は，量的にも質的にもまだ十分とはいえず，小児在宅分野におけるサービスの充実は必要不可欠なものとなっている。また，成長発達していく子どものライフステージに合わせ，子どもや家族の思いに寄り添ったサービスを提供することはその子どもだけではなく，家族を支えるうえで重要な役割を担っているといえる。

> **ポイント**
> 家族の思いに寄り添ったサービスを提供することはその子どもだけではなく，家族を支えるうえで重要な役割。

障害児通所支援事業では機能訓練担当職員が単独で配置されていることが少なくなく，支援の内容がその1人の知識と技術により大きく異なってくるといえる。一方でその支援の個別性は高く，小児の特徴をよく理解して子どもとかかわり，機能訓練担当員としての知識の習得と技術の向上に日々努めなければならない。また，多職種との連携を図るために「特別支援計画書」を作成し，その支援の内容を共有することが必要である。

在宅で生活する子どもを支える資源には通所事業や訪問事業そして病院といっ

たさまざまなサービスがあり[1]，それぞれが独立したサービスを提供するのではなく一元化された支援を行う必要がある．支援を受ける子どもとその家族を中心としたサービス担当者会議の内容を共有するために，相談支援専門員と連絡を取り合うといった連携も重要であるといえる（相談支援員専門員との連携についてはp.182，「発達過程と就学・就労にかかわる変化とその対応について」を参照）．

文献

1) 障害児支援の在り方に関する検討会報告書
 (http://www.mhlw.go.jp/stf/shingi/0000050945.html)

IV部 環境へのアプローチ技能　6章 対象者における近隣の医療・介護資源

1 大都市型

杉田　翔，藤本修平

　本項では，大都市型，特に人口50万人以上を想定した場合の訪問リハビリテーション（以下，訪問リハ）に関連する医療・介護サービスの種類とそれらのメリット・デメリット，また対策について解説する。

訪問リハにかかわる医療・介護サービスの種類とメリット・デメリット

　まず，訪問リハは，介護保険のみが利用可能な医療機関や老人保健施設，または医療保険と介護保険が利用可能な訪問看護ステーションによる訪問リハに大別される。

　対象者は，介護保険を用いるのであれば要介護・要支援者，医療保険であれば医師が訪問看護を必要であると認めた者となる。実質的にリハを行うのは理学療法士や作業療法士，言語聴覚士（以下，セラピスト）である。介護保険を用いた場合は，週当たり120分までリハが可能である。

　大都市における訪問リハの特徴としては，以下の点が挙げられる。

- 独居や高齢夫婦世帯の利用者が多い[1]。
- 依頼先である居宅介護支援事業所やかかりつけ医・主治医が在籍する機関が多いことから[2]，密な連携がとりにくい。
- 訪問するエリアが複数の市町村にまたがることも少なくないため，サービスの違いを把握し個別に対応しなければならない。
- 地方と比べ医療機関や老人保健施設，訪問看護ステーション，訪問マッサージ，保険外サービスを扱う機関が多く[2,3]，利用できる介護サービスの選択肢が充実している。

　以下にそれぞれの訪問リハにまつわるサービスのメリット，デメリットについて解説する。

● リハ事業所による訪問リハ

メリット

　施設にリハでよく使う機器や福祉用具などの物品を所持していることから，それらを用いた評価や治療が行いやすいことである。また，通所リハ施設を併設している場合は，セラピストから介護職に対する介助方法の指導やポジショニングの方法といった情報伝達がスムーズに行われるため，介護の質も高くなることが想定される。回復期リハ病棟のある病院に併設している場合は入院から在宅へとシームレスに移行できる。

デメリット

介護保険の枠組みであることから，通所サービスや福祉用具を多く利用していると保険点数の問題からケアプランに組み込めない場合がある。

● **訪問看護ステーションによる訪問リハ**

メリット

急変の危険性がある対象者は看護師も訪問していることが多く，全身状態やバイタルに関する情報共有や急変時対応のアドバイスを受けるといった連携がとりやすい。

デメリット

事業所内に指示医や主治医がいないため，医師との連携がとりにくい。十分なリハ機器や物品が揃っていないことが挙げられる。また，通所サービスや福祉用具のレンタルにより介護保険を多く利用している場合は，保険点数の問題からリハをケアプランに組み込めないことがある。

● **訪問リハと混同されるサービスについて**

訪問リハと混同されやすいサービスとして，あん摩マッサージ指圧師などによる訪問マッサージがある。

メリット

介護保険の枠組みでないことから，保険点数の上限を気にせずに利用できること，週に120分という制限がないことが挙げられる。

デメリット

リハ専門職ではない者が歩行訓練や運動療法を行うため，訓練の質や内容の妥当性が担保されない可能性がある。

都市部における訪問リハの課題

本節では，都市部の訪問リハに関する課題とその要因について解説する。

都市部の訪問リハに関する課題として，今後急速に進む高齢化への対応が困難であることが挙げられる[4,5]。特に東京，神奈川，大阪，埼玉，千葉，愛知の都市圏6都府県では，わが国で最も高齢化が進み，なかでも75歳以上で独居の者の割合が増加することが予測され[4,5]，今後さらに訪問サービスの需要が増える。一方で，リハ事業所（医療機関・老人保健施設）からの訪問リハは介護保険の給付金の内訳において全体の1％ほどであり，訪問看護を含めても4.3％と，他の介護サービスと比べ利用が少ない[6]。

訪問リハの利用率の低さの要因としては，対象者の需要が少ないことではなく，サービス提供者側であるセラピストが不足していることに起因する[7]。2013年の調査によると，6カ月間に3割以上の訪問リハ事業者，訪問看護ステーションが新規依頼を断ったことが報告されている[8]。その主な原因は人手不足や遠方による受け入れが困難なことが挙げられ，資源の不足が明らかとなった[8]。また，対象

> **ポイント**
> 訪問リハの利用率の低さの要因は，サービス提供者側であるセラピストが不足していることに起因する。

者宅までの最大移動時間は30分ほどであることが報告されている[8]。都市部では駐車スペースの不足や交通渋滞により移動を自転車で行っている事業所が多く，1つの事業所が担当できるエリアは狭くなり，供給不足の要因となっている。さらに，都市部の訪問看護ステーションに在籍する職員の数は5人未満であり，1つの事業所が受け入れることができる対象者の数が少ないことも供給不足につながっている。

訪問リハの課題に関する自治体レベルでの対応策

本項では，大都市のなかでも人口約150万人の川崎市を例に，現在の問題点とその対策について解説する。

川崎市民の生活は鉄道沿線を中心に展開し，郊外の市営住宅のうち築三十年以上の建物が2015年で64.1%，65歳以上の世帯主が68.1%と建物の老朽化，住民の高齢化が問題となっている（**図1**）[9]。

図2は，川崎市の訪問リハ事業所，セラピストが在籍する訪問看護ステーションの分布であるが，鉄道沿線に点在していることが明らかである。一方で事業所の少ない図の中央部は，古い団地や住宅街が存在し，独居の高齢者が多く在住しているエリアである（**図1**）。このことから需要と供給のバランスが保たれていない可能性がある。このような問題は川崎市のみならず他の自治体でも生じているだろう。

具体的な対策として，鉄道沿線部に高齢者向けの住宅やサービス付き高齢者住宅，介護および福祉施設を充実させ，高齢者の住み替えを促し，コンパクトシティ化を図ることが挙げられる[10]。しかしながら，都市部の鉄道沿線部は不動産価格といったコストにより施設の設置は容易ではない。そのため，地域包括ケアの活動拠点である中核機関などの設置を行い地域の特性に応じたサービスの提供を

図1 川崎市の高齢者の人口割合

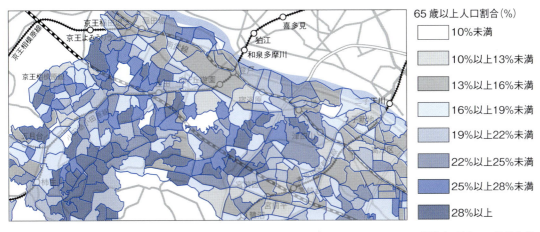

（川崎市　統計マップより作成）

図2 川崎市の訪問リハ事業所，セラピストが在籍する訪問看護ステーションの分布

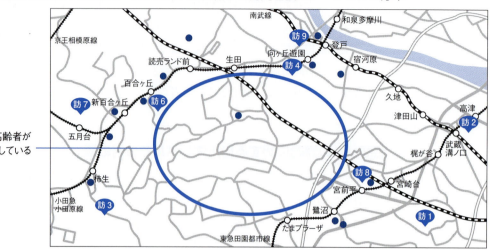

● セラピストの在籍する訪問看護ステーション
訪● 訪問リハ事業所

（川崎市　統計マップより作成）

　行うことが有効であろう。すでに住民の高齢化が進んだ団地の改変[11]や，団地自体を医療拠点や地域の交流の場とするような取り組み[12]も行われているため参考としたい。
　また，GIS（地理情報システム）[13,14]を用いて，高齢者の分布と訪問リハの事業所の関係を調査し，供給が不足しているエリアに訪問事業所や訪問看護ステーションを誘致することで需要と供給のバランスを整える対策が必要となる。地域ごとに住民の特性から必要なサービスを明確にし，まちづくりや介護事業所の誘致といった施策を展開することが重要である。

文献

1) 国立社会保障・人口問題研究所 人口構造研究部：日本の世帯数の将来推計（都道府県別推計），2014.
　(http://www.ipss.go.jp/pp-pjsetai/j/hpjp2014/gaiyo/gaiyo.pdf)
2) 厚生労働省：介護サービス施設・事業所調査，2015.
　(http://www.mhlw.go.jp/toukei/saikin/hw/kaigo/service15/index.html)
3) 日本訪問マッサージ協会：治療院のご紹介
　(http://www.houmon-massage.jp/introduce/index.php)
4) 内閣府：第1章 高齢化の状況，第1節 高齢化の状況（2地域別にみた高齢化），平成28年版高齢社会白書.
　(http://www8.cao.go.jp/kourei/whitepaper/w-2016/html/zenbun/s1_1_2.html)
5) 厚生労働省老健局：都市部の高齢化対策の現状，第1回 都市部の高齢化対策に関する検討会 資料，平成25年.
　(http://www.mhlw.go.jp/stf/shingi/2r98520000032exf-att/2r98520000032f26.pdf)
6) 厚生労働省：受給者の状況，平成27年度 介護給付費等実態調査の概況.
　(http://www.mhlw.go.jp/toukei/saikin/hw/kaigo/kyufu/15/dl/02.pdf)
7) 吉良健司：訪問理学療法における専門性とアプローチの実際．理学療法学 32（4）；155-158，2005.
8) 日本理学療法士協会：訪問リハビリテーションと，訪問看護ステーションからの理学療法士等による

訪問の提供実態に関する調査研究事業 調査報告書，2014．
(http://www.japanpt.or.jp/upload/japanpt/obj/files/chosa/research1401.pdf)
9) 川崎市：第4次川崎市市営住宅等ストック総合活用計画（市営住宅等長寿命化計画），2017．
(http://www.city.kawasaki.jp/templates/press/cmsfiles/contents/0000085/85591/siryou2H.pdf)
10) 川崎市：小杉駅周辺地区のまちづくり
(http://www.city.kawasaki.jp/kurashi/category/26-2-1-2-1-1-0-0-0-0.html)
11) 川崎市住宅政策審議会：川崎市における住宅政策の推進について～団地再生を中心として～，2013．
(http://www.city.kawasaki.jp/500/cmsfiles/contents/0000051/51343/25tousin.pdf)
12) UR都市機構：多様な世代が生き生きと暮らし続けられる住まい・まちを目指して～地域医療福祉拠点化によるミクストコミュニティの形成～
(http://www.ur-net.go.jp/welfare/kyoten/kyotenka_pamphlet_jirei20170310.pdf)
13) 飯坂真司，真田弘美：東京都の皮膚・排泄ケア認定看護師所属施設の分布－地理情報システムを用いた病院・自治体単位の空間分析．日本創オストミー失禁管理会誌 20（3）；319-328，2016．
14) 三原昌巳：福島県における初期医療サービスの地域差：物理的アクセシビリティと受療行動の関係から．人間文化創成科学論叢 12；201-209，2010．

2 中規模型(小規模から中規模の都市)

森下元賀

　地方分権や少子高齢化への対策を背景とした平成11(1999)年〜22(2010)年の平成の大合併とよばれる市町村の合併推進の結果，平成11年に3,229あった市町村が平成22年には1,730にまで減少した。その結果として，市町村の平均人口は36,387人(平成11年)から68,947人(平成22年)に増加し，平均面積は114.8km^2(平成11年)から215.0km^2(平成22年)に拡大した[1]。この合併により，専門職員の配置など住民サービス提供体制の充実強化，広域的なまちづくりが可能になった反面，周辺部の旧市町村の活力喪失，住民の声の届きにくさなどが問題点として挙げられている[1]。

　本項では，特に平成の大合併によって面積が拡大し，都市中心部と周辺の旧町村部で医療・介護サービス提供の密度に差が出ていることが予想される人口3万〜10万人の小規模から中規模の都市を取り上げる。法定人口が20万人以上の中核都市の訪問リハビリテーション(以下，訪問リハ)に関しては，p.189〜「大都市型」を参照いただきたい。

小規模から中規模都市の課題とサービス提供にあたってのデメリット

　医療・介護資源の種類，内容自体は大都市部と大きく変わるものではない。しかし，その資源を活用できるかどうかということに課題がある。

●都市のタイプ

　この規模の都市には2つのタイプが考えられる。1つは1万人程度の小規模の町村同士が合併し，旧町村ごとに医療機関や訪問看護，訪問リハの事業所を偏りなく抱える都市が挙げられる。こういう場合，多くは合併前の町にそれぞれ訪問リハの事業所があり，合併前と比較して著しく状況が変化したとはいえない。

　それに対して，数万人規模のその地域でも中心となる市に，小規模な町村が合併した都市が挙げられる。この場合は行政の中心となる都市中心部への人口，医療，介護資源の集中や旧町村部への行政サービスの不足が生じていることがある。このような都市の場合は，合併前から旧町村部に過疎地区を抱えており，医療・介護サービスの不足が生じていたが，合併後も大きな改善は見込めていないことが多い。

●都市のタイプによる課題

　地域でも中心となる市に小規模な町村が合併したタイプの都市は課題が多い。都市中心部には医療・介護サービスは行き届いており，行政によるサービス，訪問看護，介護，リハ事業所による介護保険サービスも十分に行き届いているが，

旧町村部の周辺地域には不足が生じていることが多い。これはもともと過疎地域を抱えていた町村部であったことに加えて、合併により都市面積が大きくなり、サービス提供体制が行き届かないことが原因として考えられる。

● 移動時間による不利益

都市の周辺地域で訪問リハの依頼があったとしても、事業所のある都市中心部から距離があり、移動に時間がかかる場合には、事業所として採算が取れず、断らざるをえなくなるケースもある。実際に日本理学療法士協会の調査[2]では、訪問リハ事業所、訪問看護ステーションが訪問リハの新規依頼を断る理由として、「遠方であるため」という理由が「マンパワー不足」に次いで2位になっている。さらに現在提供している訪問リハで、事業所から最も遠い対象者宅までの所要時間は平均30.9 ± 14.2分であると報告されている。この時間が面積が広く、人口、事業所が偏在している地域では特に問題となってくる。

上記より、小規模から中規模の都市では、医療・介護サービスの資源自体は都市に存在するが、都市全体に活用できないという事態が生まれてしまう。

> **ポイント**
> 地域包括ケアシステムの概念においても、30分以内に必要なサービスが提供される日常圏域ということがいわれており[3]、その日常圏域が確保できない場合は十分なケアが提供できないともいえる。

小規模から中規模都市のサービス提供にあたってのメリット

● 他職種との連携

事業所が特定の場所に集中していたり、中心部にある行政によるサービスが周辺部に届きづらいということはデメリットであるが、裏を返せば、専門職は顔の見える地区で働いているということであり、連携の面ではメリットとなりうる。地域包括支援センターが行政の委託ではなく、直営であることも多いため、連携は取りやすくなることが多い。そのなかで、サービスが届きづらい地域に対して、専門職とボランティア、NPOなどの非専門職ができるサービスをともに考えることによって、都市周辺部の課題も解決しやすくなるといえる。さらに対象者の問題を共有し、個人としてだけでなく地域としてどのように解決していくのかを考えることもできる。

> **ポイント**
> 専門職は顔の見える地区で働いているということであり、連携の面ではメリット。

● コミュニティづくり

地域包括ケアシステムでは中学校区を日常生活圏域として想定しているが、小学校区でのネットワークづくりも必要であり、地域包括ケアシステムの推進には、センターエリアでのネットワークを中心に、小学校区や日常生活圏域、市区町村のネットワークが重層的に連続性をもって構築されていく必要があることが指摘されている[4]。小規模から中規模の都市では旧市町村のコミュニティが残存しており、大都市よりも合併前のコミュニティは密であったことから、実際に互助、見守り活動を進めるうえでコミュニティづくりは容易であることもある。

岡山県の実情

次に岡山県の実情について解説する。介護給付等対象サービスの種類ごとの量

の見込みを定める単位となる圏域は，保健医療サービスおよび介護サービスの連携を図る観点から，岡山県保健医療計画に定める二次保健医療圏と一致させ，5圏域が設定されている（**図1**）[5]。このなかでも特に高梁・新見圏域，真庭圏域，津山・勝英圏域は高齢化率が高く，もともと過疎地域を抱える都市の割合も高い。しかし，訪問リハの事業所自体は県南西部，南東部と比較してもそれほど増加していない現状がある（**表1**）。

公立の医療機関のある地域では，医療機関の訪問リハ部門から地域の広い範囲でのサービス提供が行えており，医療・介護資源の活用がなされている。しかし，それ以外の地域においては，十分なサービスの提供が行えていないか，他の圏域の公立の医療機関からのサービスを受けている現状がある。実際には，高梁・新見圏域に位置する岡山県と鳥取県の県境に近い新見市千屋地区では新見市中心部からの訪問リハの提供が困難であるために，隣接する鳥取県日野郡日南町から訪問リハが提供されている。

中山間地域等に居住する者への介護保険点数の加算

小規模都市においても中心部から離れた指定地域に訪問事業を行った場合は介護保険点数の加算が認められるので，医療・介護資源が乏しい地区に対する法的

図1　岡山県の定める圏域

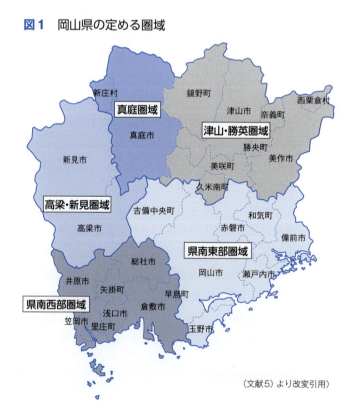

（文献5）より改変引用）

2 中規模型（小規模から中規模の都市）

表1 岡山県における事業者指定の状況

（平成26（2014）年4月1日現在の事業者数）

圏域名	訪問リハビリテーション				介護予防訪問リハビリテーション		
	平成12年4月	平成24年4月	平成25年4月	平成26年4月	平成24年4月	平成25年4月	平成26年4月
県南東部		546	577	595	524	556	569
県南西部		327	338	356	320	331	351
高梁・新見		26	25	27	25	24	26
真庭		14	14	15	15	15	16
津山・勝英		85	87	91	80	81	86
計	389	998	1,041	1,084	964	1,007	1,048

（注）事業者数には，みなし指定の数を含む。

（文献5）より改変引用）

なサポートとなる。

● **中山間地域等に居住する者へのサービス提供加算**

厚生労働省が定めた中山間地域等に居住する者へ通常の事業の実施地域を越えて訪問サービスを提供した場合，介護保険の所定単位数の5%が加算される。

● **特別地域加算，中山間地域等における小規模事業所加算**

厚生労働省が定めた中山間地域等の特別地域に居住している者に対して地域内の事業所による訪問サービスを提供した場合，所定単位数の特別地域加算として15%が加算される。

特別地域外の中山間地域に指定された地域にある小規模事業所が地域内に居住している者に対して訪問サービスを提供した場合，小規模事業所加算として所定単位数の10%が加算される。

小規模から中規模都市の課題への対策方針

第6期岡山県高齢者保健福祉計画・介護保険事業支援計画では，すべての市町村において，民間企業，NPO，ボランティア団体などの多様な主体が生活支援に参画し，住民参加の取り組みが行われるよう市町村を支援することが明記されている[5]。また，介護保険制度の持続可能性を維持しながら，中重度の要介護者を支える在宅サービスの普及促進などを図ることも示されている[5]。

特に小規模から中規模の都市で，医療・介護サービスの資源が活用できていない場合は，「インフォーマルサポート」とよばれるボランティア，社会福祉協議会，町内会や自治会などの地縁組織，民生委員，NPOの働きが重要になってくる。

小規模から中規模都市の課題に対するセラピストの役割

行政，民間企業，NPO，ボランティア団体などと協働してセラピストが行える

● 地域事業への参加

訪問療法士は今後，訪問リハのサービス提供者としての価値と合わせ，地域資源としてのリハビリテーション職として役立つ存在になることが求められている[6]。日頃から地域包括支援センターや社会福祉協議会とかかわりがない場合でも，各事業所同士の関係をもつところから始め，保健師，地域包括支援センターなどの行政の専門職やボランティア，社会福祉協議会，町内会や自治会，民生委員，NPOとも関係をもつことが必要になってくる。それにより，セラピストは地域のまちづくりや地域事業への参画も行い，専門的な知識でアドバイスを行うことが可能になる。小規模から中規模の都市で，たとえ自分が直接訪問リハにかかわれない場合でも，間接的な形で専門職の強みを生かしていく必要がある。さらに多様な担い手による生活支援に必要な幅広いネットワーク形成を手助けしていく必要がある（**図2**）。

● 地域ケア会議

地域ケア会議は，要支援者などの効果的な自立支援の方法について保健医療福祉の専門職レベルで検討する「地域ケア個別会議」，そこから浮かび上がった地域課題について住民を交えた地域レベルで検討する「ネットワーク会議」，さらに行政課題について関係機関を交えて市町村レベルで検討する「地域ケア推進会議」がある。また，市町村社会福祉協議会が民生委員や住民ボランティアなどと実施する小地域ケア会議と連携していく（**図3**）。

> **ポイント**
> 地域資源としてのリハビリテーション職として役立つ存在になることが求められている。

図2 多様な担い手による生活支援

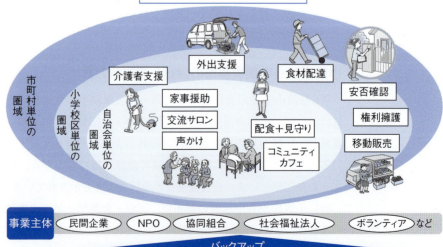

（文献5）より改変引用）

2 中規模型（小規模から中規模の都市）

セラピストはこの地域ケア会議に参加し，地域課題の発見・把握，地域づくりの検討のために具体的な方法を提案していく。

● 地域における集団サービス

訪問リハが十分に提供できていない地域においては，地域の集会所などで，集団サービスが提供されているケースがある。ボランティアや社会福祉協議会，NPOが主体となり，参加費を定めて，体操教室，片手での料理教室，レクリエーションを実施し，地域の要介護高齢者の参加を促し，身体機能の向上も目指すものである。実際に集団サービスを行っている岡山県井原市では，集会所までの移動が困難な参加者においては，社会福祉協議会の車両で送迎も実施している。

訪問リハの展開として，居宅における活動能力を高めることはもちろんであるが，社会参加を促していくことも重要な視点となる。退院1年後の生活満足度を調査した報告では，交流範囲が1人や家族のみの高齢者よりも隣近所や町内外な

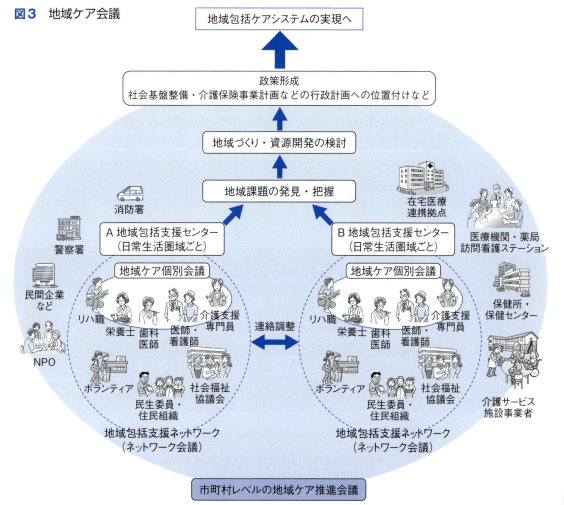

図3 地域ケア会議

（文献5）より改変引用）

どの交流範囲が広いほうが生活満足度は高いことが報告されている[7]。居宅におけるサービスが提供できない場合でも，地域における集団サービスを展開したり，サービスを提供している団体に専門的な視点からアドバイスを行うことがセラピストに望まれる内容である。

岡山県における実例

　岡山県浅口市は人口34,949人（2017年7月末）の小規模の都市である。浅口市では運動指導サポーター養成制度を実施しており，浅口市地域包括支援センターが主体となり，そこから業者に委託され，理学療法士などの運動指導の専門家が高齢者の集団体操を行うボランティアを養成する制度がある。サポーターとなったボランティアは浅口市独自の運動プログラムを地域で実践し，集団体操，運動指導を実施している。このように地域の社会資源を活用していくために，セラピストがボランティア育成に貢献している自治体も多い。

　また，浅口市独自の事業であるが，介護予防，社会参加を促すために，「浅口市みんなで支え合い生活支援サポーター」[8]という事業も行っている。これは調理，買い物，洗濯，話し相手などの日常生活支援のボランティアを養成する制度であり，介護支援専門員が利用者とサポーターの調整役として，サービスの内容，実施方法，回数などについて確認のうえ実施している。サポーターの育成にはセラピストは直接関与していないが，セラピストが日常的に介護支援専門員と顔の見える関係を構築しておくことによって，高齢者への有効な生活支援につながるものと考える。

文献

1) 総務省：「平成の合併」について（概要），2014.
　（http://www.gappei-archive.soumu.go.jp/heiseinogappei.pdf）（2017年8月28日時点）
2) 日本理学療法士協会：訪問リハビリテーションと，訪問看護ステーションからの理学療法士等による訪問の提供実態に関する調査研究事業 調査報告書，2014.
　（http://www.japanpt.or.jp/upload/japanpt/obj/files/chosa/research1401_simple.pdf）
　（2017年8月28日時点）
3) 厚生労働省老健局振興課：地域包括ケアシステムについて，2013.
　（http://www.mhlw.go.jp/bunya/shakaihosho/seminar/dl/02_98-02.pdf）（2017年8月28日時点）
4) 全国地域包括・在宅介護支援センター協議会 調査研究特別委員会：地域包括ケアシステムを構築する上での地域包括支援センターのあり方に対する提言，2014.
　（http://www.zaikaikyo.gr.jp/teigen/pdf/141030.pdf）（2017年8月28日時点）
5) 岡山県：第6期岡山県高齢者保健福祉計画・介護保険事業支援計画，2015.
　（http://www.pref.okayama.jp/uploaded/life/424208_2730441_misc.pdf）
　（2017年8月28日時点）
6) 内藤郁生：地域包括ケアの中の訪問リハビリテーション―多職種協働の視点から．地域リハ12（1）；28-33，2017.
7) 田村 茂：訪問理学療法の展開 3. 過疎地，都市部の活動現場から考える．PTジャーナル46（10）；905-910，2012.
8) 浅口市：浅口市みんなで支え合い生活支援サポーター事業実施要綱，平成25年3月29日 告示第43号．
　（http://ww1.city.asakuchi.okayama.jp/reiki/reiki_honbun/r331RG00000846.html）
　（2017年8月28日時点）

3 へき地型

小泉裕一

へき地・過疎地域の定義

へき地とは,「交通条件及び自然的, 経済的, 社会的条件に恵まれない山間地, 離島その他の地域のうち医療の確保が困難であって,「無医地区」及び「無医地区に準じる地区」の要件に該当するものをいう」[1]。

過疎地域とは, 生産人口や高齢者人口の比率や経年の人口の減少率, 財政力などにより決められる[2]。平成29 (2017) 年4月1日時点で全国に817市町村あり, その地域に住む人口は1,000万人を超えている[3]。

このように, へき地と過疎地域は厳密には別々に定義されるもので, 同一のものではない。傾向としてはへき地で過疎地域は多いが, 地方都市でも過疎化が進んでいる。イメージで判断するのではなく, 自分が住んでいる, または勤務している地域の医療・福祉資源や人口動態を把握しておくことが重要である。ここではへき地の特徴を中心に説明していく。

へき地の訪問リハの資源

> **ポイント**
> 市町村の広報誌などから情報をチェックし, 地域の医療・福祉資源を把握しておくことが重要。

へき地における医療・介護サービスは, 地域によっては提供される訪問リハビリテーション (以下, 訪問リハ) が限られることもあるが, 内容自体は都心部と大きくは変わらない。ただへき地では民間のサービスが不足していることが多く, 行政などの公的機関によるサービスが中心となることも少なくない。以下に知っておくとよい医療・福祉資源を紹介する。

● 診療所・病院の定期的な巡回診療・専門診療

へき地では病院へのアクセスが難しくなるため巡回診療を行っている地域がある。また, 病院・診療所があったとしても医師が少ないため専門的な診察が難しく, 定期的に他病院の専門医に診察を依頼していることがある。市町村の病院・診療所, 保健センターへの問い合わせや市町村の広報誌などをチェックすることで情報を得ることができる。

● 市町村保健師による健康相談

保健師は, 市町村の保健センター, 役所, 地域包括支援センター, 保健所などに配属されている。都市部ではかかわることが少ない職種ではあるが, へき地においては地域の保健サービスの中心的役割を担っている。高齢者・障害者の担当は保健センターや地域包括支援センターであることが多く, 保健師が無料で住民の健康相談を行っている。

● **市町村栄養士による食事・栄養相談**

　管理栄養士もしくは栄養士が保健センターに配属されていることが多いが，自治体により異なる。地域の健康増進を図るための食育事業にかかわり，自治体によっては個別に食事指導や栄養相談なども行っている。

● **保健所主催の難病・精神相談**

　保健所は都道府県や政令指定都市などが設置しており，市町村が管轄する保健センターとは異なる機関である。保健所は地域の公衆衛生全般を担う役割があるが，難病相談や精神相談も行っている。

● **社会福祉協議会の高齢者福祉事業**

　社会福祉協議会では高齢者や障害者を対象に，福祉サービスの利用援助を行う。日常生活自立支援事業や住民主体のサロン活動の支援などさまざまな事業を行っている。

● **民生委員による見守り**

　市町村の各地区には民生委員が配置されている。高齢者の見守り事業なども行っており，市町村の保健師や社会福祉協議会担当者を通じて情報共有ができる。

> **ポイント**
> 民生委員は主に住民のさまざまな生活上の相談に応じ，行政をはじめ適切なサービスへのつなぎ役としての役割を果たすとともに，高齢者や障害者世帯の見守りや安否確認などにも重要な役割を果たす[4]。

● **地域の健康教室・介護予防教室**

　地域で健康教室や介護予防教室が開催されている。実施主体は行政の場合もあるが，全国的に住民自治による取り組みが増えている。また，行政が民間事業者に委託している場合も多い。必ずしもセラピストが主体となっているわけではなく，柔道整復師や健康運動指導士など，さまざまな職種がかかわっていることも少なくない。教室の種類や開催頻度は地域によって異なるが，広報誌で確認できることが多い。

へき地における医療・介護サービスのメリット・デメリット

● **メリット**

他職種との連携

　保健センター，地域包括支援センターなどが身近にあり，保健師，栄養士などの他職種とコミュニケーションをとることで，対象者の全体像を把握しやすい。リハ職の視点だけではなく，他機関の他職種がどのように考えるのかといった情報を得ることで，目標設定やアプローチの幅も広がる。リハ職だけでは解決できない課題でも，他職種と連携することで包括的に解決できることがある。

　ただし，自ら積極的に連携をとる努力をする必要があり，機会を待っていても関係は深まらない。地域ケア会議などで積極的にコミュニケーションをとる必要がある。

地域資源の把握

　訪問リハでのセラピストのかかわりは基本的には1対1であるが，地域の資源や課題を把握することは非常に重要である。**表1**に確認しておくとよい地域資源の具体例を挙げる。

> **ポイント**
> へき地では地域資源が限られているため全体像が見えやすく，環境因子を具体的に把握することができる。

3 へき地型

表1 地区調査・視診で確認しておきたいことの例

- 家屋と街並み（集落・家々の様子）
- 集う人々と場所（場所・時間・集団の種類）
- 交通事情と公共交通機関（車・道路・バス・鉄道の状況）
- 社会サービス機関（種類・目的・利用状況・利用者）
- 医療施設（種類・診療科・規模・立地条件）
- 街を歩く人々（外見や人々から受ける印象）
- 地区の活気と住民自治（自治会・掲示板・チラシ・ゴミ）
- 人々の健康状況を表すもの（疾病・災害・事故・環境リスク）
- 地域のサークル活動（活動内容，主催者・参加者，活動状況）

（文献5）より引用）

● デメリット

マンパワーの不足

へき地の場合，地域に対して訪問リハ自体の供給量が不足していることが多い。これは都市部のように受益者が多いことに起因しているわけではない。人口は少ないが，面積が広く集落がまばらに点在する地域において移動に時間がかかり訪問できる対象者の人数にも限界があることで，相対的にマンパワーが不足するということである。

医師との連携困難

へき地診療所の医師は派遣医であることが多く，定期的に交代するため連携が難しい。新しい医師への情報伝達に時間がかかること，医師により治療方針，薬剤，搬送先が変わり混乱が起こることなどが問題に挙げられている[6]。

民間サービスの不足

都市部ではたくさんあるデイサービスも，へき地では地域に1カ所ということが少なくなく，その他の介護保険サービスの種類も十分ではない。最近では住民主体の通いの場も増えてきたが，地域差はまだまだある。また，公共交通機関が十分でない地域では，環境因子による制約で社会的参加が難しくなることが少なくない。訪問リハから次のステップにつなげるといったときに選択肢が非常に限られてしまう。

● デメリットへの対策

へき地における訪問リハでは，都市部と比較すると人的資源の不足による問題が生じやすい。へき地では限られた人材，資源のなかでどのように工夫するかという視点が重要である。へき地における地域保健のキーパーソンは保健師である場合が多く，対象者が訪問リハを終了する際には必ず保健師へつなげ，フォローアップをしてもらう必要があるかもしれない。場合によっては遠隔での指導など，従来のやり方に捉われない方法も検討する必要がある。

> **ポイント**
> 離島を有する市町村では，離島に事業所がない場合には内地からの訪問となり，経営上の問題からも訪問の頻度は限られる。

> **ポイント**
>
> **申し送りの工夫**
> 書面，口頭いずれにしても，困っていることや意見を求めたいことがあれば，冒頭に説明するとよい。

　医師を含めた連携においては，申し送りの工夫や地域ケア会議などの機会を有効活用し深めることが重要である。他職種に対して簡潔に，リハ職ができることとできないことを説明し，訪問リハに対する理解を得ていかなければならない。

　社会資源については，日ごろから他機関の専門職のみならず地域住民と顔の見える関係づくりをしていくことでインフォーマルの地域資源を発見でき，対象者の社会参加に結び付く可能性がある。

文献

1) 厚生労働省：第9次へき地保健医療計画の取り組み等，へき地保健医療対策検討会 第1回資料，2005.
   (http://www.mhlw.go.jp/shingi/2005/01/s0124-11b.html)（2017年8月6日時点）
2) 総務省：過疎地域自立促進特別措置法の概要（平成12年度〜平成32年度）
   (http://www.soumu.go.jp/main_content/000476787.pdf)（2017年8月6日時点）
3) 総務省 地域力創造グループ 過疎対策室：過疎地域自立促進特別措置法の改正概要について，2017.
   (http://www.soumu.go.jp/main_content/000485678.pdf)（2017年8月6日時点）
4) 全国民生委員児童委員連合会ホームページ　民生委員・児童委員とは
   (http://www2.shakyo.or.jp/zenminjiren/minsei_zidou_summary/index.html)
   （2018年2月19日時点）
5) 全国国民健康保険診療施設協議会：実践につながる 住民参加型地域診断の手引き 介護予防編，2014.
   (http://www.kokushinkyo.or.jp/Portals/0/Report-houkokusyo/H25/H25地域診断_手引.pdf)
6) 中川早紀子，高瀬美由紀：日本におけるへき地で働く看護師が直面する看護上の問題．日看研究誌 39（4）；105-113, 2016.

コラム7 へき地医療での理学療法士のかかわり方の工夫

小泉裕一

　筆者は東京都神津島村という人口1,900人ほどの離島で暮らし，村の保健センターに勤めている。この島には民間のサービスも含めてセラピストは筆者1人しかいない。物理的に遮断された離島という環境で何を大事にして働いているのか紹介する。

島ならではの環境の特徴

　島という閉鎖的な環境では，良くも悪くも住民にすぐに顔を覚えられる。適当なことをすれば悪い噂が立ち，逆に良いことをすれば良い評判が流れる。筆者のふるまい，態度はいつも住民に見られており，知らず知らずのうちに評価されている。商店に行けば，自分の患者と会うこともしばしば。暮らしがよく見えるため，変化も自分の目でよくわかる。良くなっているのもわかるが，逆に自分の無力さを感じることも少なくない。これが本当の地域密着なのだと，この島に赴任して初めて実感した。

離島でセラピストとして働くということ

　筆者が現在かかわっている事業は，来所対応（外来），訪問対応，健康教室，介護予防教室，健康・福祉イベントの開催，学校の通級や特別養護老人ホームでの指導など多岐にわたっている。一般的には病院に属していれば入院患者か外来患者の対応だけが仕事であり，訪問リハの事業所に属していれば訪問する患者への対応だけが仕事である。しかし行政機関である保健センターで働くということは，地域全体を俯瞰し，必要なサービスを考えていく必要がある。また，離島のような環境で1人しかセラピストがいないとなると，必然的に横断的にかかわる必要が生じる。

　しかしそうはいっても，筆者自身は経験年数10年程度の普通のセラピストである。セラピストが単独で実行できることに限界もある。では筆者が何を大切にしてさまざまな事業に向き合っているのか？ということを伝えたい。一言で言えば，"誠実"に対応する」この言葉に尽きる。もちろんセラピストとしてのさまざまな技術は大事であるが，まずは，1人1人と誠実に向き合う姿勢を大切にしている。これは一見当たり前のように感じることかもしれないが，「住民誰に対しても」と突き詰めると，意外と難しい。地域には子供から高齢者，また障害をもった方までさまざまな人々が共存しており多くのニーズがある。住民からはありがたいことに多くの相談を受ける。一般的にそれは理学療法士の仕事なのか？と思われる内容もあるかもしれないが，まずは**「聞く」ことを心がけている**。決してすぐに行政上のルールにあてはめず，柔軟に些細なことでも自分にできることを考えるようにしている。もちろん筆者自身の知識，能力が不足していることで完璧な対応をとれないことはあるが，住民は「誠実」に対応してくれたということで信頼を置いてくれることが多い。

　「誠実」に対応することで自分自身の成長にもつながる。住民とのかかわりのなかでこの地域を支え

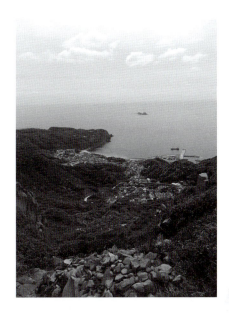

ているのは自分だという当事者意識が芽生えると，住民のために，地域のためにもっと自分が貢献できることはないか？とより勉強するようになり，また新たなアイデアが思い浮かぶようになるものだ。

　地域でかかわるというと，集団を対象とした健康増進事業や介護予防事業を思い浮かべる方が多いと思うが，それが成功するには地道な1対1のかかわりの積み重ねが必要だと思っている。「どんな小さなニーズにも"誠実"に向きあう」，今筆者が最も大切にしていることである。

V部

身体ケア技能

1 おむつ交換と清拭

羽田真博

　近年，在院日数の短縮化，退院調整に対する報酬加算など，国策として在宅シフトが進められている．それにより，今後はさらに濃厚な医学的ケアが求められる対象者が在宅領域に増え，比例して排泄・清潔行為に何かしらの援助を要する対象者も増えていくことが予測される．

　そのなかで，セラピストも，これまでの軽度者中心のかかわりから中等度～重度のケアを要する対象者とのかかわりが増すことが予測される．

　看護師や介護職が対象者に援助をする際，その前提条件として対象者にはもちろん，援助者側にも「安全」で「安楽」であることが求められる．特に，排泄・清潔行為は生活全般にかかわる行為であり，この行為を「安全」で「安楽」に行えるか否かは，その他の生活行為の自立度の指標にもなる．

　訪問リハビリテーションに携わる多くのセラピストが，通常業務としておむつ交換や清拭ケアを主目的に訪問業務を行うことは，本来，求められる専門性の観点から好ましいとは言えない．その一方で，訪問時に対象者がおむつ内で排泄を済ましている状況に遭遇すること，看護師や介護職と同行訪問をする際に，ケアの補助者としての役割を求められること，排泄ケアや清拭ケアを対象者だけでなく，援助者側に対しても「安全」で「安楽」に遂行するための理学療法やアドバイスなどの提供を求められることも少なくはない．

　よって，本項においては，排泄・清潔行為障害に対して必要な視点，あるいはそれらを予防するための視点の補完のために活用いただくとともに，そのような視点をもって理学療法などを提供することは，対象者にとっても家族にとっても生活全般の生活の質（quality of life；QOL）向上に寄与することにつながることを念頭に置いたうえで一読いただけると幸いである．

おむつ交換

　なんらかの理由によりおむつを使用する対象者は，排泄物やおむつそのものの影響により皮膚トラブルが生じやすい．また，排泄状況や日常生活活動（activities of daily living；ADL）レベル，1日の交換回数を考慮したおむつの型の選定が必要である．本項では，重度介護者に対する基本的なテープ付きパンツ型おむつ交換の方法を記載する（図1）．

● **必要物品**

- 陰部洗浄用のお湯（陰洗ボトル）と石けん
- 陰部清拭用のタオル
- エプロン
- 手袋
- ティッシュやトイレットペーパー
- 新しいおむつや尿とりパッド
- 汚物廃棄用の新聞紙やビニール袋
- 必要に応じて，軟膏や保湿剤など

清拭

　清拭とは，なんらかの理由で入浴できない患者に対して行う身体の清潔を保持するためのケアである。シャワー浴や入浴に比べエネルギー代謝が低く対象者の負担を少なく行えるというメリットがある。効能として汚染の除去だけに留まらず，皮膚の機能を円滑に保つ，血液循環を促す，爽快感を与えるなどの効果も期待される。また，対象者の全身を観察できる機会でもあるため，異常の早期発見にもつながるケアである。

　清拭には，全身清拭と対象者の全身状況や汚染の状況を考慮した部分清拭がある。その日の対象者の体調により，部分清拭に切り替えることも必要である。

　基本的な清拭の手順を図2に示す。

● **必要物品**

- タオル2～3枚
- フェイスタオル
- 着替え
- バケツ2個（55～60℃程度のお湯）
- 差し湯用のお湯（75℃程度）
- バスタオル，タオルケット
- 洗剤
- ディスポの手袋，エプロン
- 汚物廃棄用の新聞紙やビニール袋
- 必要に応じて，軟膏や保湿剤など

> **ポイント**
> 電子レンジで蒸しタオルを準備してもよい。

図1　おむつ交換の手順

❶承諾
対象者や家族におむつ交換の必要性や手順を説明し，承諾を得る。排泄，清潔行為を他者に委ねることはそれだけで尊厳の喪失につながる可能性があるため，気持ちに配慮したかかわりが必要である。

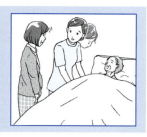

❷環境設定
窓やカーテンが開いていないか，プライバシーに配慮する。また，衣服を脱ぐため室温調整を行う。

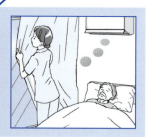

❸事前準備
事前に新しいおむつとパッドを広げて準備する。パッドは，尿や便が漏れないよう，おむつのギャザーの中に入れ込む。
排泄量や次回の交換までの時間によってはパッドの枚数を増やすこともあるが，漏れや活動性の制限を招くため，極力避けることが望ましい。

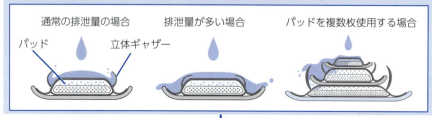

❹陰洗ボトルの準備
陰洗ボトルに人肌程度の温度にしたお湯を準備する。熱傷予防のため，その際には，必ず自身の腕の内側で温度を確認する。

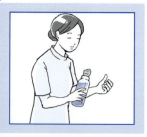

ポイント
排泄物は感染症の原因となる微生物を含んでいる感染源である。必ず，標準予防策に準拠した方法で実施すること。

❺脱衣
対象者の衣類を下げる。
※和式寝衣の場合は上方に上げる。

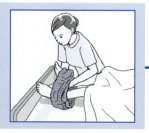

❻陰部洗浄，清拭

汚染が残ると皮膚炎や膀胱炎，褥瘡を引き起こす可能性があるため，しっかりと汚れを落とすことが必要である。男性の場合は陰嚢の裏，女性の場合は小陰唇の溝が特に汚染しやすい。また，排泄物の量・性状にも留意する。

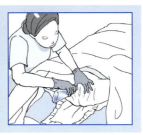

❼臀部の洗浄と清拭

対象者を側臥位にし，臀部の洗浄と清拭を行う。褥瘡の有無など，皮膚状態の観察も行い，保湿が必要な場合は，適宜，軟膏などを塗布する（汚染がおむつまで浸透せずにパッドで済んだ場合は，パッドのみを交換する）。

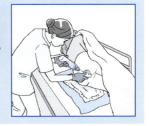

❽新しいおむつの装着

新しいおむつを半分丸めてセットし，反対側へ体位変換を実施。汚染したおむつを除去し，仰臥位へ戻す。おむつのテープ止めは交差するように止めると腹部への圧迫が軽減され，腸骨に掛けることでズレの防止になり，股関節の可動性を制限しなくなる。ウエスト部分や太もも部分が窮屈すぎないか，または緩すぎないかを確認する。ウエスト部分は指1本入る程度の余裕をもたせるのが理想である。

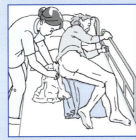

側臥位のまま，新しいおむつの中心が臀部の中心にくるように置く。

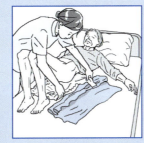

やや反対側の側臥位にさせ，身体の下からおむつを引き出す。

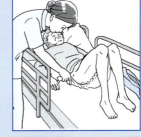

仰臥位に戻し，おむつを装着する。

❾後処理

パッドなどの汚染物は，新聞紙やビニールに包んで捨てる。衣類を整え環境整備をし，終了とする。

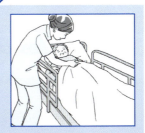

図2 清拭の手順

❶室温調整
室温は23〜25℃程度がよいとされているが季節や湿度，個々人の状況に合わせて調整を行う。また，環境づくりを行う。窓やカーテンが開いていないか，プライバシーに配慮する。

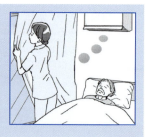

↓

❷体温管理
寝衣を脱がしタオルケットやバスタオルで全身を覆う。不感蒸泄に留意し，不要な気化熱の喪失による体温低下に防ぐ。

↓

❸清拭用タオルの準備
タオルの温度を確認してから実施。タオルは手掌に収まる程度の大きさで実施すると，タオルが不必要に対象者の身体に触れないため心地よさが増す。

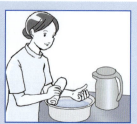

↓

❹清拭の実施
以下のように実施する。

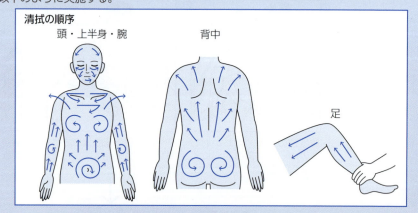

清拭の順序
頭・上半身・腕　　背中　　足

↓

❺清拭の終了
寝衣を整え環境整備をし，終了とする。

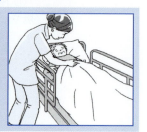

● セラピストの介入時に求められる視点

- バイタルサインの評価
- 皮膚の観察
- 排泄物の観察,回数の把握
- 感染予防
- ボディメカニクスを活用したおむつ交換,清拭方法の提案
- ケアに必要な関節可動域や床上動作能力の維持,向上
- 床上排泄,清拭ケアからの部分的,完全自立
- 対象者の残存機能の有効活用
- リラクセーション効果
- 対象者やその家族との関係構築の機会

多職種連携が当たり前となっている現代において,われわれリハビリテーション専門職は,これまでのようにその専門性を発揮することだけでなく,組織やチームの一員として機能的に活動できるような働きかけも求められる。

セラピストの知識や技術,視点は,対象者はもちろん日ごろケアに携わる看護職や介護職にとっても目から鱗であるものが多く,ケアの質を高める一因となることが多い。

また,セラピストが単独で目標達成に向けた介入をするよりも,多職種と連携しケア全体の質を高めることが,対象者の自立支援やQOL向上に寄与するケースが少なくない。専門的知識の使い方,伝え方,視点や介入方法などをさまざまな形で提案できるような柔軟性や提案力は,すでにわれわれに求められる資質の1つとなっている。

今,あなたは専門職としての強みや立ち位置というものにこだわりすぎてはいないだろうか。その熱意が,周囲が求める形とは異なる形で発揮され,多職種連携の妨げになっているとしたら,その考え方を抜本的に見直す必要性がある。もう機能訓練や徒手的治療を行うことだけを求められる時代ではない。専門職種としての役割をまっとうするためにも,本項が自身を鑑み,多職種を理解し,関係性の向上のために働きかけをする契機となれば幸いである。

文献

1) 川口孝泰,佐藤蓉子,宮腰由紀子,ほか編:リンクで学ぶ看護基本技術ナビゲーション 排泄の援助技術.中央法規出版,2005.
2) 竹尾恵子,監:Latest 看護技術プラクティス.学習研究社,2003.
3) 尾上孝利,豊留静香,中島江梨,ほか:高齢者施設におけるおむつ交換時に補助者の手袋に付着した細菌の動向.太成学院大学紀要 16;135-146,2014.

2 創傷ケア，管理，保湿

小口妃小江

皆様の対象者には創があるか？ その創はどんな管理をしているか把握しているか？自宅の環境は，創をつくる環境が常にあり，セラピストが第一発見者になることもある。その際，どのように創へ対処し医師や看護師へ連絡をしたらよいのか，その一助を述べる。

環境

誰しも自宅で椅子や家具に足をぶつけた経験があるのではないだろうか。高齢者であれば，転倒をして皮膚損傷を負うことがある。このように，自宅では創傷を負う場所が多々ある。

褥瘡と環境整備はあまり関係のないものに思われるかもしれないが，対象者の周囲にタオルやケーブルなどを持続的に下敷きにしてしまうことで褥瘡を発生させる場合もよくある。また，臥床傾向の方に対し，その人に見合った体圧分散寝具を使用したりポジショニングを行ったりしなければ褥瘡が発生することは容易に理解いただけるだろう。しかし，普段歩行をする方でも，テレビを見る座位姿勢が長い場合褥瘡発生リスクが高いため注意が必要である。要介護3以上の人には必ずケアプランに褥瘡予防を入れる必要がある。なぜならば，寝たきりではないが，自力体動が困難となりすべてに介助が必要な状態であり，褥瘡発生リスクが高まるからである。このように自宅の環境は，創傷や褥瘡を負う危険性があることを念頭に入れておきたい。

> **ポイント**
> 要介護3以上の人には必ずケアプランに褥瘡予防を入れる必要がある。なぜならば，寝たきりではないが，自力体動が困難となりすべてに介助が必要な状態であり，褥瘡発生リスクが高まるからである。

高齢者の皮膚の特徴

高齢者の皮膚はドライスキンでトラブルを起こしやすい。それは，皮膚にはさまざまな機能があるが，最も重要な表皮のバリア機能が低下しているからである。

表皮は，毛穴から皮脂が分泌され皮膚表面の潤いを保つ働きをしている。また，基底層から細胞分裂を繰り返し上に押し上げられ角質層から落屑となって剥がれ落ちる。これ「ターンオーバー」とよび若年者で約30日を要するが，高齢者になるとその分泌機能が低下しターンオーバーは若年者の1.5倍程度に延長され乾燥傾向となる。また，角質層は，角質細胞と角質細胞間脂質で構成されている。角質細胞間脂質とは，セラミドとよばれる角化細胞脂質中の層板顆粒から分泌される脂質である。角質は保湿機能があり，皮脂，角質細胞間脂質，天然保湿因子（natural moisturizing factor；NMF）の3つが重要とされている。

高齢者の皮膚はこのセラミドが少なく細胞間に隙間があるため，容易に水分が

2 創傷ケア，管理，保湿

蒸散したり外部からの細菌などが侵入することで掻痒感が生じ，それを掻爬することで創傷をつくり悪循環を招く（**図1**）。また，表皮突起の平坦化やセラミドの減少などで皮膚の菲薄化が起こり，機械的刺激で基底膜が容易に剥がれることで，水疱やびらんを形成しやすい。それに加え糖尿病や透析，がん罹患やそれに伴う治療，浮腫などがあれば，より一層バリア機能は低下してくるだろう。そこで重要なのは，皮膚のバリア機能を保持するために保湿ケアを行うことである。また，スキン・テア（skin tear：皮膚裂傷）にも注意が必要である。これは「摩擦・ズレによって，皮膚が裂けて生じる真皮深層までの損傷（部分層損傷）である」[1]といわれており，一歩間違うと「虐待」と間違われることもある。高齢者の皮膚は脆弱で容易に皮下出血などを起こすため，セラピストがその部位や周囲を触り二次損傷を起こさないためにも，皮膚の状況を確認しておくことが望ましい。

> **ポイント**
> 皮膚のバリア機能を保持するために保湿ケアを行う。スキン・テア（skin tear：皮膚裂傷）にも注意が必要。

スキンケア

スキンケアとは，①健康な皮膚を維持するため，②洗浄し汚れを取り除き，③皮膚を保護しバリア機能の保持と体内環境を整え，④創傷がある場合は，感染予防に努め創傷治癒過程を遅延させないことである。

スキンケアの基本は，皮膚と同じ弱酸性の石鹸をよく泡立て優しく洗うことである。この際，高齢者での週1回程度のみの入浴や小児の場合は皮脂が多く付着しているため，酸性の石鹸を使用することもできる。

そして，洗浄剤が残らないようによく洗い流すことが大切である。その後，のびのよいローションを皮膚に摩擦力を加えないように毛の流れに沿って塗布することが望ましい。在宅ではワセリンを多く目にするが，ワセリンはベトつきがあ

> **ポイント**
> ワセリンはベトつきがあり，塗布時皮膚への摩擦力が加わる。

図1　正常な皮膚の角質層のバリア機能

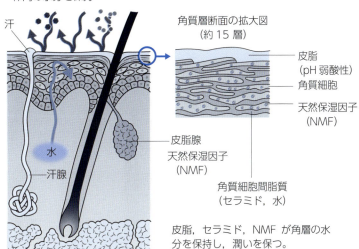

外的刺激の影響や侵入を防ぎ，体内の水分を保持

皮脂，セラミド，NMFが角層の水分を保持し，潤いを保つ。

り，塗布時皮膚への摩擦力が加わるため愛護的に行いたい。また，セラミド含有外用薬は皮膚に水分を与え，皮膚のバリア機能を保つ皮膚生理機能が優れるため，ドライスキンには使用することが望ましい。

乾燥している皮膚を見た際には適宜ローションでの保湿ケアを行い，入浴後には15分以内には保湿を行うことが望ましい。

創傷への対応

創傷を見つけた場合はどうするべきか。セラピストは創を正しく理解し，医師や看護師へフィードバックをする義務がある。傷を発見した際，いつ，どこで（何で）創傷をつくったのか確認し，創傷に合ったケアが重要となる。

● 切創・裂傷

体をぶつけたり転倒したりすることで，圧迫創が容易にでき得る。スキン・テアのように表皮がめくれた場合は，止血し創洗浄後，表皮をできるだけ戻し，テープ固定や適切な創傷被覆材が必要である。また，受傷後出血がある場合は，通常5分程度，もしくは凝固機能異常がある場合は10〜15分程度，ガーゼや清潔なタオルなどで圧迫止血をする。止血が確認できなければ医師へ連絡が必要である。止血が確認されたら，創へ細菌や異物が混入しないよう除去する必要があるため，愛護的な泡洗浄を行う。筆者は創を大事にして洗わない例を在宅で多く目にするが，ぜひ洗浄の必要性を周知したい。

また，容易に移動ができず湯の使用が困難な場合，拭き取りタイプの洗浄剤などを使用するのもよい（**図2**）。発見時（受傷直後）は泡石鹸とお湯で愛護的に洗浄して異物が創内に残らないようにし，早期治癒へつなげたい。

図2 拭き取りタイプの洗浄剤

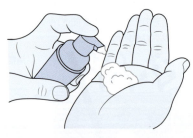

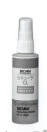
セキューラ®CL
（スミス・アンド・ネフュー）
※アロエ配合
（画像提供：スミス・アンド・ネフュー）

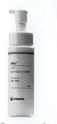
シルティ®（コロプラスト）
※セリシン含有
（画像提供：コロプラスト）

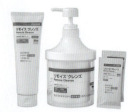
リモイス®クレンズ（アルケア）
※マカデミアンナッツ油，ホホバ油
（画像提供：アルケア）

● 褥瘡

　褥瘡を評価する共通言語である深達度分類（DESIGN-R®）を把握し，褥瘡がどの段階にあるか確認し医師・看護師・セラピスト，褥瘡保持者（またはその家族）がともに同じ目標・視点で褥瘡を見なければ治癒は見込めない。ベッド頭側挙上で体がずれることで褥瘡発生部位に力が加わるため，この力を逃がすことが重要である。これをしなければ，褥瘡発生のみならずポケット形成をする場合や被覆材の剥がれ，それに伴う圧迫などにつながる。よって，ボディメカニクスを活用した身体の適切な誘導方法をセラピストが先導して周知するべきである。

● 低温熱傷

　低温熱傷は40～45℃の熱が6～7時間以上接触することで発生し，熱傷の深達度は深くなりやすい[2]。低温熱傷と思われた場合は，受傷後2分以内に冷却を行うと浮腫の軽減につながるといわれている。冷却時間は15～20分程度とされており，その後，医師の治療を待つ。

　筆者が訪問看護を通して思うことは，自宅で皮膚トラブルや創傷を覆うと自宅にある軟膏やテープで自己管理しているケースが多々ある。そのケアに適している軟膏やテープであればよいのだが，そうでない場合もある。よって，セラピストしか介入していない場合，一度ガーゼなどを剥がし創傷を確認してほしい。そして必要時に医師や看護師へフィードバックする。本項が多くの皮膚トラブルや創傷が早期治癒に役立てられることを切に願う。

文献

1) 紺家千津子：スキンーテアの予防・ケア．スキンケアガイドブック（日本創傷・オストミー・失禁管理学会 編）：218，照林社，2017．
2) 館 正弘：熱傷のスキンケア．スキンケアガイドブック（日本創傷・オストミー・失禁管理学会 編）：297，照林社，2017．
3) 溝上祐子 編著：創傷ケアの基礎知識と実践：24-25，メディカ出版，2011．

3 胃瘻・人工肛門の管理とケア

小口妃小江

胃瘻と人工肛門の違い

　胃瘻とは、胃の内腔と体表面を貫いた瘻孔を指し、皮膚表面に内臓の粘膜が見えない瘻孔で一般的には管状瘻にあたる。自然閉塞する可能性があるため、チューブを挿入する。このチューブを「胃瘻」とよんでいることが多い。経皮内視鏡的胃瘻造設術（percutaneous endoscopic gastrostomy；PEG）を総じて胃瘻とよぶ場合もある。

　それに対し、瘻孔が完全に上皮まで覆われ皮膚表面に粘膜が見える状態を唇状瘻といい、一般的には、人工肛門（以下、ストーマ）にあたる。自然閉鎖することはなく、治癒には手術が必要である。

　これらの瘻孔に対して注入を行ったり、排泄物を流出させたりするため、チューブの挿入や装具装着が必要となる。これらは強い外力が加わると容易に抜けや剥がれが起こり周囲皮膚を損傷してしまうだけでなく、造設直後の胃瘻は閉鎖の可能性もある。また、自宅で過ごしている時間に起こる合併症（晩期合併症）も多く、早期発見が重要であり、セラピストが発見者になることもある。この合併症によって、セラピストが機能訓練が行えなくなる可能性があるため、管理やケア、合併症の観察ポイントについて解説する。

● 胃瘻管理方法

体位

　胃瘻造設者の多くは、高齢により嚥下反射や咳嗽反射、胃排出機能などが低下しているので、逆流や誤嚥を防止するために、栄養剤の注入時はベッドを30°ギャッジアップする。得手体位（その人が好む体勢）や円背がある場合には、ポジショニングを行い安定した体位がとれるように支援することが必要であり、セラピストや介護士にも積極的に介入してもらいたい分野である。また、注入後30～60分は体位を保持することが望ましいため、セラピストの介入時間の調整も必要である。

スキンケア

　前項で述べたように、胃瘻周囲もスキンケアは重要である。スキンケアを行い、入浴後は挿入部の水気も拭き取り、浸軟の予防に努めたい。浸軟とは、水に浸漬して角質（角質層）の水分が増加し、一過性に体積が増えてふやけることで起こる可逆性の変化である[1]。また、挿入部にYガーゼや「こより」をいつまでも挿入しているケースを目にするが、これは胃瘻造設後の基部の安定を図ることや胃瘻基部からの滲出液を吸収することが目的である。漏れがなければ、「こより」が機械

> **ポイント**
> 胃瘻造設者の多くは、高齢により嚥下反射や咳嗽反射、胃排出機能などが低下しているので、逆流や誤嚥を防止するために、栄養剤の注入時はベッドを30°ギャッジアップする。

的刺激になり，またコストもかかるため，入れる必要はない。セラピストがかかわるなかで，漏れがなければ，一度家族（いなければ担当訪問看護師やケアマネジャー）へ相談し，かかわる人の共通認識としていくことが望ましい。

カテーテルの留め方

胃瘻は，カテーテルの長さによりチューブ型とボタン型に分類され，内部ストッパーの違いによりバンパー型とバルーン型に分類される。

チューブ型胃瘻の場合，チューブをテープ固定する必要がある。固定する際は，瘻孔部を圧迫しないように皮膚に対して垂直にカテーテルを挿入し，Ω状（オメガ状）にテープを貼りつける。適宜固定部位をずらし，カテーテルの圧迫と皮膚表皮剥離を予防する。また，外部ストッパーと皮膚の間に1〜2cmの余裕，いわゆる「あそび」をもたせる。

● 胃瘻のトラブルとその対処方法

事故（自己）抜去

胃瘻造設後1カ月が経過している場合は瘻孔化していることが多い。しかし，胃瘻は抜去後5時間程度で瘻孔閉鎖が起こるため，早期に医師へ連絡が必要である。その際，いつ・どこで・どのように抜去されたか（それによる皮膚変化など）を医師へ伝える。

> **ポイント**
> 胃瘻は抜去後5時間程度で瘻孔閉鎖が起こるため，早期に医師へ連絡が必要である。

漏れや発赤・びらん

漏れとは，胃瘻から栄養剤や胃液などの胃内容物が漏れてくる現象である。漏れが続くと皮膚が浸軟しカテーテルや清拭による摩擦力が加わり発赤・びらんへと悪化する（**図1**）。また，発赤は，胃壁内のバンパーの過度の圧迫・締めつけでも起こる。漏れがなく持続する発赤がある場合は，ストッパーを緩める。ストッパーは手で容易に緩めることが可能である。この「あそび」は，胃瘻カテーテルを少し押し込んで，「クルクル」回転できるくらいがよい。

また，ボタン型はシャフトの長いものに変更が必要のため医師へ連絡が必要である。

感染

感染を起こすと，瘻孔やその周囲に発赤・腫脹・熱感・疼痛を生じ，膿瘍形成や全身の感染をも生じる。胃瘻部を少しでも触ると疼痛が増強するため，早期発見が重要である。

図1 胃瘻からの漏れによるびらん
漏れが続き頻回に清拭による摩擦力が加わりびらんとなった。

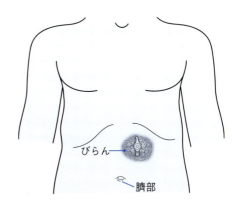

不良肉芽

不良肉芽とは，瘻孔皮膚面の一部あるいは全面に生じる鮮紅色の湿潤した隆起である（図2）。常に湿潤しているため，衣服の汚染がみられ，こよりやYガーゼなどを入れているケースがあるが，それが摩擦となり悪化や出血などを伴う。硝酸銀液やステロイド軟膏などによる治療が必要である。

その他

胃瘻の管理が長期化することで起こる疾患として「低ナトリウム血症」がある。これは，経腸栄養剤はもともと塩分を少なくしているからである。低ナトリウム血症の症状としては，120〜130mEq/Lは軽度の虚脱感・疲労感など，110〜120 mEq/Lは精神錯乱・頭痛・悪心など，110mEq/L以下は，痙攣・昏睡などがみられる。

> **ポイント**
> 胃瘻保持者は元来意識障害や言語障害があることも多く，低ナトリウム血症の症状の発見が遅れる可能性があるため，注意が必要である。

図2 不良肉芽
胃瘻周囲に鮮紅色の湿潤した隆起がみられる。

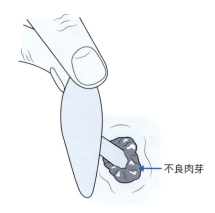

人工肛門（ストーマ）

● ストーマの対象者

大腸がんや直腸がん，炎症性腸疾患，外傷，先天性疾患など多岐にわたり，生まれたばかりの子供から高齢者まで幅広い。

ストーマ周囲には肛門括約筋がないため，自分での排便や排ガスのコントロールができない。よって，セラピストの介入時は腹圧が掛かる動作が多いため，排便や排ガスがみられることが多く，羞恥心にかられることもあり，心遣いが大切である。

ストーマケア

皮膚は弱酸性に対し胃瘻は酸性，ストーマからの排泄物はアルカリ性とpHに違いがある。よって，長期間皮膚へpHの異なる物が付着することやそれを清潔にしようと皮膚を擦る，いわゆる機械的刺激を与えることで，容易に皮膚トラブルを起こす。よって，皮膚保護剤といわれる面板（図3）を腹壁に貼付し，便や尿を受け止めるストーマ袋を嵌合（もしくは接合されている）し管理する。面板の成分によって貼付期間が異なり，通常1〜7日ごとと幅がある。一度貼付した面板は皮

膚に密着することで接着率が上がっていくが，交換時期になると接着率はやや低下していく。よって，交換する日・した日は密着率が低いことを考慮し，交換時期なども把握しておくことがよいと思われる。

● ストーマ・周囲皮膚トラブル

ストーマは，造設後からストーマの浮腫の軽減や腹部脂肪層の増加などさまざまな変化を起こす。この変化によりシワやくぼみを生じ，漏れを起こすことがある。これらを早期発見し，適切なケアや装具変更などを行うことで対処が可能である。しかしトラブルが長期化すると装具貼付が困難となり，リハビリテーションは基より日常生活活動の制限などさまざまな支障が出てくる。また本来，ストーマ袋の管理ができていれば，排泄物の「臭い」はほとんどしない。臭いがある場合は，面板の漏れや排泄口の処理不十分など何かしらのトラブルのサインが隠れていることがあるため，状況確認が必要である。その際，ストーマ装具交換が定期的に行われているか確認し，定期交換ができていなければ原因を探る必要がある。自分でケアしていない場合は，担当看護師へ連絡する。また，専門的な知識をもった皮膚・排泄ケア認定看護師が対応をしてくれるストーマ外来もあるため，必要時連絡をとるのもよい。

> **ポイント**
> 臭いがある場合は，面板の漏れや排泄口の処理不十分など何かしらのトラブルのサインが隠れていることがある。

● その他

セラピストが注意しなければいけないことは，ストーマ袋の排泄物の量である。通常はストーマ袋の1/2 〜 1/3程度貯留すると重みを感じ，それ以上になると外力となり面板の剥がれや嵌合部のはずれにつながる。また，ウロストミーの場合，排泄された尿がストーマに逆流し尿路感染になることから，逆流防止弁が袋についていることが多い。しかし，ストーマ袋がいっぱいになるとその機能が十分に働かなくなるため，できる限りストーマ袋の排泄物を処理してから，セラピストが介入することが重要である。

胃瘻やストーマに限らずさまざまな装具がある対象者にセラピストがかかわることが今後ますます増加するであろう。装具は衣服によって隠されていることが多く，一目ではわかりにくい。よって，体動時には装具部を目視し手で確認する

> **ポイント**
> 体動時には装具部を目視し手で確認することで，その装具自体や周囲皮膚に過剰な負荷がかかっていないか確認が必要。

図3　ストーマ袋と面板

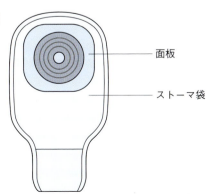

ことで,その装具自体や周囲皮膚に過剰な負荷がかかっていないか確認が必要である。脆弱皮膚の高齢者にとっては少しの負荷でも皮膚トラブルになり,疼痛の増強にもなるからである。セラピストならではの五感を大いに活用されることを期待する。

文献
1) 加瀬昌子：術後患者のスキンケア（離開創,瘻孔）．スキンケアガイドブック（日本創傷・オストミー・失禁管理学会 編）；165,照林社,2017.
2) 西口幸雄,矢吹浩子：胃ろうケアと栄養剤投与方法．照林社,2009.

4 口腔ケア

三好早苗

歯科衛生士は在宅療養者の口腔ケアに際し，まず対象者の口腔の状態を観察し必要な処置・対応を行う．本項では，セラピストが歯科関係者と情報を共有できる口腔の状態の観察ポイントと，口腔内に問題がある場合のセラピストが実施できる応急処置・対処法を紹介する．

セラピストができる口腔の観察のポイント

口腔を観察するポイントは大きく分けると，口腔衛生状態と口腔機能状態の2つである．口腔衛生状態は歯，義歯，舌，口腔粘膜の清潔状態や，口腔乾燥，歯科疾患の状態などを観察する．口腔機能状態は口の開閉，舌の動き，口腔周囲筋の麻痺・拘縮の状態，会話や発声の状態などを観察する．

口腔衛生状態の観察と評価

Chalmersらによって開発されたOral Health Assessment Tool（OHAT）[1]は在宅や入所高齢者の口腔状態を適切に発見できるよう開発されたアセスメントシートであり，日本語版Oral Health Assessment Tool（OHAT-J：図1）も作成され

図1 日本語版OHAT-J

項目	0＝健全	1＝やや不良	2＝病的	スコア
口唇	正常，湿潤，ピンク	乾燥，ひび割れ，口角の発赤	腫脹や腫瘤，赤色斑，白色斑，潰瘍性出血，口角からの出血，潰瘍	
舌	正常，湿潤，ピンク	不整，亀裂，発赤，舌苔付着	赤色斑，白色斑，潰瘍，腫脹	
歯肉・粘膜	正常，湿潤，ピンク	乾燥，光沢，粗造，発赤 部分的な(1-6歯分)腫脹 義歯下の一部潰瘍	腫脹，出血(7歯分以上) 歯の動揺，潰瘍 白色斑，発赤，圧痛	
唾液	湿潤 漿液性	乾燥，べたつく粘膜，少量の唾液 口渇感若干あり	赤く干からびた状態 唾液はほぼなし，粘性の高い唾液 口渇感あり	
残存歯 □有 □無	歯・歯根の う蝕または破折なし	3本以下の う蝕，歯の破折，残根，咬耗	4本以上のう蝕，歯の破折，残根，非常に強い咬耗 義歯使用無しで3本以下の残存歯	
義歯 □有 □無	正常 義歯，人工歯の破折なし 普通に装着できる状態	一部位の義歯，人工歯の破折 毎日1-2時間の装着のみ可能	二部位以上の義歯，人工歯の破折 義歯紛失，義歯不適のため未装着 義歯接着剤が必要	
口腔清掃	口腔清掃状態良好 食渣，歯石，プラークなし	1-2部位に 食渣，歯石，プラークあり 若干口臭あり	多くの部位に 食渣，歯石，プラークあり 強い口臭あり	
歯痛	疼痛を示す言動的，身体的な兆候なし	疼痛を示す言動的な兆候あり：顔を引きつらせる，口唇を噛む 食事しない，攻撃的になる	疼痛を示す身体的な兆候あり：頬，歯肉の腫脹，歯の破折，潰瘍，歯肉下膿瘍．言動的な徴候もあり	
歯科受診（ 要 ・ 不要 ）		再評価予定日　　/　　/		合計

（藤田保健衛生大学医学部歯科教室ホームページ　http://dentistryfujita-hu.jp/content/files/OHAT_160120.pdfより許諾を得て転載）

ている[2]。OHAT（OHAT-J）の特徴は，口腔衛生状態だけでなく，義歯の不適合状態についても評価を行うことができるため，気付きにくい口腔のトラブルの早期発見につながることが期待される。

● **口腔機能状態の観察と評価**

口腔機能は口の中を覗かなくてもセラピストがリハビリテーション（以下，リハ）中の観察により評価できることが多い。表1に示した口腔機能の観察項目に1つでも該当する場合は，口腔機能低下の疑いがあるため，早めに歯科へ相談することが望まれる。

特に口臭は一番気付きやすく，近くに寄っただけで顔をしかめたくなるくらい強いにおいは，細菌の繁殖や食べカスにより口腔内が不衛生になっていることが原因として考えられる。また，う蝕や歯周病が進行し重度化していることも予想されるため，口臭を生活臭の一部と捉えず，歯科による専門的な治療が必要な状態であることを理解してほしい。

また，口腔機能の簡易評価には，高齢者の生活機能評価に用いる「基本チェックリスト」[5]の中にある口腔機能の項目（表2）も有効である。これらはそれぞれ咀嚼機能，嚥下機能，口腔乾燥状態を評価するもので，意思疎通のできる在宅療

> **ポイント**
> 口臭を生活臭の一部と捉えず，歯科による専門的な治療が必要な状態であることを理解してほしい。

表1 口腔機能の観察ポイント

観察項目		考えられる原因
うがい	ガラガラうがいができない	軟口蓋運動，舌の後方運動不全，呼吸力の低下
	ブクブクうがいができない	軟口蓋と舌による口腔後方閉鎖不全，口唇閉鎖不全，口腔内の知覚低下，頬筋筋力低下，左右頬筋相互協調運動の不調和
流涎		口唇閉鎖力低下，口腔内の知覚低下，唾液を咽頭に送り込むことができない，唾液による嚥下反射の惹起遅延，口唇の麻痺，前かがみの姿勢
口腔乾燥		口唇閉鎖不全，唾液分泌の減少，鼻呼吸ができない，頭部後屈の姿勢，脱水，薬剤による副作用
口唇閉鎖（口が開いている，食べこぼしがある）		口唇の麻痺，口輪筋の筋力低下
舌の動き（舌を前方・側方に出せない，動かせない）		舌の運動機能の低下，食塊形成不全，送り込み不全
舌苔		唾液による自浄作用低下，口腔乾燥
口臭		う蝕，歯周病の悪化，口腔衛生不良，口腔乾燥，咽頭部の汚れ

（文献3，4）より作成）

表2 基本チェックリスト（口腔機能の項目No.13〜15）

質問項目	観察ポイント
半年前に比べて固いものが食べにくくなりましたか？	歯・義歯の状態
お茶や汁物でむせることがありますか？	舌・咽頭周囲筋の運動
口の渇きが気になりますか？	唾液の性質や量

養者においては有用である。

在宅療養者にみられる口腔の諸症状に対するセラピストができる対処法

● 口が乾燥している場合の対処法

口腔内の乾燥に対し，緊急性，即効性が高いものから順に下記①～④の対処法が挙げられる。口腔内の状態だけでなく，全身状態と合わせて適切な方法を選択するとよい。

①口腔保湿剤の使用

唇や口腔内が乾燥している場合は，口腔保湿剤を塗布することが有効である[6,7]。口腔保湿剤の種類と使用方法および効果について**表3**に示す。

リキッド（スプレー）タイプ（**図2**）はジェルタイプに比べ，保湿持続効果は劣るものの，比較的簡単に使用できると考える。口腔内が乾燥していると義歯がはずれやすくなるため，口腔保湿剤を塗布することで義歯の安定がよくなることも報告されている[9]。口腔保湿剤の選択が難しい場合は，歯科医師，歯科衛生士に相談することが望まれる。

②ブクブクうがいの実施

むせがなく，うがいができるようであれば，少量の水（約20mL・ペットボトルキャップ1杯強）を口に含ませ，15秒間しっかりブクブクうがい（**図3**）を数回させる。このとき，ポビドンヨードなど刺激のある含嗽剤の使用は避ける。ブクブクうがいは口輪筋や頬筋などの顔面筋，舌や咽頭などさまざまな機能の協調を要

> **ポイント**
> ブクブクうがいは口輪筋や頬筋などの顔面筋，舌や咽頭などさまざまな機能の協調を要する運動のため，摂食嚥下リハとしても有効である。

> **ポイント**
> ガラガラうがいは誤嚥のおそれがある対象者には，避けるようにする。

表3 口腔保湿剤の種類と使用方法および効果

口腔保湿剤の種類	使用方法	効果
リキッドタイプ	口腔内へ直接噴霧	即時保湿（加湿）効果
ジェルタイプ	口腔粘膜へ塗布	持続的（蒸発防止）効果

（文献8）より作成）

図2 リキッドタイプの口腔保湿剤

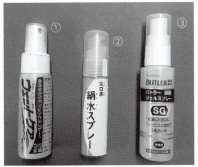

①ウェットケア®（キッセイ薬品工業）
②洗口液絹水®スプレー（生化学工業）
③バトラー®ジェルスプレー（サンスター）

図3 うがいの方法

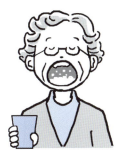 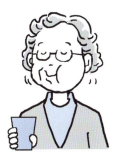

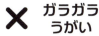 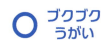

する運動のため、摂食嚥下リハとしても有効である[10]。

③氷片をなめる

誤嚥がなく、少量の飲水ができる場合は、氷片をなめることも口腔乾燥の症状緩和に有効である[11]。

④口腔体操・唾液腺マッサージの実施

舌を使用した口腔体操（図4）や唾液腺マッサージ（図5）[12]など、唾液腺に対する物理的刺激は効果があり、特に3つの大唾液腺（耳下腺、顎下腺、舌下腺）（図6）を意識しながら刺激するとよい。この手法は応急処置ではないが、長期的な介入方法として用いる。

● 口腔内から出血している場合の対処法

がんの化学療法中やターミナル期、終末期においては口腔粘膜が易出血の状態となっている。また疾患によっては、麻痺やくいしばりにより、歯が口腔粘膜を傷つけ、出血を伴うことがある。いずれの場合も、まずはガーゼなどで圧迫止血を行うことが重要である。止血に苦慮する際は、担当の医師や歯科医師の診察を受ける必要がある[13]。

> **ポイント**
> 止血の際には、セラピスト自身の感染防御のためにも手袋を装着して行う。

図4 舌体操

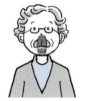
舌を上下、左右にしっかり出す
（各5回）

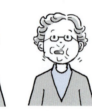
口の中でグルグル回す

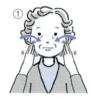

図5 唾液腺マッサージ

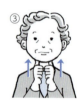

①指先全体でゆっくり大きく円を描くように、耳下腺を刺激する。
②親指で耳の下から下顎に沿って押し上げるように、顎下腺を刺激する。
③顎の中央を親指で押し上げるように舌下腺を刺激する。

図6 3大唾液腺の位置
耳下腺、顎下腺は刺激により分泌量が増す。

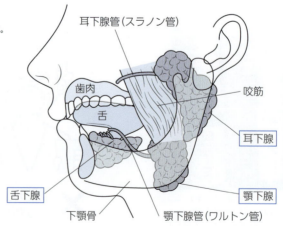

● 義歯の取り扱いについての対処法

義歯の使用について

　義歯は歯の欠損を補うための装具であり，義手や義足と同様，なじむまで訓練する必要がある。また，各個人の口腔に合わせた完全オーダーメイドの装具であるため，定期的なメンテナンスが必要である。吉田[14]は，重度認知症高齢者でも慣れ親しんだ義歯は使用できているケースが多いと述べている。しかし，見当識がなくなり，口を開けたり閉めたりといった簡単な指示に従うことができなくなった重度認知症患者では，義歯を新製してもそれを使うことは難しく，認知症が軽度，中等度のうちに義歯を作製し，生涯使い続けるために慣れ親しんでもらうことが重要であるとも述べている[15]。

リハ時の義歯装着について

　義歯の未装着は転倒リスク[16]と関連しており，咬合支持の喪失がその後の転倒リスクを高める可能性が示されている。また，義歯を装着しているほうが重心動揺は少なく，直立姿勢が安定する[17]と報告されており，日常生活だけでなく，リハ実施時も義歯を装着したほうが望ましい[18]。

義歯が落ちてくる場合の対処法

　義歯がはずれる，落ちるなど，義歯の適合が悪い場合の応急処置として，口腔保湿剤の使用や[9]義歯安定剤の使用[19,20]が有効な場合がある。

　義歯安定剤は大きく分けて2種類あり，義歯と歯肉をくっつける「粘着タイプ」と義歯と歯肉のすき間を埋めて安定させる「クッションタイプ」がある（図7）。

　操作性の面では「粘着タイプ」のクリームタイプか粉末タイプが使用しやすいといわれており[18]，用法用量を適切に用いることが重要である（図8）。

義歯が汚れている場合の対処法

　義歯が汚れている場合はカンジダなどの真菌が付着していることが多く，義歯性口内炎や口腔カンジダ症の原因にもなるため[21]，清潔にすることが重要である。

　義歯清掃のポイントは，ヌルヌルのぬめりが落ちるまでしっかりブラシでこすり洗いをすることである（図9）。通常水洗いで十分だが，においや汚れが気になる場合は義歯専用の歯磨剤（図10）を使用するとよい。ブラシで清掃後，2～3日に1回は義歯洗浄剤を使用し，化学的な清掃を行う。このとき，義歯の変色や

> **ポイント**
> 継続的な義歯安定剤の使用は，咬み合わせが悪くなったり顎が痩せたり，口腔内が不潔になることがあるため応急処置用として使用し，早めに歯科医師による義歯調整が行われることを推奨する。

> **ポイント**
> 歯磨き時に使用する歯磨剤には研磨剤が含まれているため，義歯へは使用しない。

図7　義歯安定剤の分類

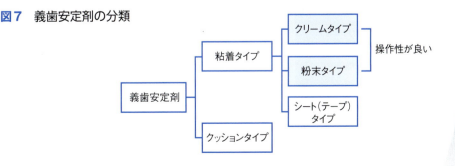

劣化を防ぐため，義歯洗浄剤の表示を確認し，指定された時間を守るよう注意が必要である（図11）。

在宅療養者にとって義歯は食事時だけでなく生活の質（quality of life；QOL）を保つためにも大事な装具であり，破損や紛失をしないよう，われわれ専門職による取り扱いも注意が必要である。

図8　義歯安定剤の使用量と塗る場所

1カ所につきグリーンピース1粒大を目安に

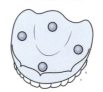
上の総入れ歯
上下左右の4カ所
上顎と接する部分に塗る

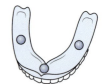
下の総入れ歯
手前と左右の3カ所
歯肉と接する部分に塗る

図9　義歯の洗い方

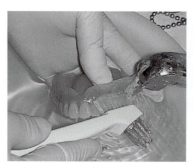
ヌルヌルのぬめりが落ちるまで，ブラシでこすり洗いをする。

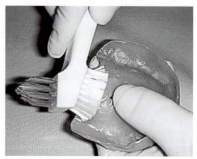
義歯の裏側は不潔になりやすいため，しっかり洗う。

図10　義歯用歯磨剤

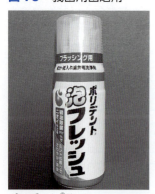
ポリデント®泡フレッシュ
（グラクソ・スミスクライン）

図11　義歯洗浄剤は時間を守って使用する

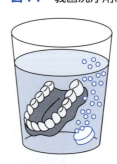

5分〜30分つけておく

文献

1) Chalmers JM, King PL, Spencer AJ, et al.: The oral health assessment tool—validity and reliability. Aust Dent J 50(3); 191-199, 2005.
2) 松尾浩一郎,中川量晴:口腔アセスメントシート Oral Health Assessment Tool 日本語版(OHAT-J)の作成と信頼性,妥当性の検討.障害者歯科37(1); 1-7, 2016.
3) 藤原修志,藤原啓次,北出貴則,ほか:他職種との連携による「食べられるための訪問歯科診療」.食べられる口づくり 口腔ケア&義歯(加藤武彦,黒岩恭子,田中五郎 編); 116-127, 医歯薬出版, 2007.
4) 菊谷 武:口の観察のしかた.図解 介護のための口腔ケア; 44-48, 講談社, 2008.
5) 厚生労働省:介護予防のための生活機能評価に関するマニュアル(改訂版), 2009.
(http://www.mhlw.go.jp/topics/2009/05/dl/tp0501-1c.pdf)
6) 山本一彦,仲川卓範,露木基勝,ほか:口腔乾燥症患者における保湿ジェルの効果.日口粘膜会誌 11(1); 1-7, 2005.
7) 伊藤加代子,浅妻真澄,渡部 守,ほか:口腔乾燥症感を有する患者に対する保湿剤(ウエットケア®)の効果.老年歯学20(1); 63-67, 2005.
8) 柿木保明:口腔保湿剤の基礎知識—各製品などの比較について.特集:口腔保湿剤の有効な活用方法.GP net 55(4); 739-743, 2008.
9) 山垣和子,北川 昇,佐藤裕二,ほか:口腔保湿剤の物性と義歯の維持力との関係.老年歯学26(4); 402-411, 2011.
10) 日本訪問歯科協会 監:口腔ケア らくらく実践法; 50-51, 創元社, 2004.
11) 佐藤美由紀:ターミナル期の患者の口腔内にはどのような症状が?対処法は?.5疾病の口腔ケア チーム医療による全身疾患対応型口腔ケアのすすめ(藤本篤士,武井典子,片倉 朗,ほか 編著); 46-47, 医歯薬出版, 2013.
12) 柿木保明,山田静子 編著:看護で役立つ 口腔乾燥と口腔ケア 機能低下の予防をめざして; 医歯薬出版, 2005.
13) 佐藤一道:多少の刺激でも粘膜からかなり出血する患者の口腔ケアはどのように行う?.5疾病の口腔ケア チーム医療による全身疾患対応型口腔ケアのすすめ(藤本篤士,武井典子,片倉 朗,ほか 編著); 50-51, 医歯薬出版, 2013.
14) 吉田光由:補綴歯科の効果と限界 要介護者高齢者に対する補綴歯科のあり方を考える.日補綴会誌 8; 132-137, 2016.
15) Taji T, Yoshida M, Hiasa K, et al.: Influence of mental status on removable prosthesis compliance in institutionalized elderly persons. Int J Prosthodont 18(2); 146-149, 2005.
16) Yamamoto T, Kondo K, Misawa J, et al.: Dental status and incident falls among older Japanese: a prospective cohort study. BMJ Open 2(4); e001262, 2012.
17) 丸谷美和,清水公夫,大沼智之,ほか:義歯装着および咬合位の変化が無歯顎者の重心動揺に及ぼす影響について.日補綴歯会誌44(6); 781-785, 2000.
18) 金久弥生:食事の時は義歯を装着していますが,日常生活やリハ実施時は義歯をつけなくても支障ありませんか.リハビリテーション栄養Q&A(若林秀隆 編著); 130, 中外医社, 2013.
19) 下山和弘,高野紗恵子:義歯安定剤の使用法とその問題点.老年歯学17(1); 68-71, 2002.
20) 早川 巌:義歯安定剤.口腔病学会雑誌74(2); 87-91, 2007.
21) 大野友久:がん終末期の口腔ケアの実践.看護技術59(7); 749-753, 2013.

Ⅴ部 身体ケア技能　　1章 身体ケア

5　体位変換とポジショニング

岩田研二

　1人での訪問では，特に介助量が大きい対象者の姿勢やベッド上での位置を変えることも多くあり，体位変換やポジショニングに関する知識・技術が必要である．力任せの介助ではなく，身体の動きを引き出す．さらに，対象者・家族・療法士が安心・安全な方法で行えるようにならなくてはならない．本書では，よく遭遇するベッドでの上方移動，臥位でのポジショニングについてまとめていく．

　次項の「座位と移乗動作」にもかかわってくるが，「ボディメカニクス」は重要であるので，最低限図1の5項目は頭に入れる必要がある．

図1　ボディメカニクスを理解する

①重心を低くする
膝を曲げて重心を低くすると姿勢が安定する．

③身体を近づける
相手の重心を自分に近づけると，負担が減る．

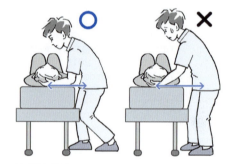

②支持基底面を広くする

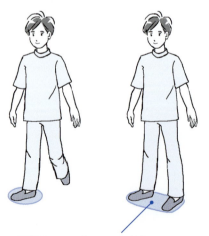

肩幅くらいに広くしたり前後に開くことで安定する

④テコの原理を使う
肘などを支点にして，テコの原理を使うと，小さな力で動かせる．

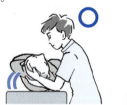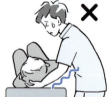

⑤相手の体を小さくまとめる

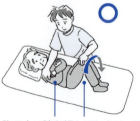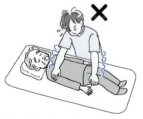

胸の上で腕を組んでもらい，両膝を立てることで，動かす力は小さくて済む

姿勢の評価（図2）

　左右の傾きを確認し，どこに重さがかかっているかを理解することで，介助に差が出る。動かしたい箇所には重さがかからないようにすることが大切である。頭部（1），胸部（4），腰部（2），大腿（2），下腿（2），足部（2）に分けて考えるとよい。

図2 姿勢の評価部位

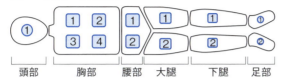

上方移動（図3～5）

図3　準備動作

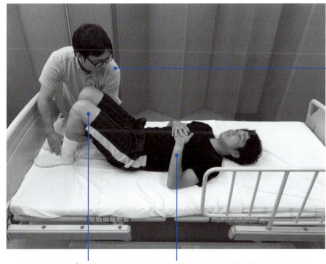

上方へ上がることを説明し同意を得る。枕をはずし，膝を立てる。ベッドの高さも必要であれば調整する

可能であれば両膝を立ててもらい，上腕は胸の前に置いてもらう

ポイント

ベッドサイドレールの長さは，福祉用具会社によって違うことは知っておくべきである。サイドレールが長いと，ベッド端座位で端に寄っても，小柄な高齢者は，どうしても臥位になった際に，上方移動が必要となってしまう。筆者が調べたなかでは，株式会社ランダルコーポレーションのサイドレールが全長78cmと短い[2)]。

図4　身体を抱える

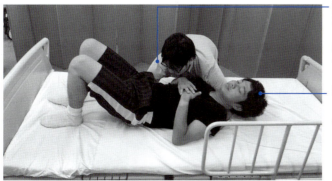

肩甲骨と骨盤下に，なるべく深く手を差し込み，なるべく対象者との距離を詰める

可能であれば，寝返りをうつようにすると，介護者が手を差し込みやすくなる

図5 身体を上方に移動させる

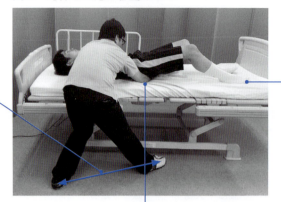

前後左右に支持基底面を広くとる

可能であれば、足底でベッドを蹴り込みお尻を上げてもらう

「いち、にい、さん」の掛け声で、肘で支点をつくり、上方へ移動する

最後に体位を整える。枕を入れ、シーツや衣服にしわができないようにする。

スライディングシートを使用した方法（図6～9）

在宅では、老老介護の場合も多く、介護者に介護力を期待できない場合には、スライディングシートや介助グローブの活用を介護者に提案する。

図6 準備動作

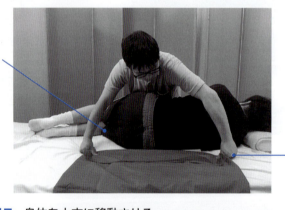

可能であれば両膝を立ててもらい、上腕は胸の前に置いてもらう

上方へ上がることを説明し同意を得る。スライディングシートを側方から挿入し、膝を立てる。ベッドの高さも腰に負担のかかりにくい位置にする

図7 身体を上方に移動させる

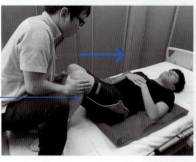 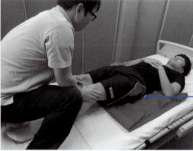

下腿前面もしくは骨盤部に両手をあて、頭側へ押す

可能であれば、ブリッジ動作を行ってもらう

介助グローブを使用した横移動（図8，9）

図8 準備動作

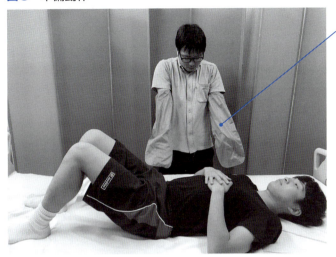

横移動することを説明し同意を得る。介助グローブを装着する

図9 身体を横移動させる

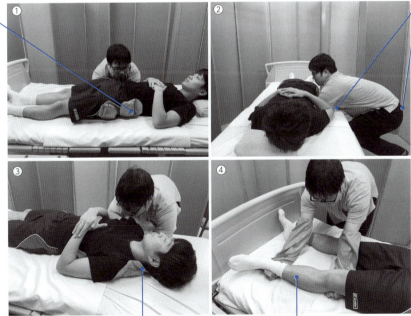

① 臀部に両腕を奥まで差し込む

② 肘を支点とし，テコの原理を使用して，腰を落とし，手前に引き寄せる

③ 頭部と肩甲骨を動かす

④ 下腿と踵部を片方ずつ動かす

最後に体位を整え衣服のしわなどを取り除く。

ポイント
ベッド上での関節可動域訓練や体位変換後に，介助グローブを使用し圧抜きすることで，褥瘡予防につながる。

介助のヒント

　全介助でない場合は，背臥位からの上方移動は，頭と胸郭の間にできる「くの字」と胸郭と骨盤の間の「くの字」の動きが重要であり，対象者に動きを理解してもらえると介助量が軽減する。頭部を左に向けると，重さは体の左に流れる。すると，右肩甲骨と右骨盤が軽くなることがわかる。右の足底で押して浮いている右肩甲骨と右骨盤を頭側に移動させる。その後，今度は頭部を右に向け，同じ方法で反対側も行う。魚を想像してみていただきたい。「くの字」の動きを使って，頭側に進んでいることがわかるはずだ[3]（図10）。

図10　上方移動のコツ

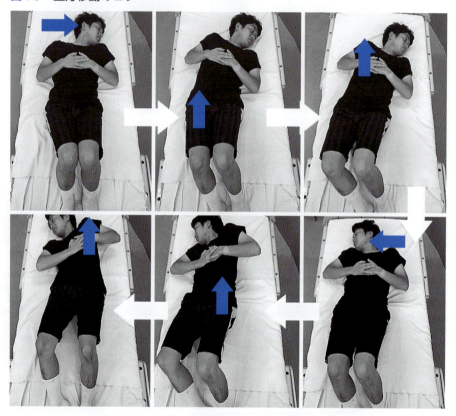

● バスタオルの活用

　バスタオルの使用は，在宅で提案しやすい。しかし，褥瘡のリスクとなりうるため，原則，移動のたびに抜く必要がある。バスタオルの場合は，頭部全体を覆うように敷き，肩甲骨と臀部あたりをつかみ，対象者に近い位置で持ち上げることを意識する（図11）。

図11　バスタオルを使用した2人介助

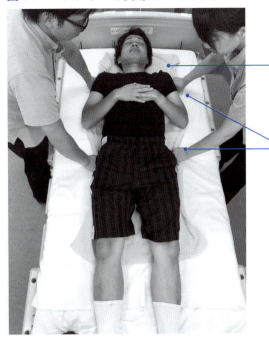

- 頭部全体が覆われるように敷く
- 肩甲骨と臀部あたりをつかむ

ポジショニング

　隙間にクッションを入れることではない。活動目的に合わせて安定した姿勢・体位をとり，褥瘡の予防，関節拘縮の予防，摂食・嚥下機能の維持・促進，呼吸・循環機能の維持・促進などを図る。つまり，「動ける体位」にすることが重要である。場合によっては，適切な体圧分散マットレスの提案を行う（**表1**）。本項では，仰臥位と30°側臥位でのポジショニングのポイントを押さえる。タオルを使用する以外にも，体位変換器の貸与もあるので，最低限知っておかなければならない。

ポイント
「動ける体位」にすることが重要。

● 背臥位（図12）

①大きめの枕を使い頭部が水平となるようにする。枕が高いと後頭部が前方に押され，顎が胸郭に近づき，咽頭の広がりを邪魔する。

②肩甲骨部，肘頭部の圧が分散されるように，クッションを入れる。肩甲骨部をサポートしないと上肢の重さで鎖骨が外側に引かれ，吸気のときに胸骨の上がり方が悪くなる。

③膝を約10°程度屈曲させ，下肢全体を支えるクッションを入れる。膝下だけに入れると仙骨部に体重がかかりやすくなるため，大腿部・下腿部にも入れる。

④尖足防止クッションを入れる。クッションも大切であるが，さらに大事なことは，足関節の動きを支援することである。尖足の原因は，前脛骨筋，長趾伸筋，長拇趾伸筋の収縮がないことである。足関節の底・背屈の関節可動域訓練を行ったほうが効果的であることを忘れてはならない。

ポイント
尖足防止クッションも大切であるが，さらに大事なことは，足関節の動きを支援することである。

⑤最後に，重さがどこにかかっているかを観察し，介助グローブで褥瘡好発部を中心に圧抜きし，クッションに体重をのせるように上から押す。

図12　背臥位のポジショニング

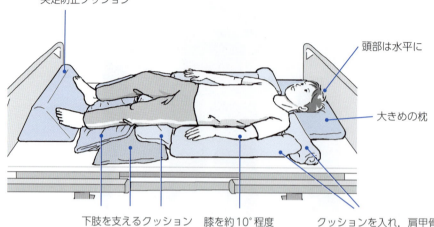

● 30°側臥位（図13）

①背臥位よりもさらにタオルを数枚入れて少し枕を高くし頭と脊柱のラインを直線にする。
②転子部，仙骨部がベッドと接触しないようにする。
③膝関節を屈曲させることで，緊張を緩める。下肢の間に枕を入れることで圧迫を防ぎ，さらに上側の股関節が内転しないようにする。

図13　30°側臥位のポジショニング

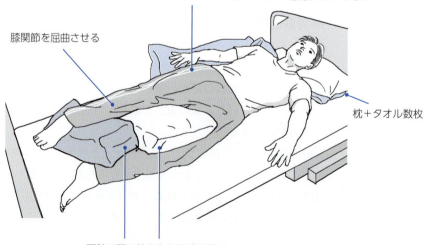

福祉用具の活用

　介護保険制度の福祉用具貸与や障害者総合支援法の日常生活用具の対象品目となっているものが多いが，要介護状態によっては該当しない場合もあり，さらに，今後の制度改定次第で品目も変わってくるため，最新情報を常にチェックしておく必要がある（**図14**，**15**）。

● **マットレスの選択（表1）**

表1　マットレスの選択基準表

体位変換	褥瘡リスク：軽度	褥瘡リスク：中度	褥瘡リスク：重度
できる	①②	②③	③
できない	②③	③④	④

①やや硬めのマットレス
②やや柔らかめのマットレス
③柔らかいマットレス，エアマットレス
④圧切替え型マットレス，体位変換機能マットレス

（文献4）より改変引用）

図14　体位変換器（クッション・パッド・シート）

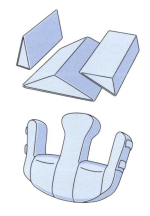

図15　介助用グローブ

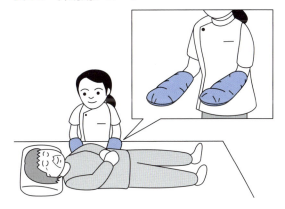

文献

1) 水戸優子，大石朋子：活動援助．看護技術がみえる vol.1 基礎看護技術，第1版；33-34，メディックメディア，2014．
2) ランダルコーポレーション；さしこみサイドレール
（http://www.lundal.co.jp/products/archives/cat00/cat02/post_109.html）（2017年8月2日時点）
3) 澤口裕二：仰向けでの頭側移動．アウェアネス介助論―気づくことから始める介助論，下巻；1300-1303，シーニュ，2011．
4) 谷本義雄：2．褥瘡予防マットレスおよびカバー．総合リハ 45（5）；418，2017．

6 座位と移乗動作

岩田研二

座位

　座位の目的は，主に上肢を自由に使えるようにして，本人の望む行為ができることである。例えば，食事，書字，更衣などである。逆に，座位が安定していない状態では，上肢がうまく使えない。横座り（女座り）の状態で，上肢を動かしてみてほしい。動かしにくく，呼吸も浅くなることがわかるだろう。本項では，訪問リハビリテーション（以下，訪問リハ）提供時のベッド上座位，車椅子座位，椅子座位の際に，最低限の押さえておきたいポイントについて解説する。

座位姿勢の評価（図1）

● 床

　楽な姿勢とは，足底が床についていなければならない。骨盤を前傾させたとき，股関節・膝関節は屈曲し，足関節は背屈し，逆に骨盤が後傾したときには，股関節・膝関節は伸展し，足関節は底屈する。対象者の体格に車椅子が合っていない場合や食事する際の椅子が高かったりする場合があるので確認し，必要があれば足台などを利用する。

● 座面

　マットレス，椅子，車椅子でそれぞれ硬さが違う。痛くない程度に硬い座面のほうが坐骨を意識しやすく，姿勢調整しやすいが，座位時間が長くなる場合などは仙骨部の褥瘡リスクがあるため，注意が必要である。

● 肘・前腕支持

　上肢をサポートすると，頸部が楽になり，胸郭も動かしやすくなる。

図1　座位姿勢の評価部位

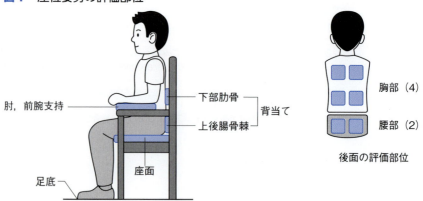

●背当て

椅子座位，車椅子座位の際に，姿勢調整を支援するツールとして使用する。背中全体をもたれさせるものではないことを頭に入れておくべきである。胸部（4）と腰部（2）を合わせて6分割して支えを考えるとよい。特に円背の対象者などは，上後腸骨棘を後下方から押すようにクッションを入れると骨盤が前傾し，ずり落ち防止にもなる。さらに下部肋骨を斜め下から支えると，胸郭は動きやすく，呼吸も楽になる（図2）[1]。さらに，頭頸部のアライメントにも影響を与え，嚥下機能にもかかわってくるため，頭部伸展位になっていないかも確認する[2]。

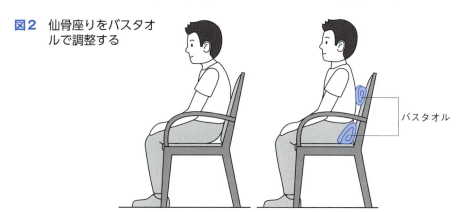

図2　仙骨座りをバスタオルで調整する

座位能力の選択基準

Hofferの分類[3]を活用するとよい（図3）。3つの段階から，大まかな車椅子の選択は可能である。①は，普通型車椅子＋座・背クッション，②は，モジュラー車椅子＋側方から支えるパッド＋除圧クッション，③は，ティルト・リクライニング機能付き車椅子＋背面クッション（背・座面）と予測ができる。担当の利用者が当てはまっているか，確認してみるとよい。

> **ポイント**
> Hofferの分類を活用して3つの段階から，大まかな車椅子の選択は可能。

図3　Hofferの分類

①手の支持なしで座位可能

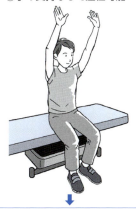

身体寸法に合った車椅子適合を行う

②手の支持で座位可能

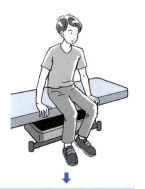

安定した座面，背面，骨盤，体幹の支持が必要になる

③座位不能

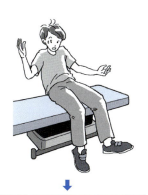

頭頸部，体幹，骨盤の支持やティルト機能が必要となる

番外編：排便時の座位姿勢（図4）

　前かがみになると，直腸肛門角が直線に近づき大きくなることで，無理なくスルッと排便できる経験をしたことがある方も多いのではないだろうか。高齢者は便秘症の方も多いため，排便時の座位姿勢を指導すると喜ばれることも多い。

図4 排便時の座位姿勢

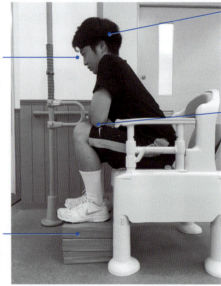

①前かがみ35°（腹圧がかかりやすくなる）。前方に支持具があると，いきみやすくなる

②両肘を膝の上につく（重さを斜め前方に流す）

③足台を使用することが望ましい（なければ踵を浮かし趾先に体重を流す）

④顔はやや下向き（前を向いたままでは腹圧が高まらない）

＊通常，排泄には力みやいきみは不必要だが，便が固かったり，排便反射が弱くなったときには，腹腔内圧を高める必要がある。

移乗

　訪問リハでは，病院とは違い高さ調整ができないベッドやスペースの問題などの環境因子により，移乗の際に難渋する場合がある。移乗には必ず目的があるため，その先の活動を含めて評価をしていく必要がある。移乗動作は，「立ち上がり」，「ステップ」，「座る」の3つに分けて評価していくとよい。家族から，「移乗が大変なんです」と相談を受け，実際に行っている方法を確認してみると，立ち上がりの準備期がうまくいっていない場合が大半を占める。以下に，立ち上がりの際の注意点をまとめる。

> **ポイント**
> 立ち上がりの準備段階でおおむね移乗が上手に行えるかは決まってくるといっても過言ではない。

立ち上がり動作準備期の確認（図5）

● ベッドの高さ

　股関節・膝関節約100°屈曲位から軽く足部を引き込んだときに足底がしっかり床に接地している状態である。ベッドが低い状態では，骨盤後傾となりやすい。

● 臀部の位置

　臀部を前方に移動させる。大腿骨近位1/3まで浅く座る。移乗する場合は，臀部の回転がなるべく起きないように臀部をあらかじめ移動しておく。

● 足部の引き込みと膝屈曲
膝関節は，約100°屈曲する．前方に足部が位置すると，前上方への推進力を得ることが困難となる．

● 足部の幅，接地状況
足の幅は骨盤の幅程度とする．足底全体が接地しているか確認する．

● 頭部体幹の左右差とアライメント
スムーズに重心移動するためには，骨盤を前傾させておく．座位姿勢の重心位置を意識し，アライメントや左右のバランスを整える．

● 対象者の能動性確認
骨盤の前傾，非麻痺側・麻痺側の膝伸展，頭部体幹の前傾など，能動性を確認する[3]．

> **ポイント**
> 能動性を確認せず，セラピスト主体の介助になっていないか注意が必要．

3つのバランスで考える

安全性・効率性・正確性の3つから移乗動作を考えてみると，在宅ケアでは家族が介助することも多く，安全性に重きを置いた方法を考える場合が多い（**図6**）．福祉用具も上手に活用していきたい．対象者・家族の選択肢が増えることで，不安を軽減できる場合も多い．

図5 立ち上がり準備期

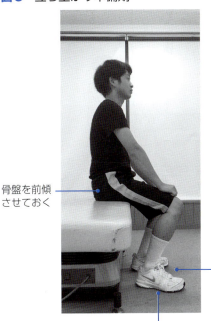

- 骨盤を前傾させておく
- 足の幅は骨盤の幅程度
- 足底全体が接地するように

図6 3つの要素のバランスを考える

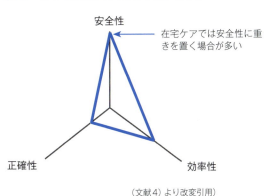

在宅ケアでは安全性に重きを置く場合が多い

（文献4）より改変引用）

福祉用具の活用

　介護保険制度の福祉用具貸与や障害者総合支援法の日常生活用具の対象品目となっているものが多いが，要介護状態によっては該当しない場合もあり，さらに，今後の制度改定次第で品目も変わってくるため，最新情報を常にチェックしておく必要がある（**図7 〜 14**）。

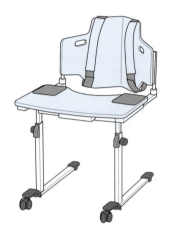

図7　端座位用背部支持用具

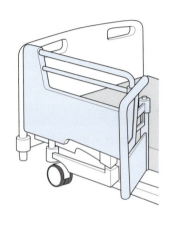

図8　移動支援バー

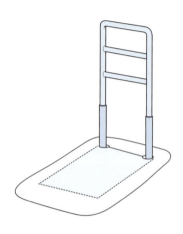

図9　床置き式移動支援バー

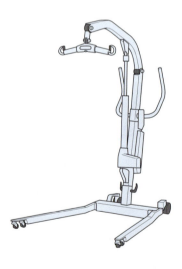

図10　床走行式リフト

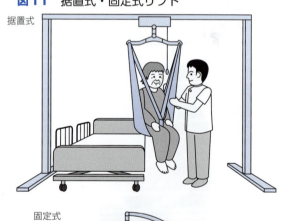

図11　据置式・固定式リフト

据置式

固定式

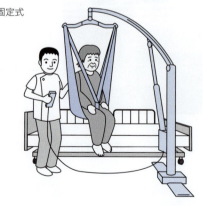

6 座位と移乗動作

図12 スライディングボード

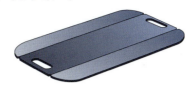
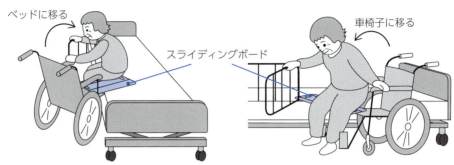

図13 スライディングシート

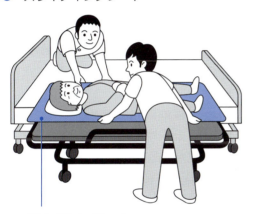

図14 介助ベルト

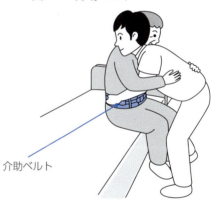

文献

1) 澤口裕二：座位．アウェアネス介助論―気づくことから始める介助論，下巻；1040-1043，シーニュ，2011．
2) 鈴木重行：頭頸部のアライメント変化が嚥下機能に与える影響．写真でわかる！1冊で習得する！嚥下障害 エクササイズ＆ストレッチ マスターBOOK；31，gene，2017．
3) 才藤栄一 監：立ち上がり動作．PT・OTのためのOSCE 臨床力が身につく実践テキスト；158-159，金原出版，2011．
4) 大高洋平：動作を学習する際にどんな習熟をめざすのか．運動学習理論に基づくリハビリテーション理論の実践，第2版（長谷公隆 編）；53，医歯薬出版，2016．

1 水分摂取量の管理と指導の留意点

羽田真博

　人体は，新生児で約80％，成人男性で約60％，高齢者で約50％が水分でできている。体内の水分は大きく細胞内液と細胞外液に分けられる。細胞内に存在する細胞内液は体内水分の約2/3を占め，約1/3である細胞外液は，体内を循環する血液とリンパ液，細胞と細胞の間に存在する細胞間液に分けられる。

　高齢者は，加齢に伴うさまざまな機能低下や，生活・介護環境や気温などの外的要因によって容易に脱水状態に陥りやすい。具体的な要因としては，①筋肉量（備蓄水分量）の減少，②口渇中枢の機能低下に伴う口渇に対する感度・欲求の低下，③頻尿・失禁をおそれての飲水の抑制，④腎臓におけるナトリウム保持能の低下，⑤セルフケア不足や嚥下機能障害による飲食・飲水不足，⑥利尿作用のある薬剤の使用，⑦介護者への遠慮などである。加えて，⑧在宅領域においては，常時，水分管理が専門職により管理されている病院・施設よりも高齢者が脱水を起こしやすい環境にあることが谷口[1]らによって報告されている（**表1**）。

　脱水状態に陥ると，飲水行動が困難となり，脱水状態がさらに悪化するという悪循環が急速に成立する。脱水状態は，それ自体が意識障害などの病態をもたらすだけではなく，脳梗塞や心筋梗塞などの血栓症，肺炎などの感染症も誘発しやすい。加齢により予備力の低下している高齢者にとっては，脱水状態となること＝生命の危機をもたらすリスクとして認識しなければならない。

脱水の定義

　脱水状態とは体内水分量と電解質が減少した状態のことである。脱水状態のタイプは，体内水分量および電解質の喪失の割合から，高張性脱水症（水欠乏性脱水症），低張性脱水症（ナトリウム欠乏性脱水症），等張性脱水症（混合性脱水症），の3つに分けられる。高齢者は水分とナトリウムなどのバランスは保たれたまま，両方を失う等張性脱水症（混合性脱水症）が多い。

症状および徴候（表2）

　口渇，意識障害，皮膚や腋窩・粘膜の乾燥，尿量減少・濃縮尿，皮膚の弾力性低下，発熱，頻脈，食欲低下，脱力などが起こる。また，その程度が進行するにつれて，頻脈，低血圧，ショックなどが現れる。高齢者の場合，軽度の脱水では自覚症状が明らかになりにくいのも特徴である。

表1 高齢者が脱水症状に陥る要因

①筋肉量（備蓄水分量）の減少
②口渇中枢の機能低下に伴う口渇に対する感度・欲求の低下
③頻尿・失禁をおそれることによる飲水の抑制
④腎臓におけるナトリウム保持能の低下
⑤セルフケア不足や嚥下機能障害による飲食・飲水不足
⑥利尿作用のある薬剤の使用
⑦介護者への遠慮
⑧在宅領域においては，病院・施設よりも脱水を起こしやすい環境にある

表2 脱水症状および徴候

口渇
意識障害
皮膚や腋窩・粘膜の乾燥
尿量減少・濃縮尿
皮膚の弾力性低下
発熱
頻脈
食欲低下
脱力など
頻脈
低血圧
ショック

脱水の予防

● 一般成人の場合

　年齢や体格，基礎代謝など個人差はあるが，1日に喪失する水分量は最低でも不感蒸泄量＋1日尿量であり，その量は，およそ2〜2.5Lといわれていることから，食事も含めて同程度の水分摂取が必要ということになる。しかし高齢者の場合，飲水だけでそれを補うのは難しく，水分量の多い食事を心掛けることも重要となる。基礎疾患や気温・湿度などでその目安は変わるが，1つの大まかな目安としては，25〜30mL×体重を1日摂取量の目安として用いるのもよい。

> **ポイント**
> 1つの大まかな目安としては，25〜30mL×体重を1日摂取量の目安として用いるのもよい。

● 高齢者の場合

　脱水状態の時間や程度が進むと重症化しやすいため，少しでも早期に脱水状態を発見することが重要である。在宅領域においては，日ごろの水分管理を対象者やその介護者が行うことが多いため，多職種との情報共有や訪問時のフィジカルアセスメント，情報収集によって些細な変化に対応することはもちろん，セラピストによる普段の関節可動域訓練や筋力訓練，歩行訓練，摂食嚥下訓練などの際にも，専門的な視点での評価だけでなく，前項にて記載した症状および徴候の有無や程度も重ねて評価することが重要である。さらに，療養環境が高温多湿の環境にないかを確認し，対象者やその介護者が，普段の食事摂取量と食事以外の飲水量をこまめに観察・記録していくことができるような環境を多職種協働のうえ，整えることも重要である。

　具体的には，①嚥下機能が正常な方は，食事以外にもお茶の時間を設け，口渇感がなくても定期的な飲水を生活習慣に取り込み，普段から飲水を促す。②夏季は脱水の危険性が高くなるため，動線に水分を備え，飲水のタイミングをルーチン化し，水分補給をしやすい環境をつくる。また，嚥下機能障害がある方の場合には，摂取する水分にとろみを加え，誤嚥予防に配慮しつつ水分補給を勧める。③脱水症状の予兆があり，対象者が水分の自己管理が難しい状況にある場合は看護師，主治医と相談し，点滴の予防的投与も考慮する。④入浴前後や就寝前，起

表3 高齢者の脱水予防のポイント

①嚥下機能が正常な方は，口渇感がなくても定期的な飲水を生活習慣に取り込む
②夏季は脱水の危険性が高くなるため，水分補給をしやすい環境をつくる
③脱水症状の予兆があり，水分の自己管理が難しい状況にある場合は点滴の予防的投与も考慮する
④入浴前後や就寝前，起床時などにも水分補給を行う
⑤下痢や嘔吐，多量の発汗の場合，水分だけでなく電解質も速やかに補給できるイオン飲料の摂取を促す
⑥心臓疾患や腎臓疾患がある場合，適切な水分摂取量や管理方針を定めたうえで介入する

床時などにも水分補給を行う習慣をつける。⑤下痢や嘔吐，多量の発汗の場合，水分だけでなく多くの電解質も喪失する。従って，その際は，水分だけでなく電解質も速やかに補給できるイオン飲料の摂取を促す。⑥既往として心臓疾患や腎臓疾患がある場合，主治医や看護師と相談し，適切な水分摂取量や管理方針を定めたうえで介入する（**表3**）。心不全増悪による再入院の誘引は塩分・水分制限の不徹底が31％であり[2]，特に浮腫・呼吸困難・食欲低下の症状は水分の過剰摂取の徴候であるため注意が必要である。

脱水症の治療

脱水症は起こさない，重症化させないことが基本となるが，訪問時に遭遇した場合はバイタルサインのチェックをし，緊急性の有無を判断する。経口からの水分補給が可能な場合には，経口補水液などの摂取を促す。飲食が困難なほどに衰弱している場合は，在宅での点滴で水分や電解質を補給することが必要となる。血圧低下，意識障害などのショック所見がある場合には，入院加療が必要となることがある。いずれにせよ，冷静にアセスメントをしつつ医師・看護師と連絡をとり，適切な対応を迅速に行うことが重要であり，そのために日ごろから専門分野のアセスメントだけでなく全身状態のアセスメントも行い，多職種との情報共有を密に行っておくことが求められる。

脱水リスクを伴う薬剤

利尿薬

主に血圧管理や浮腫の管理に使用される。副作用として電解質異常（低ナトリウム血症，低カリウム血症）が生じ，低ナトリウム血症は脱水症状を招く。

抗コリン作用薬

降圧薬，抗精神病薬，パーキンソン病薬，頻尿治療薬などには抗コリン作用が生じることにより口渇作用が生じることがある。口渇により唾液分泌低下を招き，嚥下・味覚障害やそれによる食欲低下を招き，脱水症状に至ることがある。

小松ら[3]の研究において，飲水行動は生理学的要因だけでなく，世帯構成や飲水の知識などの影響を受けていることが明らかとなり，脱水予防のためにはそれらを配慮した援助が必要であることが示唆されている。具体的には，尿失禁のある高齢者や自立度の低い高齢者は飲水機会が少なくなる傾向にあり，また，女性よりも男性のほうが，また高齢になると脱水に陥りやすいと認識している高齢者よりもそうではない高齢者のほうが飲水量が少なくなる傾向があるため，それらの状況に対する配慮や援助の一端をセラピストも担うべきである。繰り返しになるが，脱水は起こさない，重症化させないことが基本である。本来であれば予防できた部分を悪化させてしまったり，防げたはずの入院を防げなかったということは，対象者を不幸にしてしまうことにつながる。また右肩上がりの社会保障費の抑制に貢献できなかったともいえる。筆者は，病院は最先端であり最後の砦，在宅は最前線であり防波堤であると捉えている。われわれ防波堤が簡単に破られるようでは，在宅医療の質は一向に向上しない。そのために，セラピストはその専門性の追及とともに多職種との協働をさらに図るべきである。

文献

1) 谷口英喜，牛込恵子：自立在宅高齢者用かくれ脱水チェックシートの開発―介護老人福祉施設の通所，入所者を対象としたかくれ脱水に関する継続研究―．日老医誌 54 (3)；381-391, 2017.
2) Tsuchihashi M, Tsutsui H, Kodama K, et al.: Clinical characteristics and prognosis of hospitalized patients with congestive heart failure--a study in Fukuoka, Japan. Jpn Circ J 64 (12)；953-959, 2000.
3) 小松光代，岡山寧子，木村みさか：日常生活行動の自立した在宅高齢者の飲水量：飲水行動要因との関連．日生理人類会誌 9 (2)；71-76, 2004.
4) 浦部晶夫，島田和幸，川合眞一 編：今日の治療薬2017．南江堂, 2017.
5) 井上智子，稲瀬直彦 編：緊急度・重症度からみた 症状別看護過程＋病態関連図．医学書院, 2014.

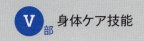

2 服薬状況の管理と指導の留意点

羽田真博

人口の高齢化に伴い，介護保険制度における要介護者または要支援者の認定者数は，2015年4月末時点で600万人を超えており，人口動態統計上，今後も当面の間は増加の一途をたどることが示されている。それに比例して近年在宅医療・看護が強く推進されていて，在宅療養生活を送る高齢者の数も増えていくことが予想される。

● 高齢者の服薬に関する現状

高齢者の多くは一般的に複数の慢性疾患を患っている場合が多く，結果，複数の医療機関にかかったり，市販薬の併用により多剤併用状態になっているケースが少なくない。

また，医療機関同士・薬局間同士の情報共有ができておらず，お薬手帳が複数あるケースも存在する[1]。高齢患者の40～50％は医師の指示どおりに正しく薬を服用できていないとの報告があり，また家庭では医療従事者が常に傍にいるわけではないため，副作用による症状の悪化があっても発見が遅れる危険性もある[2]。虚弱高齢者や認知症高齢者の自立や生活支援に関する身上監護研究会によるプライマリ・ケア医，訪問看護ステーションの看護師，社会福祉士へのアンケート調査の報告によると，「退院後，高齢者の病状悪化や合併症を起こした事例の経験があるか？」という問いに359名中266名（74.1％）が「あり」と回答し，その原因（複数回答）は，「適切な服薬・診療を受けていないと思われる」43.6％，「外来通院が困難である」31.2％，「家族の介護力・家族機能の低下」80.1％であったことからも服薬管理の重要性が示唆されている。

セラピストの多くは，服薬管理＝薬剤師・看護師がかかわる業務であるという認識をもたれている方が多いかと思われる。しかし昨今，社会課題として指摘されている年間数十億～数百億ともいわれる残薬問題を含め，在宅領域における服薬管理の重要性が増すなか，そこにセラピストも薬物療法の影響を考慮したかかわりや服薬管理に積極的に関与していくことは重要であると考える。

求められるセラピストになるための姿勢～チームメンバーとして～

● 専門職として

前述のように，在宅領域におけるリハビリテーション（以下，リハ）の対象は高齢患者の比率が非常に高くなる。そのため，理学療法などの対象者は薬物療法を受けている場合がほとんどである。このような対象者に対するリスクマネジメントを行うにあたり，薬物療法の影響を考慮したうえでの理学療法などの提供は必

須である．本項では各薬剤に対する介入時の留意事項は割愛するが，少なくとも鎮痛薬，降圧薬，睡眠薬，糖尿病治療薬，抗血栓薬，抗不安薬，パーキンソン病治療薬などの使用頻度が高い薬剤の作用・副作用は理解したうえで介入することが求められる．

● 多職種とのかかわり方のコツ

在宅領域で服薬管理にかかわる主な職種は医師・薬剤師・看護師などである．

医師に対しては，服薬にかかわる対象者の状態変化によって，そのつど連絡を取り合い服薬治療の方針についての相談ができることが好ましいが，在宅領域においては看護師のほうが本人の状態をよく把握していることが多い．よって，状態に応じた服薬管理については看護師と協働し，本人の身体面，実際の服薬状況とともに看護師の判断を踏まえて医師に伝え，処方を依頼するという方法が現実的であると思われる．ただし，在宅領域では，大規模病院〜小規模病院・クリニックなど，さまざまな勤務形態の医師とかかわることがあり，連絡可能な手段や時間帯の確認，医師の状況や在宅医療に対する姿勢に応じた連携・コミュニケーション方法を探っていかなくてはならない側面もあるため，ビジネスマナーとして失礼がないよう留意する必要がある．

上記の課題を解決するためにも薬局や薬剤師との連携が非常に重要となってくる．具体的には，薬剤師の訪問指導の導入も有効な手段であるといえる[3]．薬剤師による訪問服薬指導は，①薬剤師が在宅での高齢者の服薬状況，生活状況を把握し，薬学的観点から問題点を医師と相談することにより処方変更などが行われること，②不要な薬剤を有意に減らせること，③処方と異なる飲み方が減少すること，結果として④服薬コンプライアンスが向上すると報告されている（**表1**）．近年は国の施策の後押しもあり，地域に目を向け，在宅医療に積極的な薬剤師も増えている．薬剤供給と選定，服薬管理などの部分で協働することは，セラピストにとっても新しい知見や視点を獲得する機会であると考える．

表1 薬剤師による訪問服薬指導の効果

①薬学的観点から問題点を医師と相談することにより処方変更などが行われる
②不要な薬剤を有意に減らせる
③処方と異なる飲み方が減少する
④①から③の結果として服薬コンプライアンスが向上する

● 服薬管理において，多職種と共有しておきたいチェックポイント（表2）

在宅領域における服薬管理は病院とは違い，24時間365日医療従事者が関与できない状況にあり，基本的には各職種が点での介入となる．専門領域とは異なる業務を求められることは服薬管理に限らず往々にしてある．それらに対し，主な業務内容とは関係がないからかかわらない，学ばないという姿勢では，到底多職種連携の輪に入ることは不可能である．そして何よりも，対象者やその家族が不

幸になると考える。多くのセラピストにとって薬剤は少し遠い存在としてあるのかもしれないが，少しばかりの知識と姿勢を備えておくだけでも多職種連携は円滑に進むのではないだろうか。

表2 服薬管理において多職種と共有してきおきたいポイント

- 本人が薬物治療に対しその必要性を理解，納得できているか
- 家族が薬物治療に対しその必要性を理解，納得できているか
- 認知機能障害による服薬管理能力低下はないか
- 服薬管理に対し，本人が対応困難な場合，十分な支援者はいるか
- 多剤投与状態になっていないか
- 複数の医療機関にかかっていないか？かかっている場合は情報共有がなされているか
- 確実に内服，吸入，貼付などが確認できるか
- 根拠のない情報を信じ，それに添った服薬状況になっていないか
- 身体能力，嚥下能力の評価と情報共有

文献

1) 普照早苗，藤澤まこと，松山洋子 ほか：在宅療養者の服薬にかかわる訪問看護の実態と課題．岐阜県立看護大学紀要 4(1)；1-7, 2004.
2) 大井川裕代，志田小寿恵，奥野純子 ほか：身上監護支援における具合的ニーズに関する調査報告書．身上監護支援研究会，2000年3月．
3) 奥野純子，柳 久子，戸村成男：在宅要介護高齢者における薬剤供給方法と薬剤知識・服薬コンプライアンス．日老医誌 38(5)；644-650, 2001.

コラム⑧ 感染対策 －サービス付高齢者向け住宅等の環境－

園山真弓

サービス付高齢者向け住宅（以下，サ高住）って何？

　サ高住とは，簡単に言うと家賃を払って住まいの確保を行い，生活支援サービスなどに関しては介護保険サービスを利用しながら生活を行う施設のことである。もちろん訪問リハビリテーション（以下，訪問リハ）も介護保険で利用することができる。近年，このサ高住が全国各地で増えているのをご存じだろうか？2017年6月末時点では，全国で6,668棟の登録がなされており，3年前と比較すると登録数が1.4倍となっている[1]。

集団生活だからこそ，感染対策は大事！！

　集団で生活する場であるがゆえ，感染のリスクは常につきまとってくる。今後，われわれセラピストもサ高住に訪問する機会は確実に増えていくはずである。そのような状況で，施設や家庭と幅広く訪問するセラピストは，自身が感染の媒介者になりうることを頭に入れておく必要がある。筆者の施設においても，サ高住に訪問し始めたころは，「訪問先の対象者部屋の前にガウンがかけられていた（→担当症例が実は疥癬に感染していた）」や「同施設でインフルエンザに集団感染していたにもかかわらず，外部サービスの事業所には情報共有がなされなかった」など，さまざまな体験をしてきた。そのような状況を想定し，感染を拡大させないために日ごろから感染対策について知っておくことが重要である。

個人として行う感染対策・事業所で取り組む感染対策

　まず，入所者および職員にも感染が起こり媒介者となりうる感染症として大きなものは，インフルエンザ，感染性胃腸炎（ノロウイルス感染症など），疥癬（通常疥癬，ノルウェー疥癬）などが挙げられる。

セラピスト個人として予防していくための方法

①それぞれの感染症に対する知識をもつこと，②インフルエンザなどが流行し始めたかどうかの情報を必ず（ニュースなどからでも収集可能）仕入れること，③訪問先の施設スタッフと日ごろからコミュニケーションを図っておき，施設内で感染した方がいないか情報を得ること，などが挙げられる。媒介者となりうることで担当している利用者やその家族に迷惑を掛けることも大変だが，セラピスト自身が感染することで出勤不可となったり，自分の家族にも影響をきたすこともある。"自分の身は自分で守る"という意識が必要だ。

所属している事業所として取り組む感染対策の方法

①感染対策マニュアルを作成し，職員がマニュアルを熟知できるよう取り組むこと，②インフルエンザなどの時期になれば，事業所としての対応マニュアルを訪問先の施設に配布すること，③所属している職員全員が，どこの施設で感染症が出たのかなど常に新しい情報を共有すること，などが挙げられる。管理者だけが感染に対する対応方法を理解するのではなく，職員全員が同じ対応ができるような体制づくりが事業所としては求められていくと考える。

筆者の施設の感染対策の紹介

　筆者の施設（無床診療所で外来リハと訪問リハを提供。セラピストの数は訪問リハの専従で理学療法士，作業療法士，言語聴覚士を合わせて15名程度）には感染対策委員会があり，月1回委員会を開催している。委員会の構成メンバーは，院長・看護師・理学療法士・作業療法士・言語

聴覚士の各セラピストが参加しており，この委員会において感染対応マニュアルなどを作成している。前述の「入所者や職員にも感染が起こり媒介者となりうる感染症」であるインフルエンザやノロウイルス・疥癬に関しては，電話を受けたスタッフが誰であっても情報漏れがないように聞き取りが行える「（インフルエンザ・ノロウイルス・疥癬）対応シート」をそれぞれ作成している（**図1，2**）。年2回感染対策の研修会を行い，マニュアルの説明や模擬事例での対応の仕方など，実際の状況を想定した内容でスキルアップを行っている。マニュアルや対応シートに関しては1年ごとに見直し，より円滑な対応のため変更を行っている。感染対策委員会を立ち上げ上記の取り組みを行うようになってからは，職員全体の感染対策についての知識が向上し，かなり円滑な対応が行えるようになっている。

今一度自分自身の知識を見直し，事業所としての対応方法も確認してみてはいかがだろうか。

図1　筆者の施設で使用している疥癬発生マニュアル

疥癬発生時の対応

① 疥癬発症の連絡を受ける（ファーストコール）→連絡先を確認
② 看護師（不在時管理者・主任）に報告→電話確認シートを記入
③ 担当に確認し利用者シートを記入→看護師（不在時管理者・主任）に報告
④ 利用者シートを医師に報告・確認→指示を受ける
⑤ 電話確認シート・利用者シートを疥癬専用ファイルに綴じる
⑥ 治癒までの経過を随時，記入・医師へ報告

注）状況では訪問診療の可能性もあり
注）発症1名に付き　1シート作成
　　同施設も発症1名に付き　1シート作成（電話確認シート）
　　　　（施設に関しては例えば何名中，Aさん　Bさんと治癒経過が区別可能に表示）

	通常疥癬	角化型（ノルウェー）疥癬
利用者発症	治癒確認まで中止	治癒確認まで中止
利用者以外発症 ＊同一フロア	症状がないことを確認してからリハ続行 注）4週間は手袋着用	＜隔離必須＞ ＊隔離をしていれば… 　1週間後に症状がないことを確認してリハ開始 ＊隔離をしていなければ… 　→隔離をした日から　1週間後に症状がないことを確認してリハ開始 注）4週間は手袋着用
＊別フロア	症状がないことを確認してからリハ続行	同一フロアと同様の対応へ

コラム 8

図2 筆者の施設で使用しているインフルエンザ・ノロウイルス対応シート

インフルエンザ・ノロウイルスが疑われる患者から連絡があった場合の対応シート

電話対応日　H　年　月　日　　対応者

利用者・職員氏名　　　　　様　発症者　□利用者　□同居家族　□その他

発症者症状
職員家族が発症の場合は記載不要（下の受診日から記載）

症状	利用者			同居家族・その他		
	有り	無し	日付	有り	無し	日付
熱発	(　℃) □	□	/	(　℃) □	□	/
嘔吐	□	□	/	□	□	/
下痢	□	□	/	□	□	/
悪寒	□	□	/	□	□	/
吐き気	□	□	/	□	□	/
呼吸症状	□	□	/	□	□	/
倦怠感などの全身症状	□	□	/	□	□	/

熱発・嘔吐・下痢のいずれかがあれば受診を勧める

備考欄（同居家族・その他 受診状況など）
受診の有無　有・無
受診日　/

受診日　H　年　月　日
診断名

利用者の受診の有無　□あり　□なし

□ 3症状がない為経過観察　□ 受診をすすめた

診断名がインフルエンザ or ノロウイルス

看護師・主任・感染委員に報告

看護師・主任・感染委員が記載 → 当日出勤 Dr. へ報告

Dr 記載欄
1) 接触時の状況について
マスクの有無　□有り　□無し
手指消毒の有無　□有り　□無し
2) 予防投与の適否について　□有り　□無し
3) コメント欄

医師サイン

最終接触職員名
最終接触日
最終接触した職員の症状

電話連絡：リハビリ前日に行う
リハビリ日　/
電話必要日　/

症状	有り	無し	日付
熱発	(　℃) □	□	/
嘔吐	□	□	/
下痢	□	□	/
悪寒	□	□	/
吐き気	□	□	/
呼吸症状	□	□	/
倦怠感などの全身症状	□	□	/

各担当がマニュアルの再開基準を満たしているか確認

文献
1) サービス付き高齢者向け住宅の登録状況（H29.12末時点），サービス付高齢者向け住宅 情報提供システム．(http://www.satsuki-jutaku.jp/doc/system_registration_01.pdf)

> **コラム⑨** 終末期／ターミナル患者と，その家族に対する訪問スタッフ（セラピスト）のあり方

池田耕二

在宅での終末期リハビリテーションにかかわるセラピストに求められる視点

セラピストに求められる姿勢

　近年，住み慣れた場所で最後まで暮らせることを目的に，地域包括ケアシステムの構築が始まった。それに伴い，在宅で対象者の生活を見守る訪問リハビリテーション（以下，訪問リハ）の役割や期待は大きくなっている。また，すべての人に共通する死を前提に，すべての人にその人らしい"生"を支援するエンド・オブ・ライフケアという概念[1]が周知されてきたことや日本人の多くが在宅死を望んでいることを踏まえれば，訪問リハにかかわるセラピストの重要性はさらに増していくものと考えられる。

　在宅で終末期リハビリテーション（以下，終末期リハ）にかかわるセラピストが，この期待に応えていくためには，在宅における終末期リハの特徴や実践的枠組みを理解し，その有効性や役割を明らかにするという姿勢が求められよう。

在宅における終末期リハの特徴と意義

　現場の終末期は，患者や家族，医師，看護師，セラピストなどの合意によって形成されている。そのため，様相はさまざまであり，終末期患者の活動レベルは，寝たきりから屋外歩行ができる状態まで実に幅広い。また近年はがんだけでなく呼吸器や循環器疾患，難病，認知症など多くの疾患が終末期リハの対象となっている。さらには死に対する考え方や個々の価値観，生活様式なども多様化してきている。これらに伴い終末期リハの実践内容も多様化していくと考えられる。

　多様化する終末期リハを支えていくためには，終末期患者の価値観などを反映している生活の場で実践するほうが有利である。実践現場が医療機関から生活の場である在宅へ移行する意義はここにあるといえる。

終末期リハの対象と実践的枠組み[2]

対象

　一般的に死は患者の生命の終焉を意味するが，患者と家族，社会などとのかかわり（関係性）の終焉をも意味するとされる[3]。1人でできることや社会的な役割が少なくなるなど，終末期患者の周辺で変化していく関係性は患者自身や家族に新たな不安や苦痛などを生み出す。終末期リハでは，この関係性にも着目し患者や家族のケアを行う。これらの関係性は生活の場だからこそ現れることがあり，新たな不安や苦痛になっている場合がある。そのためセラピストは雰囲気を察することから始め，変化していく関係性を評価し，調整，介入を行い，雰囲気の改善を目指すことになる。

　以上のことから，在宅における終末期リハの対象は，患者本人に加え家族や周囲の人々とそれらの周辺環境などからなる関係性ということができる。これはまさに「生活の場」ともいえる。

実践的枠組み

　筆者の終末期リハの経験では，終末期患者は死に向かうプロセスにおいて死の受容や家族との絆の再確認，人生の総括などを行い，自分自身を納得させていることが多かった。そこで筆者は，これらの終末期患者の内面活動を「自らの身体の状況に合わせながら，生活の質を問い直し，"これでよかった"と自らを納得させていくプロセス」と位置づけ，これを支援することが終末期リハの役割であると提唱してきた。これは家族や周囲の人々にもいえることであり，かかわるすべての人が納得できるようにしていくことが終末期リハの役割とした。死は頭で理解するもので

なく心で納得するものであるといわれていることから，納得を質の指標にすることには一定の妥当性があると筆者は考えている．これに従えば，終末期リハはプロセスやその質が重要となり，プロセスの質は患者，家族，周囲の人々の納得の程度で決まるという枠組みによって実践されることになる．

この枠組みに従えば，終末期患者はさまざまな症状や関係性の変化から生じるストレスなどによって内面活動が阻害されていると解釈できるようになり，終末期リハの役割は，終末期患者のストレスや症状を緩和し，阻害要因を排除しつつ内面活動を促し，納得を引き出すこと，と考えられるようになる．

このように在宅における終末期リハが納得を引き出すための幅広い実践と考えることができれば，すべきことが明らかになっていくだけでなく，できることも広がり実践内容はさらに深まっていくものと考えられる．

対象者と家族，周辺の人々とのかかわり方（実践）

ここでは終末期リハで大切となる，①患者や家族などがこれまでのプロセスや現状をどのように受け止めているか，②残された身体能力が十分機能し，個々に合った生活リズムや習慣が形成されているか，③予想される合併症は予防できているか，また予後の生活変化に対応する準備はなされているか，を通した3つのかかわり方（実践）を紹介する．

患者や家族などはこれまでのプロセスや現状をどのように受け止めているか

これを知ることは終末期リハを組み立てるうえで重要となる．例えばこれまで辛い治療に耐えてがんばってきたが，改善しない病状を敗北感として受け止め自分を責めている患者と，寿命をまっとうし，あとは家族に迷惑をかけたくないと受け止めている患者では，同じ病状であっても終末期リハの方向性は変わってくる．

具体的には，前者の場合はこれまでのがんばりを肯定的に捉えることができるよう支援することになり，後者の場合は穏やかな生活が営めるように周辺環境を調整することになる．

残された身体能力が十分に機能し，個々に合った生活リズムや習慣が形成されているか

終末期患者はベッド上で寝たきり状態であっても身体には内部活動があり，そこには24時間という生体リズムや広義の生活習慣が存在する．これらが崩れれば不調が生じ，それが元で苦痛や不定愁訴が出現する場合がある．こうした不調は見逃されがちだが，生活リズムや生活習慣の修正，調整によって軽減できる可能性がある．そのため，ベッド上で寝たきり状態であっても，どの程度身体活動は可能か，十分な睡眠は確保されているか，また食事はとれているか，排泄機能は維持されているか，コミュニケーション能力は維持されているか，辛いことを辛いと感情表現ができているかなどを通して個々の生活リズムや生活習慣を評価し，何が原因で不調が生じているかを推察し，調整，介入していくことが必要となる．

具体的には，寝返りやコミュニケーションが維持できる程度の運動や運動指導，睡眠を促すための生活指導や環境整備，楽に食事ができる工夫や方法の指導，排便を促すための食事内容や方法，水分摂取の指導，さらには腹圧のかけ方などの練習を行う．また感情表現を可能にする人間関係の構築や支援などを挙げることができる．

筆者は，不眠と思われる終末期寝たきり患者に対して多様な調整や介入を試み，睡眠の量・質の改善とともにコミュニケーション量や食事，活動量が増加し，患者の生活が豊かになっていった経験を有している．本経験は，終末期患者においても生活リズムや生活習慣を見直し不調を整えることができれば本来有している身体能力を発揮しやすくなるという可能性を示唆しており，筆者はここに潜在的な終末期リハの可能性を感じた．

予想される合併症は予防できているか，また予後の生活変化に対応する準備はなされているか

　終末期リハの最後は死であるが，それまでのプロセスで合併症が原因で身体機能が低下したり疼痛の増加が原因でできることが少なくなっていくと，患者本人だけでなくその姿を見ている家族などの苦痛も大きくなる。そのためセラピストは，できるだけ合併症を予防して症状を緩和し，できることを維持することに努めなければならない。終末期に予防という表現は誤解を招く側面もあるが，合併症に対する予防目的の生活指導や管理，あるいは予後の生活変化を想定した生活指導や環境調整は，終末期リハの重要な役割となる。

　具体的には，口渇や室内温度，湿度から感染予防を意識した環境調整や生活指導，疼痛や呼吸苦の変化に対応した安静肢位や自己管理の指導，最後まで自分で操作ができる電動ベッドの導入や自助具の活用などを含む環境調整を挙げることができる。

　以上の実践を有効に行っていくためには，多角的かつ多くの情報が必要となる。そのため，家族の協力や多職種連携は必要不可欠である。また，患者や家族が限られた時間をどのように過ごすかを決めようとしているときは，納得を引き出す1つの手法として「見守る」，「待つ」というかかわり方もときには必要になると考えられる。

セラピストのあり方

在宅における終末期リハのエビデンス構築に向けて

　在宅における終末期リハの分野は，セラピストの実践を支えるだけのエビデンスは少ない。そもそも終末期リハの有効性（納得を引き出す）をどのように検証するかという方法論も確立されていないといえる。また，リハビリにおける各専門分野のエビデンスもすべてが在宅で得られたものではない。ともすれば，病院という環境では有効であるが，生活の場では有効とはいえないエビデンスもあると思われる。そのため，在宅でエビデンスを活用する際は慎重に判断する必要がある。以上のことから，在宅における終末期リハのエビデンスの構築はセラピストの大きな課題といえる。

　しかしながら，終末期リハにおけるエビデンスの構築はすぐにできるものではない。またこれまでのランダム化や無作為試験などを主とするエビデンスの構築方法が終末期リハに適していない可能性も大きい。従って現段階では，終末期リハのエビデンスは事例の振り返りから実践知を蓄積していく方法が有効と考えられる。セラピストは事例を振り返り，どのような状態に対してどのような介入を行えばどのような結果（変化）が得られたのかを知見化しておき，それらを共有しておく必要がある。こうして得られた実践知は，最初は荒削りな知見であっても，他のセラピストや事例に活用されていくなかで妥当性が吟味され，修正が加えられ少しずつ洗練されていくものと考えられる。

セラピストのあり方

　勤務に24時間体制や緊急対応のないセラピストが看取りにかかわる機会は非常に少ない。しかし近年，実際の訪問リハの現場ではセラピストが生存確認を兼ねて介入したり看取りを経験する機会は増加傾向にあると聞いている。筆者が実際に看取りを経験したセラピストからその様子を聞いたところ，家族は看取り時にセラピストを快く受け入れ喜んでくれたという。そこでは，家族と患者の生前を知っているセラピストの間で会話が弾み，安堵の雰囲気が立ち込め，悲しみを乗り越えた笑顔を通して満足や納得感が感じとれたという。これはセラピストの人柄や誠実なかかわり方，仕事に対する姿勢が家族に大きく評価され実現できたものと考えられる。筆者はここに在宅における終末期リハのグリーフケア（悲しみから立ち直れるようそばにいて支援すること）としての大きな可能性を感じた。終末期リハは方法論やエビデンスの活用だけで有効性が決まるものでない。セラピストの誠実なかかわり方や仕事に対する姿勢，人柄などが大きく影響す

る。そのため，セラピストは絶えず自身を磨くことを忘れてはならない。

　在宅における終末期リハはエビデンスや実践方法，セラピスト教育などを含め，まだまだ課題の多い分野である。しかしその一方で大きな可能性を感じさせる分野でもあり，セラピストに対するこれからの期待は大きいと考えられる。

文献
1) 長江弘子：エンド・オブ・ライフケアをめぐる言葉の整理．看護実践にいかす　エンド・オブ・ライフケア（長江弘子 編）：2-14，日本看護協会出版会，2014．
2) 池田耕二：終末期理学療法をどのように教えるか，そして学ぶのか．終末期理学療法の実践（日高正巳，桑山浩明 編）：7-13，文光堂，2015．
3) 佐々木恵雲：臨床現場の死生学−関係性にみる生と死，法蔵館，2012．

VI部

総合アプローチ技能

Ⅵ部 総合アプローチ技能　　1章 筋力維持・増強

1 筋力維持・増強

大浦智子

　訪問リハビリテーション（以下，訪問リハ）においては，関節可動域（range of motion；ROM）訓練や筋力増強訓練が多く実施されているとの指摘[1]がある。筋力を維持・増強することは対象者が在宅生活を継続するうえで必要だが，筋力のみで人々の生活機能が維持されるものではない。国際生活機能分類（International Classification of Functioning, Disability and Health；ICF）に基づく総合的な評価のなかで，活動と参加に制約をきたしている要因が何であるかを特定し，それが筋力低下である場合に，「どこの」筋力を「どの程度」増強・維持する必要があるかを適切に判断する必要がある。また，疾患・傷病の特性を踏まえた到達目標の設定が求められる。

　特に在宅生活では，病院や施設での生活とは異なり住み慣れた家屋環境での主体的な生活が望まれる。それゆえ，バリアフリー環境である病院や施設で靴を履いて可能であった動作に比べて，裸足で滑りやすい畳やカーペット，日本家屋特有の段差がある環境で日常生活活動（activities of daily living；ADL）に要する筋力を発揮することが余儀なくされる。場合によっては，低下している筋力のみに着目するのではなく，残存する筋力をどう活かすかを含め在宅で安全に動作を行うことができるよう筋力の維持・増強に努める必要がある。訪問リハの対象者は，すでに在宅で生活を営んでいる生活者であり，低下している筋力によってどのような活動・参加が妨げられているかを適切に評価し，可能な限り速やかに，そしてスムーズに生活を送ることができるような訪問リハの視点が求められる。

　ICFにおける活動と参加を見据えた訪問リハの提供にあたり，他の心身機能・身体構造と同様に筋力低下の要因や改善の可能性を熟知したうえで適切な評価と具体的な目標設定，プログラムを立案することは，セラピストが専門職として果たす責務である。決して，「運動機能全般が向上すれば，できる動作が増える」といった漠然とした評価・プログラムが提供されることがあってはならない。提供する筋力増強・維持訓練が対象者のどの動作につながるのか，果たして負荷量は適切なのか，さらには「訓練」が目的化していないか，などをセラピストとして今一度再考する必要があると思われる。

　本項では，訪問リハにおける「しているADL（do）」を持続するための筋力維持の工夫と，「するADL（be）」に向けて取り組む筋力増強の観点から概説する。なお，疾患別の詳細な機能的アプローチについては成書を参照されたい。

筋力維持の工夫

● 加齢や疾患特性，生活背景による筋力の低下

青年期や中年期に比べ，高齢者は加齢に伴い一般的に筋力が低下する。p.270～，「転倒予防および転倒時対応」で述べる転倒予防をはじめとする運動教室や介護予防への関心を高めることにより筋力を維持する取り組みが行われているが，加齢による身体機能の変化には誰も逆らうことができない。また，食事や栄養状態も筋力に大きく影響するため，筋力を評価するうえで重要な構成要素となる。

筋力低下をきたす原因

神経原性（運動ニューロンに起因），筋原性（筋自体に起因），廃用性，などが挙げられる[2]。疾患や障害の特性から筋力の増強が困難な場合もあり，過負荷によって二次的な障害を引き起こす可能性も念頭に置く必要があり，疾患特性の理解は必須である。一方で，体調不良や閉じこもり生活，一時的な固定によって活動や参加が減少することによる筋力低下にも留意が必要である。いわゆる廃用性の筋力低下の回復には不動期間よりも長い期間を要する[3]ことから，このような筋力低下を予防する筋力維持の観点も重要となる。

> **ポイント**
> 活動や参加が減少することによる筋力低下を予防する筋力維持の観点も重要。

訪問リハに求められる役割

訪問リハでは，疾患や障害の理解に加え，対象者の生活環境を直接確認できる強みを活かしながら，対象者の筋力低下の原因を適切に評価する役割が求められる。図1に示すように，筋力は対象者の生活機能を支えるうえで重要な要素の1つではあるが万能なものではない。筋力の維持・増強と合わせて提供しうる方法を提案していくことがセラピストに求められている。個々の対象者が可能な限り筋力を維持しながら住み慣れた場所で健やかな生活を送るために，セラピストができることは多くある。本項の主題は筋力の維持・増強であるが，ただやみくもに「訓練」を実施するのではなく，適切な評価，筋力に見合った負荷の設定と生活環境の調整などが求められることはいうまでもない。

> **ポイント**
> 適切な評価，筋力に見合った負荷の設定と生活環境の調整などが求められる。

図1 筋力増強訓練の実施に至るリーズニング

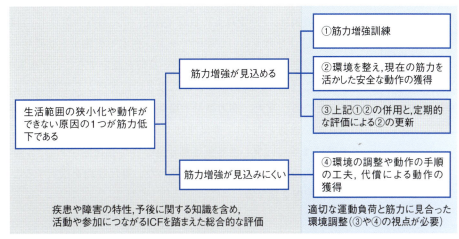

● **多職種・サービス間の連携と筋力・ADLの維持**

　対象者の在宅生活を支えているのは訪問リハだけでなく，多職種・サービスがかかわっている．むしろ，訪問リハが関与するのはごく一部にすぎないことを念頭に置き，多職種・サービス間で課題となっていること，ADLの実施状況を正確に把握する必要がある．リハの時間は積極的に訓練に取り組む一方で，普段の生活では介助を要していたり，介護者が異変に気付いていることも多くある．反対に，十分できるADL動作を多職種・サービス間で共有できていないことに起因する過介助による廃用性の筋力低下も生じうる．本来，ADLをはじめとする種々の活動の可能化に期待が寄せられるセラピストには，実施状況である「しているADL (do)」を把握し，これから実現しうる「するADL (be)」を提案していく役割がある．例えば，対象者の食事を例に挙げると，どうやって・どこで・誰と食事をとるかによって，その活動に要する身体能力が異なる（**図2**）[4]．さらには，ベッド上で1人で食事をすること，家族と一緒にリビングで食事をすること，友人と出かけて外食をすること，これらは身体能力が異なるだけでなく，その人の生活のなかでの位置付けや意味合いも異なり，生活の質（quality of life；QOL）の向上につながる．繰り返しになるが，ADLの遂行を考えるうえで，筋力は重要な要素の1つではあるが，筋力のみではなく身体能力，身体能力だけでなく活動範囲，さらにはその人が価値を置いている活動に視点を広げることが重要である．介護保険下における訪問リハでは，介護支援専門員（ケアマネジャー）や訪問介護員（ヘルパー）らと協働することが多く，訪問リハに対して機能訓練をイメージされていることも少なくなかったが，近年は生活動線の確保や介助方法の提案に対する期待も込められている[5]．これらの期待を裏切らないためにも，対象者のADLを共有し，活動や参加を見越した筋力の評価，筋力を活かした動作や介助方法の提案を積極的に行うことが，対象者の筋力維持，ADL維持につながるものと思われる．

> **ポイント**
> ADLの遂行を考えるうえで，筋力は重要な要素の1つではあるが，身体能力，活動範囲，さらにはその人が価値を置いている活動に視点を広げることが重要．

> **ポイント**
> 活動や参加を見越した筋力の評価，筋力を活かした動作や介助方法の提案を積極的に行う．

筋力増強訓練の選択

　筋力の増強は，「一定以上の負荷（強度）で，ある回数以上（回数），どの程度行うか（頻度）」を考えるのが原則である．在宅で実施する訪問リハでは，機器を用いた筋力測定をすべての対象者に行い負荷を設定することが現実的ではないため，徒手による検査や訓練回数による対象者の疲労度から訓練の負荷と回数を見極めることとなる．また，筋力維持・増強に必要な筋運動として，等張運動（筋収縮があり関節運動を伴う），等尺運動（筋収縮があるが関節運動がない）があり，等張運動にはさらに求心性等張運動と遠心性等張運動がある[6]．特に，関節の変形や痛みのある場合には関節運動を伴わない等尺運動を選択するなど，負荷の種類や強度に配慮を要する．

> **ポイント**
> 徒手による検査や訓練回数による対象者の疲労度から訓練の負荷と回数を見極める．

図2 食事をとる場所による活動の違い

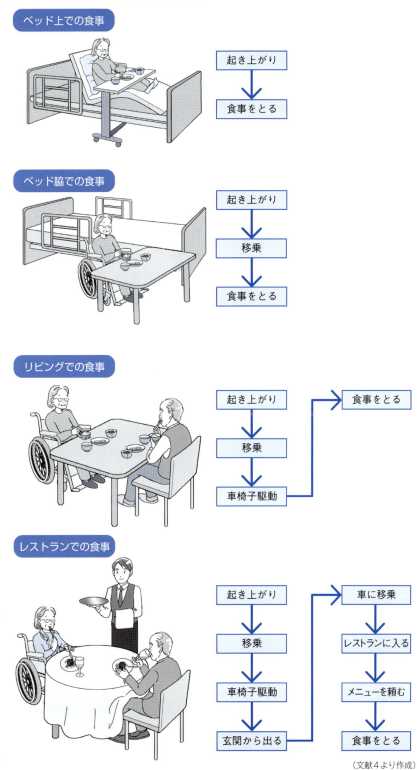

(文献4より作成)

● 強度と回数

　まず，抗重力肢位で自動運動が可能であるか否かで負荷の与え方が大別される。抗重力肢位での自動運動が不可能な場合，重力除去の姿勢もしくは介助ありで訓練を行うか，自動介助運動もしくは他動運動での訓練となる。一方，抗重力肢位での自動運動が可能であれば，さらなる抵抗に対して筋力が発揮できる程度に従って訓練における負荷が変わってくる。例えば，筋力増強を目的とする訓練では10回程度の反復運動が可能な負荷で行うことが多い。筋力増強を目的とした訓練を行う際，対象者の筋力に合わせて抵抗を強くするなどの負荷を加えることでさらなる筋力増強を見込むことができる一方で，15回以上連続で反復可能な運動負荷であれば，筋力増強よりもむしろ筋持久力の向上を目的とした訓練を行っていることになるかもしれない。筋持久力向上を目的とした訓練は，一般的に軽度の負荷で疲労する程度まで行うものとされている。回数を増やせるようになることは対象者にとっても効果がわかりやすく，ADLで効果を発揮しやすいため，自己訓練の動機付けがされやすい。筋持久力の向上はある程度の筋力を有していないとその効果は期待できないことに留意し，訓練の計画を立案すべきである。

● 頻度

　実際の訪問リハ場面においては，できる活動は維持しながら，セラピストによる運動強度の管理に基づいて実生活での使用を視野に入れて筋力を増強する。負荷量が抵抗運動の各段階にある場合，抗重力肢位で行う自重負荷運動を中心に行うが，その他にセラピストによる徒手での抵抗やゴムバンド，自宅にある水を入れたペットボトルなどを利用した方法を取り入れることもある。このように，訪問時に筋力の変化を確認しながら負荷の大きな筋力増強を目的とした訓練を行い，負荷の少ない筋持久力訓練を自己訓練として継続できるよう提示する。その際，過負荷による痛みや疲労による中断，不活発，誤用による二次障害を防ぐ配慮が求められる。筆者自身も退院前もしくは在宅における自己訓練を指導してきたが，中断されていたり誤った方法で実施されていたことは少なくない。自己訓練を提案・指導した際は，適切な方法で実施されているかを必ず確認する必要がある。

● 獲得した筋力の活用

　一方，訓練が「目的」となってしまわないよう，獲得した筋力を生活場面で活かすことができるような配慮が重要である。ベッド上での生活が中心の場合，食事の際の起居動作は可能な限り自身の筋力を発揮できるような介助を介護者に提案したり，日中の座位時間の延長，おむつを交換する際のヒップアップなど，獲得した筋力を活用できるように，対象者だけでなく多職種・サービス間で情報を共有するコミュニケーションが求められる。また，屋内移動が可能な場合には，手すりや支えとなる環境を準備することで日常的に活動することが増えるだろう。さらに，屋外移動が可能な場合（もしくはそれ以上の生活範囲の拡大を目指せる場合），草取り，ゴミ出し，散歩や目的地までの移動中にある段差の上り下りなど，

> **ポイント**
> 筋持久力の向上はある程度の筋力を有していないとその効果は期待できないことに留意し，訓練の計画を立案。

> **ポイント**
> 自己訓練を提案・指導した際は，適切な方法で実施されているかを必ず確認。

> **ポイント**
> 対象者の置かれている状況，能力と環境との相互作用，価値観に基づく活動の優先度に応じて筋力の維持・増強を図る視点が求められる．

本人が価値を感じる活動場面での動作を分析し遂行方法を見直すことで筋力の増強を狙うこともできる．また，日課として行う「訓練」よりも，ADLで継続していくほうが誤用も少なく，継続されやすい傾向がある．このように，対象者の置かれている状況，対象者の能力と環境との相互作用，さらには対象者の価値観に基づく活動の優先度に応じて筋力の維持・増強を図る視点が求められる．

また，ベッド上の生活ADLで筋力を発揮するためには，セラピストが横にいる「見守り」状態でできる動作は転倒や痛みの発生が危惧され，継続されにくい．そのため，可能な限り「自立」できる程度の負荷量で安全にできる動作の提案が望まれる．

文献

1) 厚生労働省：高齢者の地域における新たなリハビリテーションの在り方検討会報告書，2015．(http://www.mhlw.go.jp/file/05-Shingikai-12301000-Roukenkyoku-Soumuka/0000081900.pdf)（2017年9月4日時点）
2) 猪飼哲夫，米本恭三：筋組織からみた筋力．PTジャーナル 23 (11)：742-748，1989．
3) 加藤 浩：廃用症候群の筋力低下の評価と治療．筋力（奈良 勲，岡西哲夫 編）．医歯薬出版，2004．
4) 訪問リハビリテーションセンター清雅苑 編：図説 訪問リハビリテーション―生活再建とQOL向上．三輪書店，2013．
5) 大浦智子，津山 努，中西康祐：介護支援専門員と訪問介護員における訪問リハビリテーション効果への期待―量的・質的検討―．作業療法 32 (5)：440-450，2013．
6) 近藤 敏：筋力増強．図解 作業療法技術ガイド，第3版（石川 齊，古川 宏，小平憲子 ほか，編），文光堂，2011．

1 関節可動域訓練

大浦智子

　在宅で日常生活を送るうえで，国際生活機能分類（International Classification of Functioning, Disability and Health；ICF）に基づく総合的な評価の視点が必要である．なかでも，リハビリテーション（以下，リハ）専門職であるセラピストは，活動と参加に影響を与えうる心身機能と身体構造の適切な評価が必須である．動くことが可能な対象者の場合には安全な動作，身体介護が必要な対象者の場合には安楽な介護を実現するために，関節可動域（range of motion；ROM）の制限は可能な限り改善することが求められる．訪問リハビリテーション（以下，訪問リハ）においては，ROM訓練や筋力増強訓練が多く実施されている[1]が，その目的や目標達成時期が不明確であることがしばしばあるように見受けられる．ICFにおける活動と参加を見据えた訪問リハの提供にあたり，p.260～，「筋力維持・増強」で述べたように，ROM制限の要因や改善の可能性を熟知したうえで適切な評価と具体的な目標設定，プログラムを立案することが求められる．

　本項では，疾患・傷病別のROM訓練に関する詳細な各論は成書に委ねることとし，活動や参加を見据えた在宅生活を支援する訪問リハにおいて必要なROM制限の理解とROM訓練の基本について概説する．

ROMに影響する因子と最終域感，ROM制限

● ROMに影響する因子

　ROMは，年齢や性別によって異なる[2]．高齢者は若年者に比べて可動域が小さい傾向があり，和式生活か洋式生活かによっても個別差が生じる[3]．一般的に示されている参考ROMは平均値にばらつきがあり，生活期にある対象者のROMを解釈する際には，これらがあくまで参照値であることを理解し，活動や参加にどの程度影響を及ぼしているかを踏まえた測定結果の解釈をしたうえで，ROM改善のための訓練を選択する必要がある．

　一般的に，自動可動域は他動可動域よりも小さい．臨床場面では，自動運動による自動可動域をスクリーニング検査として用いることができる．自動ROMに制限があったり，代償運動が著明，もしくは痛みによる運動のぎこちなさが認められるようであれば，既往歴や医学的情報と併せてより詳細な検査として他動ROMの測定を行う．在宅において医学的情報や画像が病院に比べて入手しづらい状況であっても，自動運動時と他動運動時の関節アライメントや筋出力の状況を触診で確認したり，最終域感を確認することで，ROMを制限している要因について考慮することが可能となる．

> **ポイント**
> 自動運動時と他動運動時の関節アライメントや筋出力の状況を触診で確認したり，最終域感を確認することで，ROMを制限している要因を考慮．

● 最終域感

　他動ROMで検査者が感じることができるものとして，最終域感がある。最終域感には，軟部組織性，結合組織性，骨性の生理的最終域感（**表1**）と，軟部組織性，結合組織性，骨性，虚性の病的最終域感（**表2**）がある。また別の見方として，ROM制限の因子は，痛み，皮膚の癒着や可動性の低下，関節包の癒着や短縮，筋・腱の短縮および筋膜の癒着，筋緊張増加，関節内運動の障害，腫脹・浮腫，骨の衝突に分類され[4]，訪問リハの対象者におけるROM制限はこれらの因子が重複することにより生じており，特定が難しいこともある[5]。

表1 生理的（正常）最終域感

最終域感	構造	例
軟部組織性	軟部組織の近接	膝関節屈曲（大腿と下腿の後面の軟部組織間の接触）
結合組織性	筋の伸張	膝関節を伸縮しての股関節屈曲（ハムストリング筋の他動的な弾性のある緊張）
	関節包の伸張	手指の中手指節関節伸展（関節包前部における緊張）
	靱帯の伸張	前腕回外（下橈尺関節の掌側橈尺靱帯，骨間膜，斜索の緊張）
骨性	骨と骨の接触	肘関節伸展（尺骨の肘頭と上腕骨の肘頭窩との接触）

（文献2）より引用）

表2 病的（異常）最終域感

最終域感		例
軟部組織性	通常のROMにおけるよりも早くまたは遅く起こる；または，最終域感が正常では結合組織性もしくは骨性である関節において起こる。何かが介在している感じがする。	軟部組織の浮腫　滑膜炎
結合組織性	通常のROMにおけるよりも早くまたは遅く起こる；または，最終域感が正常では軟部組織性もしくは骨性である関節において起こる。	筋緊張の増加 関節包，筋，靱帯の短縮
骨性	通常のROMにおけるよりも早くまたは遅く起こる；または，最終域感が正常では軟部組織性もしくは結合組織性である関節において起こる。骨性の軋轢または骨性の制動を感じる。	軟骨軟化症 骨関節炎 関節内遊離体 化骨性筋炎 骨折
虚性 (empty)	疼痛によりROMの最終位に至ることがないので真の最終域感ではない。防御性筋収縮または筋スパズムを除いては抵抗を感じることはない。	急性関節炎 滑液包炎 膿瘍 骨折 心理的原因：防御反応

（文献2）より引用）

ROM改善のための直接的アプローチ

　在宅生活を送る対象者に求められるのは，他動可動域よりも自動可動域である。生活動作のなかで自動可動域を妨げている要因は何か，場合によっては他動可動域と自動可動域に乖離がある場合にはその要因が何かを考えながらアプローチを進めていくこととなる。

関節の侵食や変形による骨性の可動域制限のほか，関節包の伸張性低下状態での伸張による痛みの誘発，痛みの防御による筋緊張バランスの不良などによって，正常な関節運動が妨げられることがある。また二次的なROM制限が生じるケースとしてわかりやすいのは，脳卒中後の片麻痺による肩関節の亜脱臼や大胸筋の短縮によって上腕骨頭が前方に突出しているケースであろう。当然ながら，このような場合には関節を正しい位置に戻したうえでROM訓練を行う必要がある。そのため健常者の関節運動を十分理解しておくことはいうまでもない。

一般的に，1日1回，最終可動域までの運動を行うことでROMは維持されるといわれている。しかし，在宅場面ではセラピストが毎日実施することは困難であり，対象者の自動運動が不十分な場合には，継続が困難である。現実的には，訪問リハ場面においてROM最終域の確認を継続しながら，それに合わせた自動運動および自動介助運動などの自己訓練や介護者による他動運動を指導することとなる。自動運動および自動介助運動，または介護者による他動運動の指導で留意すべき点は，第一に誤用を防ぐことである。特に，対象者や家族は関節運動の結果，「どこまで動くか」を目安にしがちであり，アライメントを含む関節内の運動を確認することは困難なことが多い。そのため，「正しい」関節運動を行うことのできる目安を示した自己訓練の指導が求められる。

> **ポイント**
> 誤用を防ぐためには，「正しい」関節運動を行うことのできる目安を示した自己訓練の指導が求められる。

● **ROMの評価**

四肢のROMに着目しがちであるが，転倒予防や各種動作の質（動きやすさ）の観点から，脊柱の可動域や体幹の可動性にも留意すべきだろう。転倒予防との関連については，p.270～，「転倒予防および転倒時対応」で述べる。

ROM改善のための間接的アプローチ

在宅生活は，対象者の「生活の場」である。そのため，訓練を日課として行うよりも，できる活動を遂行することでROMを維持・拡大していく視点が重要となる。特にROM維持のためには日課としての訓練よりも日常生活のなかで関節を動かすほうが継続されやすい。なかには，日常生活でできることを行っているうちにROMが改善されることもある。

訪問リハに携わるセラピストとして，「日常生活を営んでいて，たまたまROMが改善された」のではなく，「意図的に」ROMが改善されるような動作指導を行うことが重要である。各種動作に必要となるROMと実際の動作との違いや他関節の代償による動作の遂行などを念頭に置き，在宅生活における動作の観察とともに他動ROMの確認を併用することで，生活のなかでのリハを進めていくことができる。生活期にある対象者のROM訓練は，現状のROMの正しい理解とその改善の可能性を予測しながら，明確な目標をもって計画し実施することが望まれる。

> **ポイント**
> 生活期にある対象者のROM訓練は，現状のROMの正しい理解とその改善の可能性を予測しながら，明確な目標をもって計画し実施する。

● **対象者の動作の妨げとなっている要因の1つがROM制限である場合**

この場合，妨げられている動作を可能にするためのアプローチを検討するだろ

う．もっと具体的にいえば，肩関節のROM制限のために洗濯物を干し竿にかけることが困難〈活動〉で，主婦としての役割を果たすことに支障をきたしている〈参加〉場合には，ROM改善のためのアプローチ〈心身機能・身体構造〉と並行して干し竿の高さを変えるなどの環境調整〈環境〉を行うこととなるだろう．そして，そのROM制限が改善しうる疾病・障害〈健康状態〉であるか，ROM制限の構造的要因が何であるか〈身体構造〉を踏まえたうえで，ROM改善の可否の見立てと目標の設定をすることとなる．さらに，そのROM制限が疾病・傷病から引き起こされた一次障害であるか，不動などによって引き起こされた二次障害であるかによって，ROM改善のためのアプローチ方法は他動・自動運動を主とする訓練的要素の濃い内容とするのか，日常生活での使用頻度を増やすことによる二次障害の予防・改善を見越した内容とするのか，もしくは両方を行うのか，などの選択肢が存在する．

> **ポイント**
> 対象者の生活の安寧につながることに焦点を当てることが必要．

● 自分で身体を動かすことのできない重度の対象者の場合

更衣や清拭，おむつ交換などに支障が生じないようROM維持や改善が求められる．これは，介護者の負担に焦点が当てられがちだが，ROMが維持・改善されることによって安楽な姿勢を保ち，呼吸がしやすくなるなどの全身状態に寄与し，対象者の生活の安寧につながることに焦点を当てる必要があるだろう．身体介護を提供する家族や多職種・サービスから，どういった動作に支障をきたしているかを確認して，セラピストによる独りよがりのROM訓練から脱却すべきである．

> **ポイント**
> 対象者だけでなく，ケアチーム内の多職種・サービスや家族に正しく理解してもらえるような十分な説明と，職種・サービス間での役割の明確化が求められる．

いずれの場合にも，訪問リハが直接かかわる短時間での効果には限界があるため，対象者だけでなく，ケアチーム内の多職種・サービスや家族に正しく理解してもらえるような十分な説明と，職種・サービス間での役割の明確化が求められる．実際の場面では，多くの要素が混在しているため，単一のアプローチのみで成立することはほとんどなく，対象者を中心に優先順位をつけたうえでアプローチを選択することになるだろう．

> **ポイント**
> 対象者を中心に優先順位をつけたうえでアプローチを選択．

文献

1) 厚生労働省：高齢者の地域における新たなリハビリテーションの在り方検討会 報告書，2015．(http://www.mhlw.go.jp/file/05-Shingikai-12301000-Roukenkyoku-Soumuka/0000081900.pdf)（2017年9月4日時点）
2) Norkin CC, White DJ 著，木村哲彦 監訳：関節可動域測定法 可動域測定の手引き，改定第2版，協同医書出版社，2002．
3) 松村将司，宇佐英幸，小川大輔，ほか：下肢の関節可動域と筋力の年代間の相違およびその性差．理療科 30 (2)；239-246，2015．
4) 市橋則明，伊吹哲子，中村雅俊：関節可動域制限に対する理学療法の考え方．理学療法 29 (1)；17-26，2012．
5) 加藤新司：関節可動域の維持と改善方法．図解 訪問理学療法技術ガイド 訪問の場で必ず役立つ実践のすべて（伊藤隆夫，斉藤秀之，有馬慶美，編），文光堂，2014．

Ⅵ部 総合アプローチ技能　3章 転倒予防および転倒時対応

1 転倒予防および転倒時対応

大浦智子

ポイント
活動を維持しながら転倒を予防する観点が重要で，その視点と具体的方策を対象者や家族，多職種・サービスに正しく伝達すべきである。

ポイント
筋力増強やバランス能力の向上を獲得するまでの期間に転倒を予防することが重要。

ポイント
ICFのすべての領域を総合的に評価することが，転倒を未然に防ぐことにつながる。

　対象者が安心して在宅で生活を送るために，転倒予防および転倒時対策は重要な課題である。高齢者においては，介護が必要となった主な原因として認知症，脳血管疾患，高齢による衰弱と並ぶ上位に骨折・転倒が挙がっており，要支援2となる要因の第1位（18.4％），要介護4・5となる要因の第3位（それぞれ12.0％と10.2％）に位置している[1]。以上から，要介護状態となることを未然に防ぐためには転倒予防対策が重要である一方で，転倒をおそれるあまりに活動を制限し，二次的に身体能力が低下し，結果として転倒リスクが高まってから訪問リハビリテーション（以下，訪問リハ）に紹介されるケースも少なからず存在する。訪問リハ対象者は少なからず転倒リスクを有する人たちであり，活動を維持しながら転倒を予防する観点が重要なことはいうまでもなく，その視点と具体的方策を対象者や家族，多職種・サービスに正しく伝達すべきである。

　転倒の危険因子は後述するように，身体能力だけでなくさまざまな要因が関与することからその予防アプローチも多様であり，多面的な評価が求められる。転倒予防のためのプログラムとして，筋力増強やバランス能力の向上に着目しがちなセラピストも少なくないが，そのような身体能力を獲得するまでの期間に転倒を予防することが重要であるとともに，筋力やバランス能力に起因しない転倒リスクについても十分に理解し，1つ1つリスク要因を除去・軽減することに努めなければならない。

　在宅生活を送る対象者の転倒予防を考えるうえでは，国際生活機能分類（International Classification of Functioning, Disability and Health；ICF）に基づく総合的な評価の視点が有用となる。心身機能・身体構造に起因する運動障害やバランス能力だけでなく，主な疾患や合併症，対象者の生活習慣に伴う動作と方法，動作環境などのICFのすべての領域を総合的に評価することが，転倒を未然に防ぐことにつながる。

転倒予防

● 転倒要因と転倒予防

　高齢者の転倒要因に関する文献レビューでは，主なリスク要因としてバランスや歩行の障害，多剤併用，転倒歴があり，そのほかのリスク要因として加齢，女性，視力障害，認知機能（特に注意と遂行機能）低下，環境因子が挙げられている（表）[2]。地域居住高齢者を対象とした転倒予防介入のランダム化比較試験のシステマティックレビュー／メタアナリシスでは，グループまたは個別の運動プログ

表　文献2のレビューで議論された転倒リスクのリスト

転倒の本質的なリスク要因 (Intrinsic risk factors for falls)	人口統計 (Demographic)	年齢（Age） 性（Gender） 人種（Race）
	身体システム (Systems)	歩行とバランス（Gait and balance） 筋力（Strength） 視覚（Vision） 認知（Cognition）
	病状／疾病 (Symptoms/diseases)	平衡障害／眩暈（Dizziness/vertigo） 循環器疾患（Cardiovascular disease） 認知症（Dementia） 抑うつ（Depression）
	薬剤（Medications）	
転倒の外的リスク要因 (Extrinsic risk factors for falls)	住居（Home） 履物（Footwear）	

（文献2）表1より翻訳して引用）

ラムや多職種による個別介入を伴う評価の総合的プログラムが転倒率を低下させること，家での安全性に関する介入が転倒率の低下および転倒リスクを軽減すること（作業療法士によるハイリスク者への介入がより効果的），などとされている[3]。また，地域居住高齢者に対する運動プログラムが転倒に起因する外傷を予防し，医療を必要とする転倒を防ぐという結果もある[4]。このように運動プログラムによる転倒予防効果が知られているにもかかわらず，運動プログラムと教育を行った介入群において，教育のみの対照群に比べて転倒リスクのある高齢者の運動機能が向上した一方で，1年間の追跡で転倒回数は減っていなかったという[5]。さらに，地域居住高齢者において，痛みのある群は痛みのない群に比べて転倒リスクが高いこと，1年に1回以上転倒している割合が痛みあり群では50.5%に対し痛みなし群では25.7%であること，特に足の痛みや慢性的な痛みが転倒と関連していることから，定期的なリスクアセスメントが求められている[6]。他方，日本の在宅高齢女性の転倒経験と体力に着目すると，5年間の縦断研究において，転倒群は非転倒群に比べて調査開始時の歩行速度，筋力，敏捷性および柔軟性に差があり，複数の体力要因が転倒に関連することが報告されており[7]，運動においても，転倒予防のためには多面的な介入の必要性がある。

　しかし，これら転倒予防に関する報告の多くは地域在住の一般高齢者を対象としていることがほとんどである。既存の知見は，転倒リスクがあるようには見受けられない対象者の場合におおいに活用できる。また，訪問リハの対象となる要介護状態にある対象者の転倒予防を考えるうえでは，一般高齢者における転倒リスク要因に加えて健康状態や心身機能，環境，活動習慣などを踏まえた個別の要因を合わせて評価する必要がある。

ポイント

訪問リハの対象となる要介護状態にある対象者の転倒予防を考えるうえでは，一般高齢者における転倒リスク要因に加えて健康状態や心身機能，環境，活動習慣などを踏まえた個別の要因を合わせて評価する必要がある。

● **在宅訪問における評価と転倒予防の着眼点**

評価のポイント

　対象者が実際に生活を送っている場所で評価できることが訪問リハの強みであるが，すべての動作を確認できない場合にはスクリーニング検査を行うことで一定のリスクを予測することも重要である．先に述べたリスク要因に留意しつつ，特に①下肢筋力，②立位バランス能力，③移乗・移動の安定性，④手すりの有無だけでなく，⑤転倒の危険性への認識，⑥転倒不安，⑦認知機能，⑧転倒歴やつまずきの有無（有の場合は発生状況を含む），⑨夜間のトイレ移動の有無（有の場合は頻度や睡眠薬服薬の有無，移動方法を含む）などの確認がこれに相当する．これらは，スクリーニングとして初回に行い，短時間で転倒リスクを把握したうえで安全な動作方法を提案することに役立つ．しかし，可能であれば，次に述べるように初回の評価段階で実際の動作を確認したうえで，転倒リスクの的確な把握に努めることが望ましい．

転倒予防の着眼点

　実際の動作を観察することで，潜在的な転倒リスクを発見できることは多い．起居動作をはじめ，移動時の履物の有無と種類，移動時の動線と環境，立位動作時のバランスと物品の位置などのように，心身機能・身体構造のみではなく環境が複合的に組み合わさって動作が成立する．また，実生活においては，人と話しながら移動したり，物を運びながら移動したりと，「～しながら」動作を行うことがほとんどであり，訪問リハ時にセラピストが観察する際には可能な限り実際場面と同様の状況で観察することが重要である．そうでなければ，訪問リハにおける評価が対象者の生活に活かしきることはできない．特に，認知機能や注意機能の検査バッテリーは在宅場面で実施されにくいといわれるが，各種動作に認知機能や注意機能，遂行機能が影響を及ぼしていることが少なからずあり，動作の観察からこれらを疑う場面もある．このような場合，セラピストは「危険なので注意しましょう」と注意喚起するだけでなく，なぜ危険であるかを対象者や介護者，多職種・サービスにわかりやすく説明し，対象者や家族の十分な理解を得たうえで環境を調整するなどの提案が必要である．病院や施設に比べ，在宅は対象者や家族が住みなれた環境であり，物品の位置を変更するなどの些細にみえる事項であっても，他人であるセラピストに一方的に変更を余儀なくされることには心理的抵抗を感じられることは想像に難くない．転倒予防のための適切な評価に加え，相手の立場に立ったわかりやすい説明能力が求められる．

　セラピストの視点では転倒リスクが予測される場面であっても，当事者である対象者や家族がこれまでの習慣からリスクを感じにくい場面も少なからずある．反対に，安全にできるはずの動作に対して，対象者や家族が必要以上に転倒リスクを感じ，不活発に至ることもある．このような場合，セラピストによる一方向のコミュニケーションや説得だけでは解決しにくい．対象者や家族がなぜそのよ

> **ポイント**
> 実際の動作を観察することで，潜在的な転倒リスクを発見できることは多い．

> **ポイント**
> 日常生活では，移動は目的先行がほとんどであり，訓練で歩行のみに集中している場合とでは状況が違う．

> **ポイント**
> セラピストは注意喚起するだけでなく，なぜ危険であるかを対象者や介護者，多職種・サービスにわかりやすく説明し，対象者や家族の十分な理解を得たうえで環境を調整するなどの提案が必要．

> **ポイント**
> 相手の立場に立ったわかりやすい説明能力が必要．

うに感じるのか，それがどのような場面であるかを丁寧に聴取することも重要であるが，実際の動作を繰り返し行うだけでも不十分である．例えば，転倒リスクを感じてもらいにくい場合には，目的のある応用動作を行う際に転倒リスクのある箇所を重点的に意識してもらうような働きかけをすることで，転倒リスクに対する注意を喚起できることもある．一方で，転倒不安が強すぎる場合には，目的のある応用動作を行うことで，単独の動作への恐怖心を和らげることができ，対象者や家族も安心して行える動作を体感できることもある．相手（対象者や家族）の行動の変容を求めるためには，訪問リハ提供場面で転倒リスクもしくは安全性を認識してもらうための工夫が求められる．セラピストが一方向に指導するのではなく，対象者や家族が事態を認識し，「どうすればできるか」を考え，解決方法を導き出せるような手法[8]を用いて支援することも有用である．

> **ポイント**
> 対象者や家族がなぜそのように感じるのかを丁寧に聴取する．

> **ポイント**
> セラピストが一方向に指導するのではなく，対象者や家族が事態を認識し，解決方法を導き出せるような手法を用いて支援することも有用．

● 家族や多職種・サービス間での転倒リスクの共有

転倒予防に有効といわれているプログラムの多くが，多面的な介入である．さらに，対象者を取り巻く人的資源も多岐にわたることから，転倒予防に関する多面的なかかわり方を対象者や家族だけでなく多職種・サービスと共有することが肝要である．また，健康状態や心身機能の低下による転倒のリスクも見逃すことができない．定期的な訪問リハで心身機能の変調に気付いた際には，受診を勧めることが重要である．

訪問リハでは，先に述べたように実際の生活場面の観察による転倒リスクの評価が重要であるが，直接観察できる機会は限られている．よって，対象者や家族，他職種・サービスから日常生活活動（activities of daily living；ADL）の状況を聴取することも多い．しかし，漠然と「できているかどうか」，「転倒の危険性がないか」と問うだけでは不十分である．訪問リハに携わるセラピストは，対象者の健康状態や心身機能・身体構造を把握し，かつ実生活の環境を把握しているからこそ，「起こりうるリスク」をあらかじめ想定し，それらが観察されていないかを具体的に聴取することで，転倒予防に貢献できる．これらを聴取することで，より具体的な安全対策を提案することができるとともに，起こりうるリスクとして挙げられる具体的動作の有無を対象者や家族，多職種・サービスに確認することで注意喚起にもつながるだろう．

> **ポイント**
> 対象者や家族，多職種・サービスからADLの状況を漠然と問うだけでは不十分である．

転倒時の対応

医学的な救急対応については，p.128〜のⅢ部第2章で述べられているため，本項では割愛する．本項では主に，転倒時の対応として事前・事後に取り組むべき方策を，訪問リハで直接行う内容と多職種・サービスで共有すべき内容の観点で述べる．

● 在宅生活における転倒を想定した動作の獲得と課題対処能力の教育

前述したような転倒予防を図った場合においても，不測の事態が起こりうる．

> **ポイント**
> 転倒が発生する以前に不測の事態を想定した対処方法の指導を行うことは，在宅生活を支援するうえで必須。

病院や施設ではベッドや車椅子から転落もしくは転倒した場合にスタッフの介助によって元の場所に戻ることが可能であっても，独居や高齢世帯においては容易なことではない。訪問リハだけでなく，本来は退院後の生活を見据えた病院・施設リハにも求められることではあるが，転倒が発生する以前に不測の事態を想定した対処方法の指導を行うことは，在宅生活を支援するうえで必須である。例えば，転倒・転落により床や畳の上で横たわっている状態を想定した場合，意識障害や重篤な外傷がある場合の緊急時対応を除き，元の場所に戻る術を対象者や家族に伝達し，動作の練習を行うべきであろう。訪問リハでは，床上での移動，床からの立ち上がり，介助方法などの練習は，在宅生活を送る環境だからこそ実践的に行うことができる利点でもある。訪問リハの初回の時点でこのような転倒対策の習得の有無を確認し，未獲得の場合には可能な限り早期に獲得できるよう方法の提案および動作の練習を行うことが望ましい。

> **ポイント**
> いくつかの動作のバリエーションを練習し習得することで，対象者や家族の転倒に対する不安の軽減にも役立つ。

また，単一の方法，動作だけでなく，選択肢は多いほど汎用性は広がる。いくつかの動作のバリエーションを練習し習得することで，対象者や家族の転倒に対する不安の軽減にも役立つ。さらに，セラピストからの一方向の指導だけでなく，先に述べたように[8]，課題が発生したときにどのような方策を選択すればよいかを対象者が考えたうえで安全な方法へと導くことで，課題への対処能力の向上を見込むことが可能である。このとき，家の構造を活かした動作を取り入れ，導入している福祉機器を活用した安全な動作に至るよう道筋を立てることはいうまでもなく，対象者や家族，多職種・サービスと常に情報を共有しておくことが肝要である。

● 家族や多職種・サービス間での転倒歴の共有

> **ポイント**
> 対象者の在宅生活のごく一部分でしかかかわることのできない訪問リハにおいて家族や多職種・サービス間での情報共有は必須。

対象者の在宅生活のごく一部分でしかかかわることのできない訪問リハにおいては，転倒にかかわらず，家族や多職種・サービス間での情報共有は必須である。意識状態や外傷有無，打撲箇所など，転倒前後の心身機能の変化を総合的に判断し，早期の受診を勧めることも必要である。特に，頭部を打撲している場合には，一定時間が経過してから症状がみられることがあるため，留意が必要である。また，訪問診療を受けているにもかかわらず，対象者や家族が主治医に報告していない場合には，セラピストから心身機能の変化を適切に主治医に報告することで往診にて対応可能なこともある。

当然ではあるが，常に心身機能の変調に配慮することが必要である。場合によっては，転倒に起因する心身機能の変調ではなく，脳梗塞の再発のように，事前に心身機能の低下の予兆があり，結果として転倒が発生していることがある。医療職であるセラピストは，このようなバイタルサインをはじめとする医学的情報や服薬状況を加味して観察すべきだろう。

また，受診に至らなくとも，転倒もしくは転倒関連の情報を共有することで，対象者を支えるケアチーム内で転倒前後の心身機能の変化を注意深く観察するこ

とにつながる。訪問リハにおいては，これらの観察に加え，行うべきプログラムの優先順位の見直しだけでなく，転倒リスクを回避した方法を提案し発信する責務もある。特に，必要な福祉用具の提案や介助方法の変更，およびそれらが一時的なものであるか継続的なものであるかを適切に評価し，迅速に介護支援専門員（ケアマネジャー）に対処方法を提案することが，次の転倒を未然に防ぐことにつながる。

文献

1) 厚生労働省：平成28年 国民生活基礎調査の概況. (http://www.mhlw.go.jp/toukei/saikin/hw/k-tyosa/k-tyosa16/dl/16.pdf)（2017年9月5日時点）
2) Ambrose AF, Paul G, Hausdorff JM: Risk factors for falls among older adults: a review of the literature. Maturitas 75 (1) ; 51-61, 2013.
3) Gillespie LD, Robertson MC, Gillespie WJ, et al.: Intervention for preventing falls in older people living in the community. Cochrane Database Syst Rev (9) ; 2012. CD007146, 2012.
4) El-Khoury F, Cassou B, Charles MA, et al.: The effect of fall prevention exercise programmes on fall induced injuries in community dwelling older adults: systematic review and meta-analysis of randomised controlled trials. BMJ ; 347: f6234, 2013.
5) Lee HC, Chang KC, Tsauo JY, et al.: Effects of a multifactorial fall prevention program on fall incidence and physical function in community-dwelling older adults with risk of falls. Arch Phys Med Rehabil 94 (4) ; 606-615, 2013.
6) Stubbs B, Binnekade T, Eggermont L, et al.: Pain and the risk for falls in community-dwelling older adults: systematic review and meta-analysis. Arch Phys Med Rehabil 95 (1) ; 175-187, 2014.
7) 田井中幸司，青木純一郎：在宅高齢女性の転倒経験と体力. 体力科学 56 (2) ; 279-286, 2007.
8) Polatajko HJ, Mandich A: Enabling occupation in children: the cognitive orientation to daily occupation performance (CO-OP) approach. CAOT Publications ACE, Ottawa, 2004.

1 慢性痛を有する高齢者に対するリハの視点

鳴尾彰人

「何をしても痛いと言う人にどうかかわったらいいのか？」生活期のリハビリテーション（以下，リハ）を提供していくうえで一度は経験する悩みではないかと思われる。事実，高齢者は若年者に比べ，慢性的な痛みの有症率は高いと報告されている。「高齢者の痛み」は加齢による筋・骨格系・神経系の変化だけでなく，心理状態や認知機能によって痛みの訴え方が異なることから，より評価が複雑になりやすい。われわれが訪問リハビリテーション（以下，訪問リハ）を提供していくうえで，「痛み」をどう捉え，どのような目標設定を行い支援していくかは大きなテーマとなる。ここではがん性疼痛や内臓痛には言及せず，在宅現場で多い運動器の疼痛にかかわる際に必要な視点について概説する。

介入初期－まずは信頼関係を築くことから

信頼関係を築くことの重要性は痛みを有する対象者に限ったことではないが，痛みを有している対象者とかかわるときには特に意識する必要がある。ここでは介入初期に信頼関係を築くために必要な視点について説明する。

● コミュニケーションスキル

信頼関係を築くためにわれわれが臨床で用いている手段がコミュニケーションである。痛みを有している対象者とかかわる際，セラピストの前提条件として十分なコミュニケーション能力が必要と明記されており[1]，セラピストのスキルとして求められている。信頼関係を築くうえでまずできなければならないコミュニケーションスキルが「共感」である。共感とは対象者の言うことを肯定することや対象者と一緒に怒ったり悲しんだりすることではなく，相手が感じていることや考えていることが理解できているということを表明することである（図1）。自分の意見の押し付けや，相手の話を聴いていない姿勢，批判を行うことは避けるべきである。

> **ポイント**
> 共感とは相手が感じていることや考えていることが理解できているということを表明することである。

図1 対象者に共感を示す答え方の例

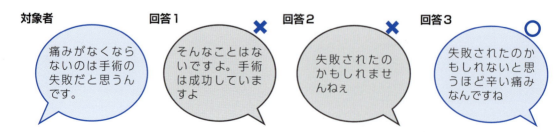

さらに意識しておくべきことが，自分のコミュニケーションスキルはこれまでの経験から無意識につくられているものであるということである。これまでの経験から自然に「共感」できる人もいるが，多くの人は習得に練習が必要であり，日々の生活や臨床において相手の発言や態度をありのままに，かつその奥の気持ちを理解する経験を繰り返していくしか上達法はない。

> **ポイント**
> 自分のコミュニケーションスキルはこれまでの経験から無意識に作られているものである。

● 痛みの評価

一方われわれはセラピストなので，コミュニケーションだけでは対象者は納得しない。リハ職として，痛みを評価することが求められる。痛みを評価するポイントは，①急性痛なのか慢性痛なのか（緊急を要する痛みなのかどうか），②痛みの部位や強度・持続性・種類を識別した「身体－識別」の側面，怒りや恐怖・喜びや悲しみといった感情や痛みによって引き起こされる不快感といった「意欲－情動」の側面，過去に経験した痛みの記憶や注意・予測に関連して痛みを分析，認識する「認知－評価」の側面を評価すること，③痛みや痛み行動によって社会的役割が障害されているのか，あるいは利得があるのかといった生物心理社会的評価が挙げられる[2]。

①急性痛と慢性痛の鑑別

組織損傷の有無で判断がつく。実際の訪問現場では転倒による骨折が疑われる場合や感染が疑われる場合はリハを中止し，医療機関の受診を勧める。場合によっては救急車の要請が必要になる。こうした重篤な器質的病態を見逃さないために，『理学療法診療ガイドライン』ではレッドフラッグが推奨されている[3]。レッドフラッグとは痛みの発生原因となっている重篤な器質的病態をスクリーニングするための危険信号である[17]。**表1**に背部痛・腰痛に対するレッドフラッグを示す。特に腰痛の場合，高齢というだけでレッドフラッグに当たるため，詳細な痛みの問診と身体評価を行い，器質的病態が疑われる際には医療機関への受診方法について本人・家族と検討する必要がある。

> **ポイント**
> 重篤な器質的病態を見逃さないために，理学療法診療ガイドラインではレッドフラッグが推奨されている。

表1 背部痛・腰痛に対するレッドフラッグ

腰痛におけるレッドフラッグ
・20歳未満または55歳を超えて症状出現
・最近の激しい外傷歴
・一定で進行性の非機械的な疼痛（安静時に軽減しない）
・胸部痛，悪性腫瘍の既往歴
・ステロイド薬の長期使用
・薬物乱用
・免疫抑制
・ヒト免疫不全ウイルス
・全身的な体調不良
・原因不明な体重減少
・広範な神経学的症状（馬尾症候群を含む）
・構造的変形

急性痛でない場合でも，高齢者は多くの身体的な問題を抱えている。長時間の姿勢不良から筋内血流障害が生じ，侵害受容性の痛みが生じる場合や，末梢性・中枢性の機能障害から生じる神経障害性の疼痛など原因は多岐にわたる[4]。さらに関節の不動化によっても痛み閾値が低下するといった報告もある[5]。

② 「身体-識別」「意欲-情動」「認知-評価」の側面

これは「感覚的側面」「情動的側面」「認知的側面」と言い換えることができる。痛みをこうした側面から評価することで，痛みの原因を予測し，治療方法を考案し，効果判定が可能となる。最もポピュラーなNumerical Rating Scale (NRS)[6]は主観的な痛みの程度を評価しており，感覚的側面における痛みの強度の評価となる。あくまで痛みの強度を評価するものであり，これだけでは不十分である。心理的評価として，痛みを必要以上に不安に考えたり，ずっと考えてしまう破局的思考に対する評価にPain Catastrophizing Scale (PCS)[7]，運動によって痛みが強くなるのではないかといった恐怖心の評価にタンパ運動恐怖症スケール (Tampa Scale for Kinesiophobia；TSK)[8]，痛みに対する自己効力感の評価にPain Self-Efficacy Questionnaire (PSEQ)[9]などが用いられる。身体疾患を有する患者の抑うつと不安に関する精神的状況の評価にはHospital Anxiety and Depression Scale (HADS)[10]を用いて定量化することができる。リハの目標となる生活障害が改善され，活動が増えたかどうかは疼痛生活障害評価尺度 (Pain Disability Assessment Scale；PDAS)[11]を用いて評価することができる。その他痛みの質を評価するマクギル疼痛質問票簡易版 (Short-Form McGill Questionnaire；SF-MPQ)[12]などもあり，対象者の痛みを多面的に評価することが大切である[13]。破局的思考や恐怖，不安といった感情は活動を制限し，痛みを慢性化させる要因となるため[2]，どのような場面でネガティブな感情が生じたのかコミュニケーションのなかから評価する必要がある。

③ 生物心理社会的評価

これは，痛みを理解するために，身体のみの評価でなくその人のこれまでの社会的な生き方や痛みが与える社会的な役割を評価することと理解できる。例えば，今まで好きではない家事を役割として担っていた人が痛みにより家族がその役割を担うことで，自分自身が家事から解放された場合，痛みはその人にとって社会的な意味をもつことになる。

リハアプローチ

● 目標設定をどう考えるか

痛みを訴える高齢者に対するリハ介入の目標は「自立(自律)した活動の増加」である。「痛みの改善」によって自立した活動が増えるのか，「痛みとの付き合い方を学ぶ」ことで自立した活動が増えるのか，セラピストは対象者の「痛み」だけに固執して考えるのではなく，廃用症候群のリスクや家族の介護負担を長期的な

> **ポイント**
> 「感覚的側面」「情動的側面」「認知的側面」から評価することで原因を予測し，治療方法を考案し，効果判定が可能となる。

> **ポイント**
> 対象者の「痛み」にだけ固執して考えるのではなく，廃用症候群のリスクや家族の介護負担を長期的な視点から考えて目標設定を行う必要がある。

視点から考えて目標設定を行う必要がある。

ときに高齢者は「痛いから動かずに，休むべきだ」という考え方に帰結することが多い。重篤な器質的病態が否定される場合，「痛くてもここまでは動ける」，「この時間や内容であれば活動ができる」と考え方を変えるようにかかわる必要がある。

● アプローチとしての「自己決定」

リハを進めるうえでのポイントは「自己決定させる」ことである。例えば慢性的に腰痛を訴え，ベッドで寝ている時間が長い対象者に「ストレッチを指導する」際に，「このようにストレッチしてください」とセラピスト側が次の行動を決定するのではなく，「このような方法でストレッチはできそうですか」と対象者に尋ね，次の行動の最終決定は対象者であるようにする。最終決定を対象者に行ってもらうことで，こちらが提示した課題に対してどのように考えているかを評価できるため，次の課題設定が行いやすくなる。対象者がどのように考えているか確認しなかったがために，対象者が納得していないリハを知らず知らずに遂行していくことは信頼関係が崩れていく要因となり，注意が必要である。

> **ポイント**
> 対象者が納得していないリハを知らず知らずに遂行していくことは信頼関係が崩れていく要因となり，注意が必要。

また自己決定を促すこと以外には自己効力感を高めるかかわり方を意識的に行う必要がある。自己効力感は成功体験や称賛・自身の心身の状態を認識することなどで高まるとされている[14]。

● 自主トレーニングと痛みの対処方法

痛みを訴える人に対する訪問リハで自主トレーニングは必要である。自主トレーニングの負荷量は「できること」と「続けられること」を考慮して設定する必要がある。例えば，セラピストが身体能力的に15分ほど歩くことができるのではないかと評価しても，不安や恐怖回避思考が強く，ベッド上で寝て1日を過ごす対象者を想定する。1日3分外を歩く程度でもよいので本人が「これなら続けられる」と感じる負荷から始め，まずは継続していくことに重点をおく。また負荷の設定だけでなく，行う時間や場所の設定までについて自己決定を促す。次回訪問時に1週間のなかでできた日にスポットを当てて正のフィードバックを入れることが重要であり，できなかった理由を探すことは望ましくない。

> **ポイント**
> 痛みが出たときの対処方法を定着させることも重要。

さらに，痛みが出たときの対処方法を定着させることも重要である。「痛いときは動かずに安静にするのがよい」と考えている高齢者に動いてもらうためには，「動いて痛くなったときもこうすれば大丈夫」と恐怖心を取り除くことが必要になる。この対処方法についても自主トレーニングと同様に，日々の生活場面で実施した結果をどのように感じているか（実施した後，動きやすいと感じるのか，痛みが治まらないと感じているのかといったように）を毎回のリハで確認することが必要である。さらに日々の生活場面で実施できたという事実に対する称賛と，実施した後に動きやすくなったと感じた方法を反復していくように進めていく。

● ペーシング

ある程度活動が得られている人では家事のやりすぎなど過活動が問題となるこ

> **ポイント**
> ある程度活動が得られている人では時間や目標といった明確な基準に基づいて活動と休息を調整することが重要である。

ともある．例えば，痛みが落ち着いている間に一気に掃除機をかけ，洗濯物を干した後に腰が痛くなり午後からはずっと寝て過ごしているといったようなペースコントロールが苦手なケースである．こうしたケースでは痛みの程度や痛みへの恐怖心を基準に活動と休息を決定するのではなく，時間や目標といった明確な基準に基づいて活動と休息を調整することが重要である[16]．その人が普段どの程度活動と休息をとっているかを確認し，望ましい活動時間と休息時間のペースを一緒に検討する．その後設定したペースを実行するための方法（キッチンタイマーを30分に設定し，鳴ると活動中でも5分休憩するなど）や，実行してみてどう生活が変わったかを日々の臨床で対象者とともに確認しながら他の活動に応用していく．

● セラピストが直接体に触ることの効果

セラピストが直接触れて行うマッサージやストレッチは中脳ドーパミンの分泌を促進するとの報告もあり，一時的なプラセボ効果により痛みの軽減を図ることができる[15]．ここで重要なのは「触ってもらったから痛みがよくなる」という受動的な考えを引き起こさないようにすることである．前述のように，リハビリテーションの目標は「自立した活動を増やす」ことであるので，1回のリハビリテーションが「触ってもらってよくなった」で終わっては効果が得られない．セラピストがマッサージを行うときには除痛をゴールとするのでなく，活動を増やすためのツールとして意識して用いる．

> **ポイント**
> セラピストがマッサージを行うときには除痛をゴールとするのでなく，活動を増やすためのツールとして意識して用いる．

薬物療法について

慢性的に痛みが続いている人はさまざまな薬を服用しているケースが多く，疼痛治療薬に対する正しい知識をもつとともに，慢性疼痛に対する薬物療法の限界も知っておく必要がある．薬で痛みを押さえる目的は痛みをコントロールした結果，活動を増やしていくためであり，薬物療法と痛みの対処方法を併用していくことが重要となる．

慢性的な痛みを有する高齢者に対してどのような視点をもってかかわればよいか概説したが，本項の内容のみで現場で生じている現象を理解するには不十分である．われわれはその人らしい生活を痛みがどのように阻害しているのか，その痛みの原因はどういった側面が強いのか，解決するための方法はどういったものがあるのか，その方法をどのように実行していけばよいのか，実行した結果をどのように解釈するのか，1つ1つ丁寧に臨床を進め積み重ねていくことが，痛みを有する高齢者に対する支援の基本となることを忘れてはならない．

文献

1) Nijs, Lluch Girbés E, Lundberg M, et al. : Exercise therapy for chronic musculoskeletal pain: Innovation by altering pain memories. Man Ther 20 (1) ; 216-220, 2015.
2) 松原貴子, 沖田 実, 森岡 周:痛みの基礎. ペインリハビリテーション;2-12, 三輪書店, 2011.
3) 鈴木重行, 松原貴子, 岩田全広 ほか:背部痛. 理学療法診療ガイドライン第1版;14-150, 日本理学療法士協会, 2011.
4) 牛田享宏, 井上真輔, 池本竜則 ほか:加齢と慢性疼痛概論. 高齢者の感覚障害:慢性疼痛を中心に, 23-34, 長寿科学復興財団, 2016.
5) Terkelsen AJ, Bach FW, Jensen TS: Experimental forearm immobilization in humans induces cold and mechanical hyperalgesia. Anesthesiology 109 (2) ; 297-307, 2008.
6) Huskisson EC: Measurement of pain. Lancet 2 (7889) ; 1127-1131, 1974.
7) 松岡紘史, 坂野雄二:痛みの認知面の評価:Pain Catastrophizing Scale日本語版の作成と信頼性および妥当性の検討. 心身医 47 (2) ; 95-102, 2007.
8) 松平 浩, 犬塚恭子, 菊池徳昌, ほか:日本語版Tampa Scale for Kinesiophobia (TSK-J) の開発:言語的妥当性を担保した翻訳版の作成. 臨床整形外科 48 (1) ; 13-19, 2013.
9) Adachi T, Nakae A, Maruo T, et al. : Validation of the Japanese version of the pain self-efficacy questionnaire in Japanese patients with chronic pain. Pain Med 15 (8) ; 1405-1417, 2014.
10) Zigmond AS, Snaith RP : The hospital anxiety and depression scale. Acta Psychiatr Scand 67 (6) ; 361-370, 1983.
11) 有村達之, 小宮山博朗, 細井昌子:疼痛生活評価尺度の開発. 行動療研 23 ; 7-15, 1997.
12) 圓尾知之, 中江 文, 前田 倫, ほか:痛みの評価尺度・日本語版Short-Form McGill Pain Questionnaire 2 (SF-MPQ-2) の作成とその信頼性と妥当性の検討. PAIN RES 28 (1) ; 43-53, 2013.
13) 西上智彦, 壬生 彰:痛みに対する評価とリハビリテーション方略-臨床でのスタンダードを目指して-. 保健医療学雑誌 5 (1) ; 45-51, 2014.
14) 石毛里美, 柴 喜崇, 上出直人 ほか:地域在住虚弱高齢者の身体活動セルフ・エフィカシー向上のための取り組み. 理学療法学 37 (6) ; 417-423, 2010.
15) 紺野慎一:ドパミンシステムと痛み. 臨床整形外科 46 (4) ; 343-346, 2011.
16) 細越寛樹:慢性痛に対する認知行動療法. 慢性疼痛診療ハンドブック(池本竜則 編著);290, 中外医学社, 2016.
17) 川崎元敬:Red flagsの評価. 慢性疼痛診療ハンドブック(池本竜則 編著);170-171, 中外医学社, 2016.

VI部 総合アプローチ技能　4章 ADL動作へのアプローチ

2　食事

樺元大輝

　食事を見るうえで気になる点といえば，誤嚥性肺炎ではないだろうか。特に，病院勤務を経験した若い理学療法士，作業療法士にとって，「食事を見る＝嚥下障害を見る」という極端なイメージをもつ方が多いように思う。そのため，食事におけるアプローチは言語聴覚士が担うものという先入観から多少抵抗があり，評価の優先順位が後回しにされやすいのではないだろうか。近年，チーム医療の概念が，多職種との垣根を越えたtransdiciplinary team（相互乗り入れ型）[1]に移行しつつある。対象者を中心に据えたうえでの臨機応変なチームの在り方である。特に，在宅現場では言語聴覚士が不足している。そのため，病院では言語聴覚士が担っている摂食嚥下障害に対するリハビリテーション（以下，リハ）を，在宅現場では理学療法士や作業療法士といったさまざまな職種が担わなければならない。必要に応じた職域を越えたチーム医療のスタイル（transdisciplinary team）を理解し，相互の情報共有を率先し行っていくことが必要となる。

　食事の評価は嚥下障害だけが対象ではない。誤嚥性肺炎の予防的観点も必要ではあるが，食事が「より美味しく楽しい時間」になるように働きかけることもセラピストの役割ではないだろうか。車椅子のシーティングは，安定した食事の姿勢を提供し，実用手を目指した上肢の訓練は，食べ物を口に運ぶ手段に繋がっている。生活期のリハを行っていれば，アプローチが生活に繋がっているのかどうか，実際の食事状況についても確認することが必須となるはずである。

　食事の評価においては，包括的な評価からイメージを膨らませて実際の食事場面を観察してほしい。特に，リハを進めるなかで，むせの増加や姿勢の崩れ，上肢機能の低下など気になる点があれば行うことを勧める。食事場面の観察を行う場合は，リハの提供時間には限りがあるため，何を評価するのか事前に考えてから臨むようにしたい。

　本項では，一般的な食事の視点を載せている。実際の現場では，脳血管障害や神経筋疾患，加齢による虚弱，認知症や呼吸器疾患などさまざまな問題が複雑に絡み合っている。そのため，チームで方向性を定め，その方の思いに添えるような個別的な対応が必要になる。

食前評価の視点

　食事評価前に行う情報収集項目を**表1**に挙げた。ここでの項目は，食事観察を行う前に知っておくべきポイントとして挙げたが，食事にかかわらず介入するうえで必要な包括的評価の一部である。必要なデータはかかりつけ医や看護師に情

表1　食前評価の視点
（食事にかかわらず在宅リハを行ううえでの必要な包括的評価の一部である）

医学情報	基礎疾患（脳卒中など），既往歴，処方薬，全身状態（意識，熱発など），精神状態，血液検査（CRP，ALBなど）
身体機能	筋力（握力など），体力（食事の耐久性），移動能力，姿勢評価，上肢機能　など
栄養状態	体重，body mass index（BMI），下腿周囲長，mini nutritional assessment short-form（MNA-SF）[6]　など
活動・参加	日常生活活動，生活関連活動，介助量，社会生活の場，家庭での役割　など
呼吸・発声機能	呼吸回数，呼吸パターン，SpO_2，咳嗽能力，声質　など
高次脳機能	認知症（食行動など），注意障害（散漫さなど），半側空間無視，記憶障害　など
構音機能	発話明瞭度，発語器官の運動能力，発語の際に不明瞭になりやすい音　など
嚥下機能	喉頭挙上，反復唾液嚥下テスト，改定水飲みテスト，VF，VE，eating assessment tool（EAT-10）[4]　など
口腔内環境	口腔内衛生状態，残存歯，義歯適合状態，口腔ケア実施回数や能力　など
環境因子	孤食，経済面，介護者，公的・私的サービス，周囲の理解，食形態，配食サービス　など
個人因子	食べる意欲，食習慣，好物，苦手なもの，性別，生活習慣，食事における価値観　など

報提供を依頼する。

医学情報，身体機能，栄養状態，活動・参加は，どの専門職種においても介入早期には把握しておきたい情報である。

● 身体機能

これは理学療法士，作業療法士の得意分野になるであろう。普段の姿勢や体力，上肢機能の評価は，食事状況をイメージするうえで非常に重要なポイントである。握力評価は，加齢によるサルコペニアの嚥下障害の症状として，全身的な筋力低下に伴う咽頭筋群の筋力を反映し，食物の梨状窩残留の可能性を知ることができる[2]。

● 活動・参加

食事状況をイメージしたり，生活状況から必要な栄養摂取量を検討したりするうえでも必要である。また，初回介入時に「活動場面がベッド周辺で食事もベッド上」となっている場合は，「ベッドから離れて家族と食事ができるようになる」という目標にもなる。

● 呼吸発声機能

呼吸リハは，呼吸器疾患の重症化予防としても在宅現場ではニーズが高い。呼吸リハの知識は肺炎予防だけでなく嚥下や発声などへも応用できる。呼吸機能と嚥下機能の関連性についてはいくつも報告されている。特に，嚥下におけるリスク管理として咽頭残留や誤嚥した場合の喀出機能向上を目指すことが必要となる[3]。ペットボトルを用いたブローイングや最長呼気持続時間などの秒数を計測する

> **ポイント**
> 呼吸リハの知識は肺炎予防だけでなく嚥下や発声などへも応用できる。

図1 eating assessment tool (EAT-10)

EAT-10（イート・テン）

嚥下スクリーニングツール

Nestlé NutritionInstitute

氏名:　　性別:　　年齢:　　日付:　　年　　月　　日

目的

EAT-10は、嚥下の機能を測るためのものです。
気になる症状や治療についてはかかりつけ医にご相談ください。

A. 指示

各質問で、あてはまる点数を四角の中に記入してください。
問い:以下の問題について、あなたはどの程度経験されていますか?

質問1:飲み込みの問題が原因で、体重が減少した
0=問題なし
1
2
3
4=ひどく問題

質問2:飲み込みの問題が外食に行くための障害になっている
0=問題なし
1
2
3
4=ひどく問題

質問3:液体を飲み込む時に、余分な努力が必要だ
0=問題なし
1
2
3
4=ひどく問題

質問4:固形物を飲み込む時に、余分な努力が必要だ
0=問題なし
1
2
3
4=ひどく問題

質問5:錠剤を飲み込む時に、余分な努力が必要だ
0=問題なし
1
2
3
4=ひどく問題

質問6:飲み込むことが苦痛だ
0=問題なし
1
2
3
4=ひどく問題

質問7:食べる喜びが飲み込みによって影響を受けている
0=問題なし
1
2
3
4=ひどく問題

質問8:飲み込む時に食べ物がのどに引っかかる
0=問題なし
1
2
3
4=ひどく問題

質問9:食べる時に咳が出る
0=問題なし
1
2
3
4=ひどく問題

質問10:飲み込むことはストレスが多い
0=問題なし
1
2
3
4=ひどく問題

B. 採点

上記の点数を足して、合計点数を四角の中に記入してください。　　合計点数（最大40点）

C. 次にすべきこと

EAT-10の合計点数が3点以上の場合、嚥下の効率や安全性について専門医に相談することをお勧めします。

ネスレヘルスサイエンスのホームページ（https://nestlehealthscience.jp/inform/tool）より許諾を得て転載

ことも経過を知るうえでの定量的な評価になる。

● 嚥下機能

反復唾液嚥下テストは実施しやすい評価の1つである。嚥下造影検査（swallowing videofluorography；VF）と嚥下内視鏡検査（video endoscopy；VE）は，嚥下評価のゴールドスタンダードとされる。実施可能な施設と連携できる体制があるとよい。また，各セラピストが評価しやすく栄養状態との関連性が報告されているものとして，質問紙票であるeating assessment tool（EAT-10）[4]（**図1**）がある。

呼吸発声機能，高次脳機能，構音機能，嚥下機能，口腔内環境は，主に病院で

は言語聴覚士が評価していることが多い項目である。上記の評価項目をすべて網羅する必要はないが，多職種に相談するうえで大まかには評価しておきたい。実施困難であっても，相談することで，リスク管理を強化しておくことが必要である。

個人因子，環境因子は，問題解決に繋がるヒントが多い。対象者や家族との関係性が築けて初めて聞くこともある。郷土料理についても知っておくと役に立つ。筆者は，認知症をもつ方の摂取量低下に対し，郷土料理を用いたことで摂取量増加に繋がったケースを経験したことがある。

食事評価の視点（表2）

食事評価のポイントは，いつもと同じ条件で行うということである。訪問時間はできるだけ昼食時に合わせたい。時間が異なると，「食べたばかりで入らない」，「後で食事が入らないから少ししか提供できない」といった理由で条件が少しずつ異なってくる。

● 姿勢と環境

足底接地，安定した座位保持と自由度の高い上肢，頭頸部の安定性をみる。食事場面は人により環境が異なる。例えば椅子，ソファー，車椅子，ベッド上，床上座位などさまざまな環境があり，生活環境に沿った提案が必要となる。基本姿勢（図2）と環境設定を工夫し安定した姿勢が得られた症例（図3）を載せる。

● 動作と環境

上肢の評価などを行ったうえで必要があれば介助用の食具や食器を使用するとよい。すくいやすい皿やコップについても一般的な物は知っておきたい（図4）。スプーン1つにしてもさまざまな種類がある。スプーンの大きさや柄の角度など，

表2 食事評価の視点

姿勢と環境	不良姿勢による嚥下や上肢のパフォーマンス低下，頭頸部安定性，テーブル調整　など
動作と環境	上肢評価，食べこぼし，食具，食器，位置　など
高次脳機能と環境	注意散漫であれば食事に集中できるようにする（余計な刺激をなくす），ワンプレートにする　など
嚥下と代償手段	反射はスムーズか，努力性か，代償手段（交互嚥下，体幹角度，一口量調整，食品調整）　など
食事内容と介助方法	形態，量（食前・後を写真で記録すると多職種で相談しやすい），介助者の位置，嚥下の確認　など
摂取量	一口量の確認，総摂取量の確認，水分摂取量の確認，補助栄養の使用　など
摂取時間	摂取時間，休憩回数，前半後半の食事ペースの確認　など
呼吸や声質	むせ（何を食べたときか，嚥下前か後か，単発的か持続的か），呼吸変化，声質変化　など
咀嚼や口腔	固いものを避ける，口から出す，嚥下後も口腔内に溜まっている，口腔内にばらけている　など

家庭にあるものだけでは確認が難しいことも少なくない。在宅現場で簡易的に活用しやすいものを1つ紹介する（**図5**）。外観も考慮し，自助機能を満たした食具を探し，外出先でも気兼ねなく利用してもらえるように介入したい。

● **食事内容**

主食は固いもの→軟らかいものの順に米飯→軟飯→全粥→ペースト粥，副食は常食→軟菜→軟菜一口大→軟菜一口大＋あんかけ→軟菜刻み＋あんかけorソフト食→ペースト食といった表現がある。施設や病院によってさまざまな表現がある

図2　基本姿勢

顎は軽く引く。
体幹安定し骨盤はほぼ垂直。膝は90°より軽く曲がりしっかり床を踏みしめている。個人差があるがテーブルはおおよそ座高1/3の高さ[7,8]から調節するとよい。

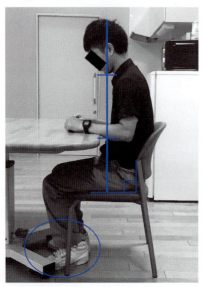

図3　環境設定を工夫した症例

多系統萎縮症
体幹失調（＋）
気泡緩衝材（プチプチロール）内にナイロン製のワンタッチバックルを通し装着。体幹固定し，手前のロールがワンクッションはさむ台となる。

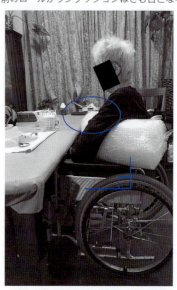

図4　さまざまな食器や食具

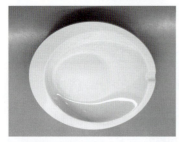

すくいやすい皿（アイボリー）
スリーライン [AABT-23]
底の片側が深く片手でも楽に食事ができる。皿の向きに注意する。

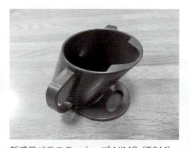

新感覚バラエティカップ NIMO (T&M)
頸部伸展を防ぐ。
頭を動かさず最後まで飲み干せるため，頸部が伸展位となりにくい。

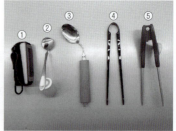

①木付革製差込バンド（フセ企画）
②手のひらスプーン（CITIZEN）
③曲げ曲げハンドル・シリコンスポンジ付き（フセ企画）
④ソフトバリアフリーはし（Daiwa）
⑤箸ぞうくんⅡ（フセ企画）

ので，地域で統一された用語があればそれを知っておくとよい。言語聴覚士であれば，とろみ剤をうまく使いたい。特に，どの程度のとろみが適切か判断したいとき，薄いとろみ，中間のとろみ，濃いとろみ[5]をその場ですぐに作成できるとよい。**表3**は，筆者が在宅で提案する軟飯，全粥の作り方である。こういった調理の工夫が介助者からは求められる。

● 介助方法

介助者は自身の利き手側から楽な姿勢で余裕をもって行う。また，椅子に座るなどして対象者との目線は同じにする。スプーンは柄の長いものが使用しやすく，ボール部が舌上に収まる大きさがよい。スプーンは補食時舌に平行になるように挿入し，補食後は嚥下反射（喉頭運動，嚥下音など）の確認が必要である。詰め込みすぎないように注意する（**図6**）。

> **ポイント**
> スプーンは補食時舌に平行になるように挿入。

● 食事摂取量

年齢や活動などを考慮してどの程度の摂取カロリーや水分量が必要であるのか計算できるようにしておきたい[※]。摂取量不足の場合，補助栄養もある。医薬品のエンシュア®・H（アボット）と市販の高カロリーゼリーなどは知っておきたい。摂取量の減少があれば，家庭内と他サービス提供時の摂取量を確認したい。摂取量の乖離が，問題解決の糸口になることがある（「形態を落としているデイサービスでは食事量が多い」，「ある担当者の介助方法であれば安定した食事量が得られている」など）。

> **ポイント**
> 家庭内と他サービス提供時の摂取量の乖離が，問題解決の糸口になることがある。

● 摂取時間

食事開始後20〜30分程度で血糖値は上昇し満腹感が生じる。食事に時間を要しすぎると満腹感から摂取量は低下する。そのため，30分前後で摂取できる環境を設定できるとよい。動作面や疲労などから時間を要し，摂取量低下が著しい場合などは1日の食事摂取回数を増やすことや介助下での食事を提案することがあ

図5　簡易的につくれる食具

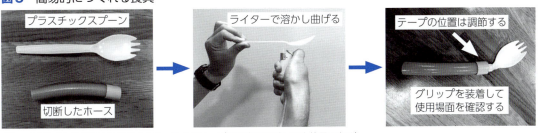

（テープを巻くと指が収まりやすくなる。このグリップは書字用のペンにも使用できる）

表3　軟飯，全粥のつくり方

炊飯器でもつくることができる。保温機能で蒸らすことや水分量をさらに細かく調整することで，その方に合った軟らかいお米を炊くことができる。
全粥になるにつれ水分量が増しエネルギー量は減る。

（米飯：米1合，水約1合分）
軟飯：米1合，水約2合分
全粥：米1合，水約5合分

※ 水分量の目安はp.244〜「食事，水分摂取量の管理と指導の留意点」を参照されたい。摂取カロリーは，ニュートリー株式会社が掲載しているHarris-Benedictの式（http://www.nutri.co.jp/nutrition/keywords/ch4-2/keyword2/）（2018年2月時点）などを参考にされたい。

図6 食事介助の際の介護者と対象者の位置と対象者の頭頸部の位置

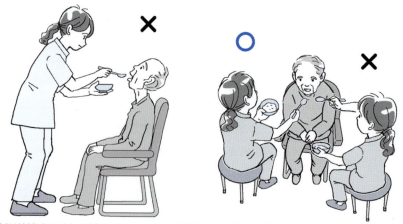

介護者が対象者より高い位置に立つ：高いと介護者を対象者が見上げるため，頸部伸展状態となる。
介護者が自分の利き腕側と反対側に立つ：反対側では介護者の側方・後方から食事や歯ブラシが接近するため，準備ができない。

（文献9）より作成）

る。

● 嚥下・呼吸

　細かな部分の説明は省くが，多職種に相談するうえで嚥下機能に特化した内容についても大まかに確認できるとよい。ここでは，むせについて挙げる。むせない誤嚥（不顕性誤嚥）があることも知っておくべきだが，むせは嚥下や呼吸の評価になる。何を食べてむせたのか，食事の前半か後半か，単発的か持続的か，喀出は十分か，むせなかった食材は何であったのかを確認する。むせの多かった食材に対して，水分ならばとろみ剤の使用，米飯ならば軟飯へ変更するといった工夫も必要となってくる。しかし，食事環境の変更のなかでも，食形態を下げることが特に難しい。本人・家族にリスクについて説明してもさまざまな理由で納得しないことが多い。そのような場合は，食形態以外の別の手段（代償）で受け入れ可能な部分を探っていく。ベストな環境を考えたうえでベターな環境を探っていくことも必要である。

食後評価の視点（表4）

　服薬状況，口腔ケアは見落とされていることが多いのではないだろうか。大事な視点であるため，定期的な確認が必要である。

● 服薬状況

　自身で気づき服薬できるか，飲んだように見えて口腔内に留まってはいないか，飲みにくそうにしていないか，などチェックすべきことがある。場合によってはかかりつけ医と相談し，錠剤から粉末剤への変更が必要なこともある。

● 口腔ケア

　口腔内の自己清掃が不十分なことがある。特に，歯に動揺があったり歯茎に痛

みがあったりすると丁寧に磨くことが難しくなる。また，義歯をずっとはずさずに生活している方も見かける。できる範囲での指導は必要であるが，定期的な歯科受診も促したい。最近は，訪問歯科も増えてきている。

● **食後の活動**

可能であれば食事のときと同様の姿勢を保ってもらう。逆流防止や座位時間の延長に繋がる。

● **その他**

自律神経機能の調節が困難な場合には食後の低血圧が出現することもあるため注意が必要である。

表4 食後評価の視点

服薬状況	スムーズに飲み込めず，喉に停滞してしまうことがある，残留感から何度も飲み込もうとする　など
口腔ケア	口腔ケア前には口腔内の残渣の確認も必要である，麻痺側に溜まりやすい　など
食後の活動	食後はできるだけ食事環境と同様の姿勢を保つことで逆流の予防にもなる　など
その他	食後の低血圧・嘔吐・声質やむせ・疲労感の確認，味はどうだったか，おいしかったかなどの確認　など

本項では，食事評価を行ううえで必要な視点として挙げた。実際の食事場面を見る機会がもてなくても，本項を通して，食事状況について質問する際のポイントや包括的な評価から食事場面にどう結びつけていくのかというヒントになれば幸いである。

最後に，**図2**の対象者は家族とともにとても協力的であった。1つの状況説明からさまざまなアイディアが生まれた（写真に至るまでに海水浴で用いる大きな浮き輪も使用している）。現場から学ぶことはたくさんある。このような経験を大事にしていきたい。

文献

1) 倉智雅子：摂食嚥下障害の臨床．言語聴覚研究 12（1）；19-25，2015．
2) 高木大輔，藤島一郎，大野友久，ほか：嚥下評価時の咽頭残留と握力・舌圧の関連．日本摂食嚥下リハ会誌 18（3）；257-264，2014．
3) 日本摂食嚥下リハビリテーション学会医療検討委員会：訓練法のまとめ（2014版）．日摂食嚥下リハ会誌 18（1）；55-89，2014．
4) Balafsky PC, Mouadeb DA, Rees CJ, et al.：Validity and reliability of the Eating Assessment Tool (EAT-10). Annals of Otology Rhinology & Laryngology 117; 919-924, 2008.
5) 日本摂食嚥下リハビリテーション学会医療検討委員会嚥下調査特別委員会．日本摂食・嚥下リハビリテーション学会嚥下調整食分類2013．日摂食嚥下リハ会誌 17（3）；255-267，2013．
6) Kaiser MJ, Bauer JM, Ramsch C, et al.：Validation of the Mini Nutritional Assessment Short-Form (MNA®-SF): A practical tool for identification of nutritional status. J Nutr Health Aging 13 (9); 782-788, 2009.
7) 久野真也，清水　一：高齢障害者に合った机・テーブルの高さの決定方法について．広島大保健ジャーナル2（2）；29-35，2003．
8) 林　伸幸，長瀬善一，横田由香，ほか：ベッドサイド・食堂のテーブルの高さについて．日本農村医学会雑誌 56（4）；638-642，2007．
9) 舘村　卓：臨床の口腔生理学に基づく摂食・嚥下障害のキュアとケア．医歯薬出版，113-116，2009．

VI部 総合アプローチ技能　　4章 ADL動作へのアプローチ

3 排泄

南條拓也

　排泄行為の特徴とは何だろうか。まず第一に生理現象であることが挙げられると思う。また整容や更衣は多くて1日にせいぜい3回、食事は間食を入れてもせいぜい4回だが、排泄の回数は約5〜7回と移動を除けば1日の生活のなかで最も多く繰り返される行為ということである。しかも、前述したように生理現象であるため自分の意思で「行うタイミング」を完全にコントロールすることは難しい。日常生活活動（activities of daily living；ADL）に介護が必要な場合、介護負担をよく耳にするのもこの排泄についてである。

　大抵のADL関連の教科書や論文には「排泄行為はその方の尊厳にかかわる行為であり、慎重にアプローチを行わないといけない」などといったことが書かれている。もちろん否定するつもりは毛頭ないが、実際の訪問現場では家族（介護者）の介護負担に直面することが多く、対象者、介護者ともに生活を成立させるためには介護負担の軽減を優先させることも少なくない。

　訪問セラピストは介護者の負担と対象者の尊厳とを常にすり合わせながらベストな排泄スタイルを設定することを心掛ける。

アプローチ・評価の視点

　排泄行為を工程分析すると**表1**のようにおおまかに分けられるだろう。これらのいずれかの工程に問題があり、かつ動作指導や環境調整で自立可能と予測される場合はさほど問題となることは少ない。

　介護者が自己流で行っていることが多いのは、介護者が排泄介助に介入し、特におむつなどの床上排泄ではなくトイレで行われる場合である（夜間に関してはおむつであっても介護負担につながる場合がある）。

　訪問セラピストは対象者の「できていない工程」を評価するよりも「安全に行える工程」に着目する。訪問経験の浅いセラピストは「介助下での排泄」に一度カテゴライズしてしまうと「排泄スタイルの質」まで意識が向いていないことが多い。実際には、工夫次第で対象者自身も一部自立できることがある（排泄スタイルの検討の方法は**図1**を参照）。

　介護負担や自立支援の観点から、対象者が排泄工程の一部でも自立できるように工夫する視点は見落としてはいけない。

> **ポイント**
> 訪問セラピストは対象者の「できていない工程」を評価するよりも「安全に行える工程」に着目する。

3 排泄

表1 排泄行為の工程

① トイレまでの移動
② ドアの開閉
③ トイレ内の移動
④ ズボン・下着（リハパン・パッド）を下ろす
⑤ 便座へ着座
⑥ 排尿，排便
⑦ 清拭
⑧ 便座からの立ち上がり
⑨ ズボン・下着（リハパン・パッド）を上げる
⑩ 水を流す
⑪ 手を洗う
⑫ トイレ内の移動
⑬ ドアの開閉
⑭ 移動

図1 評価の視点

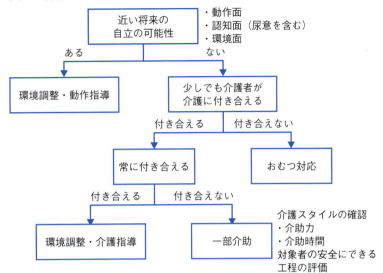

・動作面
・認知面（尿意を含む）
・環境面

介護スタイルの確認
・介助力
・介助時間
対象者の安全にできる工程の評価

訪問リハの実際

● 症例①

【症例】60歳代，男性。脳梗塞後遺症（左片麻痺 高次脳機能障害）車椅子レベル，ADL軽介助～中等度介助レベル

日中のトイレは自宅環境の問題からポータブルトイレを利用。以前は尿意を感じたらすぐに介護者を呼んでいたが，現在は少しずつポータブルトイレまで移動し，蓋を開けてから介護者を呼ぶことができるようになってきた。「それだけでも介護が以前より楽」とのこと（**図2**）。最近は「車椅子のブレーキを停め，立ち上がって介護者を呼ぶ」工程を練習中である。

図2 症例①

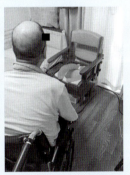

● 症例②

【症例】70歳代，女性。多系統萎縮症，車椅子レベル，ADL中等度～最大介助レベル

排泄介助は介護者（夫）がなんとか自宅トイレで行っていたが，夫の圧迫骨折を機に排泄介助が主な介護負担となった。特に下衣操作の際の立位保持の介助が負担であった。対象者，夫ともにトイレでの排泄を強く希望していたため，移乗支援用具を導入。自室トイレでの排泄が継続して可能となった（**図3**）。

図3 症例②

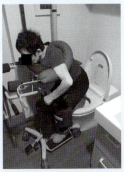

夜間の排泄について

　訪問リハビリテーション（以下，訪問リハ）の現場では夜間の排泄の問題に直面することがしばしばある。対象者にとっても介護者にとっても安眠できないことは著しく生活の質を落とすことになる。高齢者は日中より夜間の尿量が増える傾向があるため頻尿の方が多い（特に男性は前立腺肥大を患っている方が多いので注意が必要）。筆者も夜間の排泄の介護負担からショートステイの利用を繰り返し，最終的には施設入所となってしまった対象者を何人も見てきた。

　アプローチの視点だが，ここでは「1人で自立している」，もしくは「見守りが必要だが，隣で寝ていて，寝ぼけながら動作を見ていても大丈夫なレベル」で設定するように心掛ける。ポータブルトイレには拒否がある方は多いが，ポータブルトイレを使って自立度の向上が見込めるのであれば，見通しを伝えて導入を促してみたり，（訪問リハの）プログラムのなかにトイレ動作練習を組み込んだりして対象者が慣れるようにアプローチを行う。

　環境調整を行ったうえでも1人で自立することが困難なのであれば，おむつなどの床上排泄を勧めている。認知的にある程度しっかりしている方がおむつ排泄を強いられる環境は避けたいが，排泄介助が負担となって在宅生活を継続できない状況に陥る可能性が示唆された場合は，導入を促し理解を得るようにかかわるべきである。床上排泄でもパッドの工夫や福祉用具で最低限の快適さは得ることができる（図4，5）。また，おむつにおいても最近ではさまざまな種類が出ているので，把握しておくことが介護者への適切な情報提供につながるだろう。

　頻尿などで慢性的な睡眠不足であるなら，「ぐっすり寝ること」を優先して頻尿状態を改善できないか，泌尿器科の受診を促してみるのも1つの方法だろう。

> **ポイント**
> アプローチの視点では「1人で自立している」，もしくは「見守りが必要だが，隣で寝ていて，寝ぼけながら動作を見ていても大丈夫なレベル」で設定するように心掛ける。

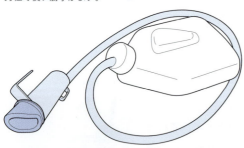

図4　受尿部別型集尿器
基本的に一側でも上肢が自由に使える方でベッド上の更衣と側臥位保持ができれば自立可能となることが多い。主に男性で使い勝手がよい。

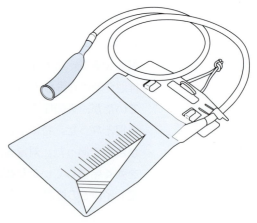

図5　コンドーム型集尿器
陰部にコンドーム型になっている先端を直接装着する。細かな形はメーカーによってさまざまだが，大まかには尿がチューブを通ってバッグへ流れる構造となっている。認知症でおむつはずしがある対象者などの介護負担は軽減可能となることが多い。先端部分は衛生面から使い捨てとなっている。

4 入浴

南條拓也

　入浴の役割として，まず身体の清潔保持やリラックスといったことが挙げられる．また，入浴が好きな高齢者も多く，楽しみ活動としての側面もある．

　入浴は立ち座り，歩行などの基本動作，洗髪・洗体動作や方向転換，跨ぎ動作などの応用動作で成り立っており，濡れた床面でそれらを遂行するため日常生活活動（activities of daily living；ADL）動作のなかでは難易度の高い項目である．さらに，心肺停止，脳血管障害，一過性意識消失などの体調変化のリスクもあるため在宅場面では通所サービスの利用を選択されることが多い．

　訪問現場において，継続的に入浴面にアプローチを行うことはそう多くない．ただ，通所サービスの拒否のある方や対象者本人の希望が強いケースなどはケアマネジャー，訪問介護士（以下，ヘルパー），看護師から入浴評価を依頼されることもあるため基本的な環境設定や福祉用具，跨ぎ動作のパターン，心疾患や呼吸器疾患を有する方に対しての留意事項は押さえておく必要があるだろう．

評価・アプローチの視点

　自宅での入浴を検討するに至るには，対象者本人の希望が発端となることが多い．そこに自立もしくは介護者やヘルパーが対応可能という人的環境が揃い，初めて自宅での入浴が可能となる．

　入浴の工程は**表1**のようにおおまかに分けられる．対象者の自立を妨げている工程を評価し，住宅改修や福祉用具の提案，動作方法の検討を行う．また，「浴槽内の浮力の程度」や「入浴後の少し濡れた状態での着衣」などと入浴評価に慣れるまでは動作のシミュレーションだけではイメージがつかないことも多いので，可能であれば実際場面での介入を心掛ける．

表1 入浴の工程

①脱衣室までの移動
②衣類の脱衣
③浴室への入室（ドアの開閉含む）
④シャワーチェアーなどへの着座
⑤洗髪・洗体
⑥浴槽移乗（跨ぎ動作）・着座
⑦浴槽からの立ち上がり
⑧浴槽移乗（跨ぎ動作）
⑨浴室内移動
⑩浴室からの退室（ドアの開閉含む）
⑪清拭
⑫衣類の着衣

事業所連携について

　実際の現場では，セラピストが「入浴の介助をする」ということが認められておらず，環境設定を行っても自立に至らなかった対象者に関しては家族などの介護者，ヘルパーに一連の入浴動作プランを伝達しなければならない。地域包括ケアシステムの構築が進んでいくと，今後，短絡的に「お風呂に介助が必要だからデイサービスを利用」とはならなくなってくることが予測される。そうなると訪問セラピストが現場で入浴評価を行うこともさらに増えてくるかもしれない。要支援者の対象者に関しては，近年特に自立支援の視点から訪問セラピストとヘルパーの連携が重要視されており，国から訪問セラピストへの期待は大きい。

　ヘルパーに動作的指導を行う際のポイントだが，安全な環境設定はもちろんであるが，「1人で行える工程」の評価や伝達も忘れずに行う。例えば，入浴前の衣類の脱衣や座位での洗体は自立できる方や，跨ぎの介助（見守り）だけでよい方もいる。「1人で行える工程」をうまく伝達できればその間介護者は別の用事を済ませることができ，介護負担の軽減にもつながる。また，最近の浴室には「呼び出し」ボタンが設置されているので，それらもうまく活用できるとよいと思われる。

環境設定ついて

　図1，2に在宅場面で頻繁に見かける一般的な手すりの位置を示す。伝い歩きでも歩行可能なレベルの対象者であればこの設定で十分なことが多い。

図1　一般的な手すりの配置①

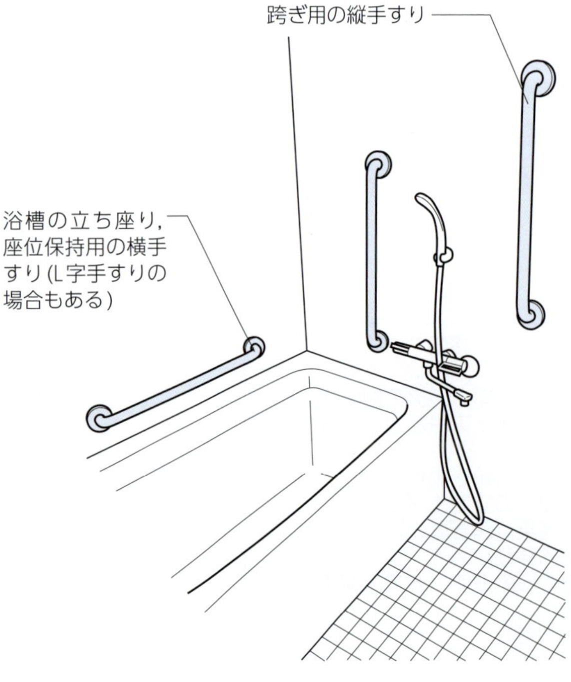

- 跨ぎ用の縦手すり
- 浴槽の立ち座り，座位保持用の横手すり（L字手すりの場合もある）

図2　一般的な手すりの配置②

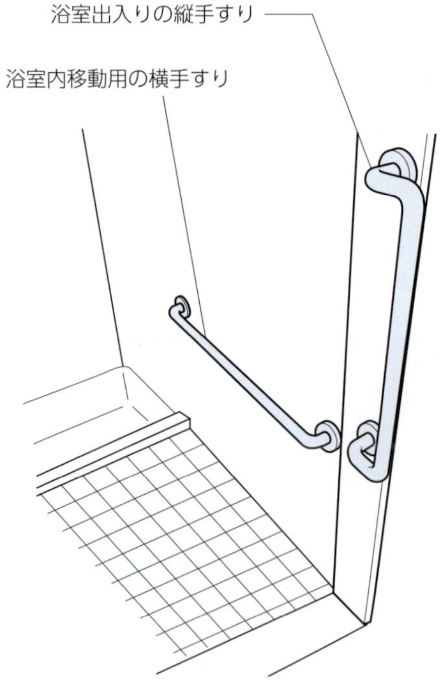

- 浴室出入りの縦手すり
- 浴室内移動用の横手すり

意外と便利で実用的な入浴関連の福祉用具など

オフセット手すり

主に浴室の出入り口に設置する。住宅改修にあたるが，浴室への出入りをこれ1本でまかなうことができる。個人的には対象者からの評判がよいように思う（図3）。

シャワーチェアー（回転式）

入浴評価動作の一連の動線を考えた際に，多くの方がシャワーチェアーまで数歩歩いて着座していると思われる（もちろん構造にもよるが）。このタイプのシャワーチェアーは座ったまま半回転することができるので，歩行での浴室内の移動を最小限に抑えることができる（図4）。

シャワーチェアー（背もたれなし）

座位が安定している対象者であれば，これ1つで洗体から浴槽移乗（座り跨ぎ）まで行える（図5）。

シャワーヘッド

浴室環境によっては蛇口とシャワーの場所が離れているところがある（古い住宅に多い）。このタイプのシャワーヘッドはワンタッチでON，OFFができるため，お湯を止めるためにわざわざ蛇口に移動せずに済む。最近ではホームセンターでも販売されている（図6）。

冒頭で述べたように，高齢者の入浴行為には医学的なリスクがつきまとう。病

図3 オフセット手すり
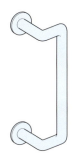

図4 シャワーチェアー（回転式）
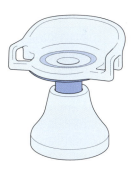

図5 シャワーチェアー（背もたれなし）
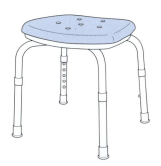

図6 シャワーヘッド（手元ボタン）
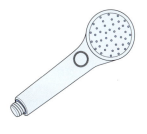

院や施設ではそれらの管理を医師や看護師が行っており，セラピストは動作・環境面の視点に偏りがちである．在宅ではかかりつけ医を除くと介入している医療従事者が訪問セラピストのみという環境も少なくない．

消費者庁は「人口動態統計を分析したところ，家庭の浴槽での溺死者数は11年間で約8割増加し，平成28（2016）年に5,138人となっています．そのうち高齢者（65歳以上）が約9割を占めており，高齢者は特に注意が必要です」と注意を呼びかけている[1]．また，植田らは高齢者の安全入浴10カ条（**表1**）を推進しているので，訪問セラピストならば頭に入れておくべきである．これらの10カ条に加え，既往に心疾患がある方は「静脈還流の過剰な増加や努力呼吸を避けるため肩や背中はタオルで覆って座位胸下までの半身浴とすること」や「洗髪や洗体動作は重症心不全患者には負担が大きいので介護者が行うことが望ましい」，「起立性低血圧を防ぐため出浴後，いったん座位をとってから立位をとる」などの疾患の特性上の留意事項もあるため，可能であれば医師の指示を仰ぐようにするとよい[3]．これらの留意事項を対象者はもちろんのこと，ヘルパーや家族に伝達していくことも訪問セラピストの大事な役割となってくる．

安全に自宅での入浴が可能となれば，対象者の自信や意欲へとつながり，「以前の趣味であった温泉旅行へ再び行けるようになる」といった参加場面の拡大，趣味・生きがいの再獲得につながることもある．対象者の明るい未来のために苦手意識をもたずに是非積極的に取り組んでいただきたい．

> **ポイント**
> 既往に心疾患がある方は疾患の特性上の留意事項もあるため，可能であれば医師の指示を仰ぐようにするとよい．

表1 高齢者の安全入浴10カ条

①冬は夜早めに入浴する
②食事直後，深酒直後，深夜，早朝は入浴を避ける
③冬は脱衣所，浴室の温度を上げる
④一番風呂はなるべく避ける
⑤入浴前後に水分補給する（入浴前は軽く，入浴後はコップ1杯）
⑥浴前後は家族に声をかける
⑦浴室内は滑らない工夫をする
⑧温度は39±1℃を基本とする
⑨かけ湯（かかり湯）をしてからゆっくり入る
⑩最初の3分間だけはぬるま湯で半身浴

（文献2より引用）

文献

1) 消費者庁：冬季に多発する高齢者の入浴中の事故に御注意ください！，2018．
   (http://www.caa.go.jp/policies/policy/consumer_safety/caution/caution_013)
2) 高齢者入浴アドバイザー協会：日本で初めて!! 高齢者の安全入浴に関する教本（植田理彦 監）；73，ブイツーソリューション，2016．
3) 樗木晶子，長弘千恵，長家智子，ほか：入浴の人体に及ぼす生理的影響―安全な入浴をめざして―．九州大学医療技術短期大学部紀要 29；9-15，2002．

1 高次脳機能障害と生活管理

園山真弓

　高次脳機能障害とは，病気や交通事故など，さまざまな原因によって脳に損傷をきたしたために生じる言語能力や記憶能力，思考能力，空間認知能力などの認知機能や精神機能の障害を指す。高次脳機能障害を呈する疾患の60〜70％を脳卒中（脳梗塞，脳出血，くも膜下出血）が占めている。平成27（2015）年に行った，大阪府の豊能圏域地域支援ネットワークの「高次脳障がい及びその関連障がいに対する支援普及事業」にて豊能圏域の各病院にアンケート調査を行った結果，回復期を退院する脳血管疾患患者の約半数に高次脳機能障害を認めていることがわかった[1]。回復期病院退院後も引き続きリハビリテーション（以下，リハ）を継続希望する対象者も増えており，訪問セラピストが高次脳機能障害を有する対象者を担当することも今後さらに増えてくるのではないかと考える。本項では，高次脳機能障害の症状別支援の視点ではなく，高次脳機能障害を有する方を担当したときの支援における必要な視点や連携方法，日々の介入における工夫などについて，事例を通して概説していく。

日常生活でどんな症状が問題となるか

　高次脳機能障害の代表的な症状を**表1**[2]に示す。例に挙げたのは一部であり，

表1　代表的な症状

1. 注意障害	例：すぐに飽きる，外部の刺激が気になって集中できない	
2. 遂行機能障害	例：1日の予定を立てられない，料理の手際が悪い	
3. 記憶障害	例：数日前の出来事を思い出せない，約束を忘れる	
4. 失語症	例：言葉がうまく話せない，理解できない	
5. 半側空間無視	例：おかずの左半分を残す，左側の柱によくぶつかる（左半側空間無視の場合）	
6. 地誌的障害	例：よく道に迷う，地図が読めない，自宅内でトイレを間違える	
7. 失認症	例：櫛を見ても何に使うのかわからない，歯ブラシで髪をとかす	
8. 半側身体失認	例：麻痺している上下肢に注意が払われない	
9. 失行症	例：お茶の入れ方を忘れてしまった	
10. 社会的行動障害	1　抑うつ状態	例：気分が落ち込みがち，引きこもり
	2　幻覚妄想	例：現実にはないものが見える，聞こえる
	3　興奮状態	例：ささいなことで興奮する
	4　意欲の障害	例：やる気がない
	5　情動の障害	例：暴言，暴力，衝動的
	6　不安	例：心配ばかりしている，何かに怖がっている
	7　その他	例：特定のものにこだわりが強い

（文献2）より改変引用）

日常生活の範囲が拡大すればするほど，さまざまな場面で問題が生じてくることが予測されるため，その都度状況を確認していく必要がある。

表1の症状に加え身体機能に制限がある場合は，身体機能面の問題でその動作が行えないのか，高次脳機能障害の影響で行えないのかなどの評価も必要となってくる。

介入を行ううえでの必要なポイント

● 生活状況の把握・連携の方法を考える

在宅生活支援を行うに当たり必要なことは，まず生活上で何に問題が生じているのかを把握することである。高次脳機能障害が「見えない障害」といわれているからこそ，日々生じている問題を把握し，1つずつ解決するための支援につなげていく必要がある。対象者自身から得ることはもちろんであるが，家族や他職種からの情報も収集し，スタッフ同士で共有することが必要である。常に家族が一緒にいる場合は，家族を中心とした情報の共有が可能かもしれないが，近年増えてきている（日中）独居の方の支援においては，情報共有方法から検討しなければならない。これまでの経験から有効だったのは，対象者にかかわる全員が書き込める「連絡ノート」（**図1**）を作成することである。セラピストだけが情報を得るのではなく，そのノートを通じて家族を含む支援者全員がその対象者の状況を把握することができる。しかし，押さえておかなければならないことは，連絡ノートを作成する目的をしっかり説明すること。訪問介護・訪問看護などの他職種でも記録ノートを書いていることが多く，それにプラスして連絡ノートの記載も行うというのはかなりの手間となってしまうことを念頭に入れてから提案する必要がある。

> **ポイント**
> ノートを通じて家族を含む支援者全員がその対象者の状況を把握することができる。

● 自身の障害にどの程度気づいているか

高次脳機能障害者の社会復帰支援を行ううえでしばしば問題となるのは，自身の障害にどの程度気付いているかである。最近では入院期間の短縮や，身体機能に問題がない症例においては入院自体がストレスとなり自身の状態を把握できずに（する間もなく）退院してくる場合も多い。身体障害がなく高次脳機能障害の存

図1 実際に利用していた「連絡ノート」

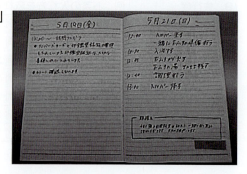

在がわかりにくいタイプでは,「買い物に行って会計を忘れてお店を出ようとしてしまう」や「電車に乗るための切符が購入できない」など生活における失敗体験の積み重ねが増え,挫折してしまうことがある.また,障害を軽視し訓練の必要性を理解できないことで,メモやアラームといった代償手段なども導入できず失敗につながってしまう.図2は阿部(1999)が名古屋市総合リハビリテーションセンターにおける高次脳機能障害者に対するアプローチの基本を社会適応モデルとして示した図である.

訪問リハビリテーション(以下,訪問リハ)の支援においても,認知障害や行動障害がある高次脳機能障害者に対し,実生活で生じた失敗体験や成功体験を通じて適切なフィードバック,アプローチを行うことで障害の認識に結び付けていく.それらを繰り返していくことで,対象者自身が自分の強みの部分を活かせるような行動が(自らの行動への工夫が)できるよう支援しつつ,生活空間の環境調整をすることで生活への適応を図っていく必要がある.対象者自身が気付いた点から1つずつ問題解決していくことが重要で,そこからさらに他への気付きとなるようにアプローチすることも大切である.

ポイント
実生活で生じた失敗体験や成功体験を通じて適切なフィードバック,アプローチを行うことで障害の認識に結び付けていく.

図2 社会適応モデル

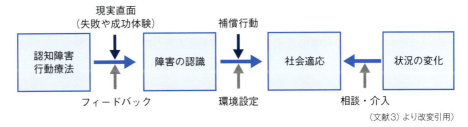

(文献3)より改変引用)

● **目標設定を行う**

退院直後は,日々生じる問題に対してどのように解決していくかが支援の中心になることが多い.そのため周囲との連携や家族からの情報収集,代償手段の検討が主となり「生活の安定」が目標となりやすい.ある程度の安定が得られれば,具体的目標設定を行う必要がある.「1人で留守番ができるようになる」や「ヘルパーさんと一緒に家事ができるようになる」,「1人で買い物に行けるようになる」など,本人だけでなく家族からの意見も取り入れながら目標を考え,それを達成するためのプログラムを組み立てていく必要がある.

ポイント
本人だけでなく家族からの意見も取り入れながら目標を考え,それを達成するためのプログラムを組み立てていく.

訪問リハの実際

最近では1人で生活している方に訪問リハを提供する機会が増えている.以下の事例も,発症前から独居でありパートでの収入と年金で生活をされていた方である.身体障害はないものの,失語に加え注意障害などの高次脳機能障害が残存していた.回復期病院の退院前カンファレンスから参加した事例である.退院当

初から金銭管理に対する不安が強く，「自分でお金の管理をしたい」という強い希望があった。

● **事例紹介**

> **【症例】** 60歳代後半，女性，要介護1
> 脳出血により右上下肢麻痺，失語・喚語困難，自発性の低下などを呈した。回復期病院退院直前（発症から4カ月後）には，麻痺などはなく身体機能面としては特に問題ない状態まで改善していた。退院前に在宅サービスにかかわる事業所と病院スタッフ・本人・家族にてカンファレンスを実施し，情報の共有を図った（**表2**）。

病前の生活スタイル：・食事は基本惣菜を購入か外食。ご飯は炊いていた。
　　　　　　　　　・友達が多い。
　　　　　　　　　・お金に対しては几帳面（家計簿も作成していた）。

退院からの経過・アプローチ・連携について**表3**に示す。

できることは少しずつ増え，障害の認識もかなり向上している段階である。今後は，行政サービスなども取り入れながらいかに自立した生活が営めるかを考えていく必要がある。

この事例は家族やサービス関係者だけでなく，「友人」との関係が大きく役立っ

表2 退院前にサービス間で共有した情報

本人の状態	・動作面は問題なし ・金銭管理・ガスや火を使う家事・慣れない環境などは援助が必要 ・聴覚的理解が低下。喚語困難や新しい場面においては失行様症状も出現 ・書字障害があるが，部分的には読めることもあり（書き取りも部分的に可） ・計算は困難。メモを取る・新聞を読む・切符を買うなどは援助が必要 ・自分の状態を伝える・値段の判断・電話を受けるのは可能な場面が多い ・部分的に障害への理解はできているものの，現実的にできること，できないことの判断には曖昧さが残る
障害への認識	「生活するのは大丈夫。字は書けないし読みにくいからリハビリは続けたい。お風呂のガス操作は心配なのでヘルパーさんと一緒にしたい」
家族との関係性	もともとかかわりが少ない（十数年会っていなかった）が，必要最低限の支援はする 月1回対象者宅に訪問し，金銭管理を含めた支援をしてもらうことになる
退院後のプラン	買い物，調理，お風呂目的にて退院直後は毎日ヘルパー介入予定。作業療法士による訪問リハを2回/週介入予定（訪問看護の必要性は本人理解できず）

た事例である．支援の内容には出てこないが，友人からのフィードバックも障害の認識が進んだ要因の1つである．

表3 退院後の経過・アプローチ・連携

	本人の状態，障害の認識	リハ支援	連携
退院〜1カ月	・服薬：飲み忘れが多い． ・買物：1人で買い物が可能．支払も店員に財布を提示して取ってもらうことで対応できるようになる． ・毎日誰かが来ると負担と訴えあり． ・「どこでもいいので，働きたい！」	・お薬を色分けし，わかりやすいように工夫． ・作業所を提案．作業所スタッフとも連携し，体験利用（⇒本人が断る）． ・生活するうえで必要な「住所と名前」が手本を見て書けるようにも支援．自主トレとして作成．	【ケアマネとの連携】 ・状況を伝え，ヘルパー回数（3回／週）を減らす． ・市への申請書類に住所名前の記入が可． 【作業所との連携】 ・障害への認識程度などの情報を伝達する．
2〜3カ月	・「仕事がしたい」 ・金銭管理：家族が訪問時に引き出していることに対して不満あり． 「私のお金なのになぜ自分でできないのか？」 一方で手元にあるだけ使ってしまうこともあり．	・できること，できないことを毎回一緒に確認． ・金銭管理：どの程度月々使っているかを把握することを目的に「お金管理ノート」を作成． ・数字や計算に焦点を当てたアプローチへ．	【訪問介護との連携】 ・（余った時間で）使ったお金の計算を一緒に行う． 【家族からの提案】 ・お小遣い帳の作成依頼．
	「お金管理ノート」	電卓の工夫	
4〜5カ月	・「前のように働くことはできない．でも，（ボランティアなど）何かしたい」 ・「お金の引き出しはなぜ自分で行ったらダメなの！？」 ・電卓の使用が定着．ミスが減る．	・金銭管理目的で，電卓の使用を試みる．→使用しないボタンは隠すことでエラーの回数が減少． ・家族を交えたサービス担当者会議の開催をケアマネに提案．	【サービス担当者会議】 ・情報共有． ・お金の引き出しを部分的に本人に行ってもらうことで家族も承諾．
6〜7カ月	・金銭管理について：「（姉妹に）頑張っている部分を見てもらって，認めてもらう」 ・「2カ月間の管理を自分で行う」という目標を立てる． ・6ケタの計算（足し算，引き算）が電卓を使って可能となる．	・2カ月分まとめて引き出してもらい，管理ができるように目標を共有． ・毎回どの程度残っているかの確認．銀行ATMのタッチパネルを想定した練習も開始．	

訪問リハにて高次脳機能障害を有する方を支援するにあたっては，特に他職種・その方の周囲の協力が必要不可欠である．「その人らしい生活」を再獲得するためにも，いかに連携を図っていくかが大切である．

文献
1) 平成27年度 豊能圏域 ネットワーク会議「地域社会とつながるために〜医療・福祉・地域からの検証〜」研修会資料．
2) 高次脳機能障害者地域支援ハンドブック，改訂第3版（東京都心身障害者福祉センター 編）；19，東京都心身障害者福祉センター，2016．
3) 長野友里：高次脳機能障害のawareness．高次脳機能研究（旧 失語症研究）32（3）；433-437，2012．
4) 種村留美：高次脳機能障害に介入するとはどういうことか．高次脳機能障害マエストロシリーズ4 リハビリテーション介入（鈴木孝治，早川裕子，種村留美，ほか 編）；2-8，医歯薬出版，2006．

Ⅵ部 総合アプローチ技能　6章 住環境の調整方法

1 住環境整備の具体例

園山真弓

　住環境整備とは居住者の住環境に対するニーズを把握したうえで，心身の状態に合わせたハード（物理的環境）とソフト（人的・制度的・社会システム環境）を構築することによって，住環境を個人的に，社会的に整えていくことを指す[1]。つまり，住環境整備とは福祉用具や住宅改修だけでなく，家の中の整理整頓や家具を動かすこと，日曜大工（do it yourself；DIY）などの工夫をすることも含まれている。**図1**は対象者の家族が生活のなかで工夫したDIYの一例である。本項では住環境整備を考えるうえでのポイントや実行に至るまでの連携方法，ケアマネジャーや業者との調整方法などについて概説する。

図1 家族による工夫

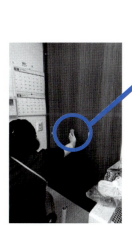
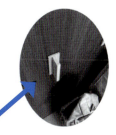

車椅子に乗ったままで扉を用意に開けられる工夫：両面テープで扉の真ん中に木の板で取手を設置。

住環境整備を行ううえでの考え方

> **ポイント**
> 住環境整備を考えるときにはまず「心身状態・ADL動作」の評価を元に"生活課題を抽出し，対象者（家族）との合意形成を得る"ところから始まる。

　住環境整備を考えるときにはまず「心身状態・日常生活活動（activities of daily living；ADL）動作」の評価を元に"生活課題を抽出し，対象者（家族）との合意形成を得る"ところから始まる。対象者自身の頑張りとセラピストの介入により動作の自立が得られるかどうかの予測を立てる。自立が困難と判断した場合に，環境因子を踏まえたうえで住環境整備を検討し，実行に移していく（**図2**）。

●心身状態・ADL動作の把握

　まずは，日常生活上で何に問題が生じているかを把握する。疾患（廃用の要素が強いのか，進行性かどうか）や障害，生活動作能力だけでなく，年齢や性別，禁忌事項なども把握していく必要がある。また，対象者自身の意欲（生活に対するモチベーションが高いか否か）によっては，訓練することで獲得できる動作な

図2 住環境整備を考える流れ

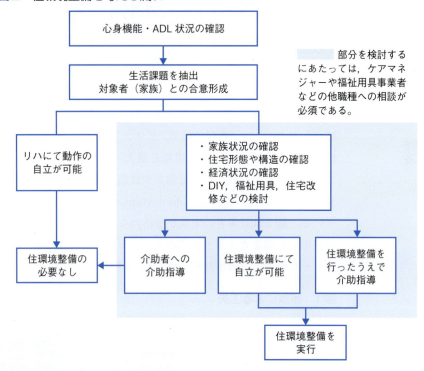

のか，住環境を整備することで介助から自立に変更できるのか，それとも介助者の介護負担を軽減する目的で考えるのか，など検討するうえでの方向性が変わってくる．

● **家族状況の確認**

- **家族構成，同居家族構成**：同居家族の生活のしやすさも考慮する必要がある．
- **家族関係**：本人との関係性だけでなく，介護者同士の関係性も把握できるとよい．
- **介護の担い手は誰か？**：同居家族が介護の中心になるとは限らない．近隣に住んでいる子供が中心的な介護の担い手になっていることも多い．また，サービススタッフが中心になることもある．
- **住環境整備の決定権は誰がもっているのか？**：対象者本人に説明することはもちろんであるが，家族のなかで誰に説明を行うと家族全員の意思確認が円滑に進むかのポイントとなる．
- **介護者の介護能力はどうか？**：介護者の体格や筋力・体力，器用さなどによっては，整備した環境をうまく使いこなせないことがある．車椅子を介助する際の操作技術によっては，車椅子の選定機種も変わってくる．

● **住宅の形態や構造の確認**

持家なのか賃貸なのかによっても，住環境整備の選択肢が変わる．住宅改修を行ううえでは，住宅の形態や構造（木造なのか鉄筋コンクリートなのか）も大切な情報である．賃貸であれば管理会社への確認なども必要となってくるため，もし

> **ポイント**
> 同居家族が介護の中心になるとは限らない．

不可だった場合の代替え手段の検討や，改修許可が下りるまでの対応方法の検討なども必要となる。

住宅のチェックポイント

- 形態や構造
- 賃貸か持ち家か→賃貸なら管理会社への確認
- 改修許可が必要か

● 経済状況の確認

住環境整備を行うには必ず費用がかかる。介護保険で給付する住環境整備サービスには，住宅改修費支給・福祉用具貸与・特定福祉用具購入費支給があり，各サービスには利用限度額が設定されている。しかし，制度を利用するにしても各家庭のお金に対する価値観は違うため，まずはどの程度費用がかかるかという説明や，可能であれば課題を解決するためのプランを複数提示できるほうがよい。住宅改修の制度については，p.176，「住宅改修の基礎と応用」を参照。

上記の点を総合的に捉え，介助指導なのか，住環境整備の必要性があるのかなどを判断していく。

> **ポイント**
> 各家庭のお金に対する価値観は違うため，まずはどの程度費用がかかるかという説明や，可能であれば課題を解決するためのプランを複数提示できるほうがよい。

ケアマネジャーや多職種との連携を図るタイミング

基本的に訪問リハで支援するには，適宜関係職種との連携は必須である。住環境整備に関する連絡だけでなく，生活課題の共有や介護負担感などについての情報，訪問リハで取り組んでいる目標など定期的にケアマネジャーに連絡を入れることを勧める。ではどのように進めていくかであるが，まずはケアマネジャーに相談することである。本人・家族から直接セラピストに相談されたことに関しても，介護保険のサービス（住宅改修・福祉用具貸与・福祉用具購入）を利用する内容については，その場で答えを出さずまずはケアマネジャーに相談してほしい。可能であればケアマネジャーと福祉用具レンタル業者（または住宅改修業者）と同行訪問（実際は訪問リハの時間に同席してくれることが多い）を行い，実際の住環境において本人・家族・ケアマネジャー・業者・セラピストで解決策を検討する場を設けるべきである。セラピストの役割の1つは，困っている状況やその原因を他職種等に説明することである。問題が明確化することで，ケアマネジャーや業者からさまざまな案を出してもらうことができ，選択の幅も広がる。業者から実際の福祉用具や手すりのサンプルなどを持ってきてもらい動作の確認を行うことで環境整備後の生活イメージが想像しやすくなるため，同行訪問前に業者と直接連絡をとることが望ましい（事前に相談することで，検討する福祉用具が絞れるなどメリットが大きい）。しかし，ケアマネジャーによっては「業者との連絡調整は必ずケアマネジャーが行うべき」という考えをもたれている方もいるので，

> **ポイント**
> 本人・家族から直接セラピストに相談されたことに関しても，介護保険のサービスを利用する内容については，その場で答えを出さずまずはケアマネジャーに相談。

ケアマネジャーのスタイルは必ず確認していただきたい．

住環境整備の実際

● 事例1：住居の引越しに伴う大幅な改修の検討

70歳代前半，女性．夫と2人暮らし．右片麻痺があったが車椅子にてトイレまでの一連の動作は自立していた．

住環境整備検討までの流れ：引越し前から訪問リハにて理学療法士が週1回の頻度でかかわっていた．今後の生活をもう少し便利にしたいということで，終の棲家として中古マンションを購入．購入したマンションは玄関から廊下・廊下から各部屋（浴室やトイレ，リビングなど）の間に4〜7cmの段差があった（**図3**）．

そのため，引越前に住宅改修&リフォームを行うこととなった．夫は当初玄関から各部屋すべての段差を解消しようと考えていたが，段差の高さがそれぞれの部屋で異なっていたため，すべての段差を解消するにはかなりの費用を要した．そのため，本人・家族・ケアマネジャー・住宅改修業者（兼，福祉用具レンタル業者）・マンション管理会社・リフォーム業者・訪問セラピストが一同に集まり改修案を再検討することになった．

改修箇所を焦点化：夫は日中地域のボランティアなどで外出することが多かったため，トイレまでの一連の動作の自立が最優先課題となった．まずは，日中生活する場（部屋）を決めてもらい，そこからの動線を考えることとなった．現状の能力だけからでなく，数年後も継続的に行える動作を視野に入れて検討した．

結果：トイレと浴室につながる部屋と廊下の高さを合わせ，リビングから廊下まではスロープを作製することに決定した．スロープの勾配に関しては，利用してい

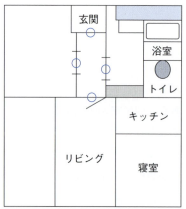

図3　見取り図

○は段差部分

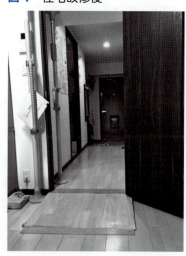

図4　住宅改修後

た通所リハのセラピストと連携し，容易に自走できる勾配（スロープの距離）の評価を依頼した（**図4**）。引越ししてから1年半経過しているが，現在もトイレへの一連の動作は自立しており，夫も日中の外出やボランティア活動が継続できている。

● 事例2：ケアマネジャーとの調整に時間を要した事例

70歳代後半，女性，ADL全介助，小柄。夫（80歳代）との2人暮らし。近隣在住の子供が介護の中心を担っていた。

住環境整備検討までの流れ：玄関から門扉までに5段の階段（**図5**）があり，それまでは夫と子供の2人介助で行っていたが，夫への負担が大きく他の外出方法を検討したいという希望があった。

セラピストからケアマネジャーに対して家族の意向などを踏まえて報告・相談（提案）するものの，ケアマネジャーはすでに業者に相談し，改修案を検討していた。家族も迷っていたことに加え，ケアマネジャーの考えとセラピストの考えが合致せず折り合いがつかない状態が続いた。

そこで今回の目的を家族と再確認し，課題解決手段についてメリット・デメリットについてまとめたものをセラピストが作成した。また，環境調整後の介助イメージがつきやすいように福祉用具レンタル業者にも協力を依頼し，車椅子階段昇降機のデモを行った。ケアマネジャーの意見も取り入れつつ，実際に福祉用具のデモを行う際にはケアマネジャーにも同席してもらい，家族の反応などを共有した。

図5 階段部分

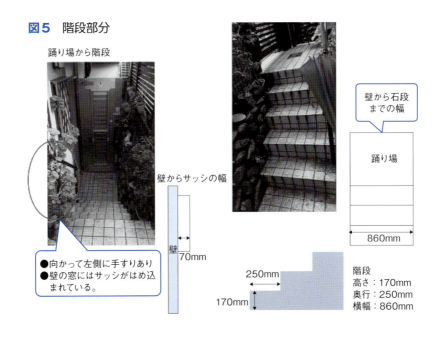

結果：改修は行わず，当面は福祉用具で対応することとなった．今後福祉用具でも対応が難しくなれば大幅な住宅改修を検討していく予定である．

　住環境整備とは，本人や家族にとっては生活に変化をもたらすことでもある．そのため，元の状態に戻すことが難しい住宅改修に関しては特に慎重になる必要がある．こちらがよかれと思って提案したことでも，対象者および同居者の気持ちを傷付けることがあるということを頭の片隅に入れておいてほしい．

文献
1) 野村 歡, 橋本美芽：OT・PTのための住環境整備論, 第2版；54-78, 三輪書店, 2016.

1 外出支援を行う際に必要な視点

鳴尾彰人

一言に「外出」といってもその意味は広く多様性をもつ。広義に捉えると家から外に出ることのすべてを含む。一方で「閉じこもり予防」の観点から捉えると，通院やデイサービスの利用などは外出に含まず，散歩や買い物などを目的とするものを「外出」と狭義に定義する場合もある[1]。さまざまな視点から「外出」に関する報告がなされているが，訪問リハビリテーション（以下，訪問リハ）で外出を支援することの本質は，その人がその人らしい，より充実した生活を送るための支援であるということである。本項では，外出に影響を与える要因から外出方法を検討するための考え方，実際に外出を行う前にしておかなくてはいけない準備について概説する。

外出に影響を与える要因

『閉じこもり予防・支援マニュアル』によれば，外出頻度が減少し閉じこもりになる要因には，高齢者の身体的，心理的，社会・環境要因が相互に関連するとされている[2]（図1）。

図1 外出に影響を及ぼす要因

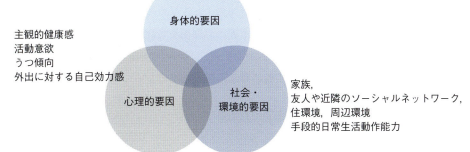

（文献2）より改変引用）

身体的要因は老化による体力低下や脳卒中などの疾患，転倒経験，認知機能，日常生活活動（activities of daily living；ADL）能力などが含まれる。心理的要因には主観的健康感や活動意欲，うつ傾向，外出に対する自己効力感などが含まれ，社会・環境要因には家族，友人や近隣のソーシャルネットワーク，住環境，手段的日常生活活動能力が含まれる。

こうした要因が相互に関連することは閉じこもりに関する研究で報告されている[2-6]。虚弱高齢者を対象とした外出頻度に関する研究では，男性であること，近所への外出能力が高いこと，転倒経験がないこと，1週間の交流日数が多い人ほど外出日数が多いことが報告されており[3]，杖や装具を用いて歩くことができる在宅脳卒中患者を対象とした報告では，転倒に対する自己効力感が高い人（転倒せずに活動できるという自信が高い人）や，親しい親戚や友人が多い人ほど外出頻度が高いとされている[4]。

さらに，これらの要因のどの側面が強く影響しているかによって，「移動能力が低いために閉じこもっているケース」と「移動能力は高いにもかかわらず閉じこもっているケース」とに分けることができる[5]。3側面を整理し，閉じこもりの要因を分析することで，効果的なアプローチを立案することができる。

外出方法を検討する際の考え方

訪問リハ場面で外出方法を検討する際，①外出目的と目的地までの距離・環境，②今後その外出を行う頻度，③家族の支援，④金銭面，⑤移動能力（歩行能力や車椅子移動能力），⑥不安や恐怖が与える動作・活動への影響について検討を行う。

目的地まで距離があり自家用車による家族の支援が得られない場合，バスやタクシーなどの交通機関の利用を検討する。タクシーは，身体障害を有する高齢者の約9割が単独または介助者の助けがあれば利用が可能と答えており[7]，金銭面に余裕のある人や外出頻度の低い場合は身体的・心理的に小さな負担での外出が可能になる。

一方，買い物や通院のように頻度の多い外出の場合や金銭的な余裕のない家庭においては，毎回のタクシー利用は非現実的である。バスや電車などの公共交通機関を，どういった移動手段（歩行なのか車椅子なのかといった）で利用するかについては家族の支援や本人の心理面を考慮して検討する。

このように①～⑥のポイントによって実現可能かつ継続可能な方法が変わるため，外出方法は柔軟に考える必要がある。

実際に外出する前の準備

外出練習は，対象者自身が外出に対して抱いている漠然とした不安の解消や，課題の明確化，モチベーションの向上など，対象者・セラピストの両者にとって有意義である。一方でさまざまなリスクも伴うため念入りに準備を行いたい。

表1に準備するポイントを示す。

外出練習は日々のリハビリテーション（以下，リハ）と異なる内容となるため，成功するか否かで今後の外出に対する精神的な影響が変わってくる。十分に準備して臨みたい。

> **ポイント**
> 外出方法を検討する際，①外出目的と目的地までの距離・環境②今後その外出を行う頻度③家族の支援④金銭面⑤移動能力⑥不安や恐怖が与える動作・活動への影響について検討。

表1 外出の準備のポイント

ケアマネジャーと事前に打ち合わせておく	①外出支援を行う目的を利用者・家族・ケアマネジャーと共有していることが大前提 ②対象となる利用者の介護保険点数の把握とケアマネジャーとの相談の下で，実施日や単位数を設定
セラピストが注意して準備する	③経路の把握（休憩場所・トイレ，エレベーターの位置・坂道・横断歩道・段差・階段の手すりなど） ④バスや電車を利用する場合は発着場所と時間の把握 ⑤アクシデント発生時の対応方法と緊急連絡先の把握 ⑥費用負担の説明・同意を得る ⑦バスや電車などの支払い方法の確立 ⑧歩行能力評価と経路把握からの所要時間シミュレーション

外出支援のフォローアップ

同じ経路や方法で行っていてもさまざまなことが起こりうるのが外出である．例えばバスや電車の利用中に尿意を催し，普段よりも性急に動作を行い転倒しかけたり，普段は人の少ない歩道が夏休みなどで子供や自転車が多く，いつもよりも身体的，精神的に疲労を感じたりすることもある．またバスなどは運転手により発着場所の歩道から離れた場所に停まることもあり，一度歩道から車道に下りて再度バスのステップを上らなくてはならないこともある．

外出が一度成功したからよしとするのではなく，その後の情報を適宜収集し，新たな課題に対応していく必要がある．

> **ポイント**
> 外出が一度成功したからよしとするのではなく，その後の情報を適宜収集し，新たな課題に対応していく．

外出支援を行うにあたり，外出に影響を与える要因，外出方法の設定，外出を行うにあたっての準備について概説した．外出は日常の生活の幅を広げる役割から非日常をつくり生活の質（quality of life；QOL）を高める役割とその意義は大きい．その人がその人らしくいきいきと生活するために，その人にとっての外出の役割を考えることが外出支援の一歩目である．

文献

1) 米田 香，安田直史，村田 伸：通所リハビリテーション利用者の外出行動の有無と身体機能に関する前向き研究．ヘルスプロモーション理学療法研究 2 (1)；33-36, 2012.
2) 「閉じこもり予防・支援マニュアル」分担研究班：閉じこもり予防・支援マニュアル（改訂版）；4-6, 厚生労働省，2009.
   (www.mhlw.go.jp/topics/2009/05/dl/tp0501-1g.pdf)
3) 中村恵子，山田紀代美：虚弱高齢者の外出頻度とその関連要因．日看研会誌 32 (5)；29-38, 2009.
4) 大山幸綱，吉本好延，浜岡克伺，ほか：在宅における脳卒中患者の閉じこもりに関連する要因解析－自力で外出可能な患者の検討－．高知リハビリテーション学院紀要 10；45-50, 2009.
5) 新開省二：閉じこもり研究の現状と課題--閉じこもりに対して地域保健活動をどう展開するか．秋田公衛誌 2 (1)；1-6, 2005.
6) 山崎幸子，藺牟田洋美，橋本美芽，ほか：地域高齢者の外出に対する自己効力感尺度の開発．日公衛誌 57 (6)；439-447, 2010.
7) 目黒 力，湯沢 昭：高齢者・障害者のための外出支援の現状と対策－グループタクシーの導入を目的として．日本建築学会計画系論文集 80 (714)；1843-1852, 2015.

コラム⑩ 在宅リハと障害者スポーツのかかわり

田代雄斗

　人々がスポーツをする目的は，「健康の維持・増進」，「仲間との交流」，「技術の向上や大会で勝つこと」などさまざまである。これは障害のある人々にとっても同様であろう。加えて「障害による機能の維持・回復」という目的でスポーツに参加する方も多くいる。それぞれの目的に合わせて理学療法士としてスポーツにかかわるなかで，臨床はもちろんのことそれ以外でも活躍の可能性があることを紹介する。

わが国における障害者スポーツ

　わが国における障害者スポーツは，昭和39（1964）年に東京パラリンピックが開催されて以来，厚生労働省の管轄下で福祉施策の一環として振興が図られてきた。その後，2011年にスポーツ基本法が施行，翌年3月にスポーツ基本計画が策定されてからは，スポーツ施策の一環として普及・振興が図られることとなった。さらに，平成25（2013）年に東京オリンピック・パラリンピックの開催が決定したこともあり，平成26（2014）年からは多くの事業の所轄が文部科学省に移管され，平成27（2015）年10月にはスポーツ庁が設置された。このように障害者スポーツを取り巻く環境は大きく変化している。

　また，2020年には東京でオリンピック・パラリンピックが開催される。これを機に障害者がスポーツに参加しやすくなることや障害者も生活しやすい街にするようなさまざまな活動が行われることが期待される。障害者基本法では，「障害者」について「身体障害，知的障害，精神障害（発達障害を含む），その他心身の機能の障害（以下，「障害」と総称する）がある者であって，障害及び社会的障壁により継続的に日常生活又は社会生活に相当な制限を受ける状態にあるものをいう。」と定義されている。各種スポーツにおいてはさらに細かい分類が行われ，円滑に競技が実施可能な仕組みが作られている。

東京パラリンピックにおける競技種目

　22競技があり，それぞれの競技によって身体における必要な能力が異なる。競技種目としては，パラ陸上競技，ボッチャ，自転車競技，馬術，車椅子バスケットボールなどさまざまなものがあるが，今回は筆者がかかわりのあるボート競技を一例に説明をしようと思う。ボート競技は，1人，または複数の選手でボートを漕ぐ競技である。選手は障害の程度によって競技種目が異なり，PR1（腕と肩のみで漕ぎ，歩行ができない車椅子の選手が対象），PR2（胴体と腕を使って漕ぐことができる。下肢切断，脳性麻痺などの選手が対象），PR3（両脚もしくは片脚と胴体，腕を使って漕ぐことができる。上下肢麻痺，脳性麻痺，視覚障害などの選手が対象）のいずれかにクラス分けされる（図1）。そして，クラスごとに4人の漕ぎ手（男女混成2：2）と1人のコックス（指示，舵を握る人）で1チーム（クルー）の「フォア（4人それぞれが一本のオールを漕ぐ）」，男女混成（1：1）の2人乗り「ダブル・スカル（両手漕ぎ）」，男女別の1人乗り「シングル・スカル（1人乗り，両手漕ぎ）」の3種目4競技がある。競技は浮き（ブイ）で仕切られた直線2,000mで行われる。各ボートはスタートの合図に合わせて同時に漕ぎ始め，ボートの先端がゴールを通過した順に順位がつけられる。

図1 障害者ボート競技種目一覧

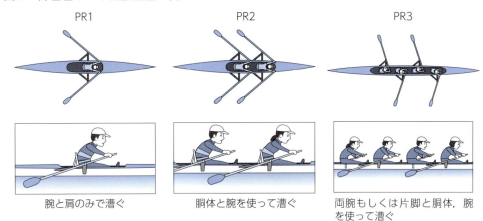

障害者ボート競技のNPO法人　琵琶湖ローイングクラブ

　筆者がかかわる障害者ボート競技のNPO法人である琵琶湖ローイングクラブは，高校時代から社会人になるまでボート競技を行っていた代表の親族が二分脊椎障害を負ったことがきっかけで設立した団体である．活動は，滋賀県の琵琶湖・瀬田川水域を中心に行っている．所属する選手は高校生～中高年と年代もさまざまで，疾患も先天的な二分脊椎，脳性麻痺や，後天的なバイク事故による末梢神経損傷，脳出血後の片麻痺などの多くの方がいる．2016年のリオパラリンピックの日本代表最終選考にも選出された選手も在籍しており，2020年の東京パラリンピックを目指して日々トレーニングを行っている．

筆者のかかわり①選手のケア，トレーニング，セッティングアドバイス

　筆者は自身のボート競技経験と理学療法の専門知識を地域医療，地域スポーツの現場に昇華させるためにNPOと連携するようになった．活動は主に選手の身体評価を通して普段のケアやトレーニング，競技を行う際の道具のセッティングのアドバイスなどを行っている．具体的には，二分脊椎の選手で足関節の底屈筋力がまったくない選手の場合，ボートを漕ぐときに足底面全体が接地しないため効率が悪くなってしまっていた．そのため，補強材を利用する提案を行い実用化させている．また，片麻痺がある方の場合は，左右で足の固定具の高さを調整して対応した．また，バイク事故による末梢神経障害がある方の場合はオールの持ち手にサポーターを用いたりするなど，解剖運動学に精通した理学療法士がかかわることで競技能力の向上につながるケースも実際にある．それに加えて障害者特有のトレーニング中に起こりうる症状（てんかんなど）に対する対応方法を，活動のサポートを行うコーチや親御さんに対してレクチャーし，安全に活動を継続できるサポートも実施している．

筆者のかかわり②事業のシステム作り

　組織がNPO法人であるということから，理学療法士としての臨床的なサポート以外に事業を継続していくためのシステム作りにもかかわっている．当NPOで行っている大きな事業形態としては①グッズ販売と②支援型自販機の設置があり，今後は③スタッフや選手による運動教室の開催，④学校における講演事業，⑤企業研修なども展開予定である．①のグッズ販売は滋賀県内で広報のイベント開催時に行っている（**図2**）．②に関しては，地域の民間事業者と提携して敷地内に設置をしている（**図3**）．③に関しては，地域の障害者就労支援施設などで障害者に対してボート競技のためのトレーニング器具であるエルゴメーターを用いた運動教室を開催済である．ま

図2 広報イベント
①イベントブース

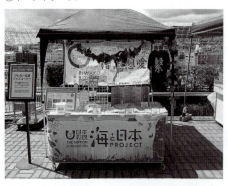

②グッズ

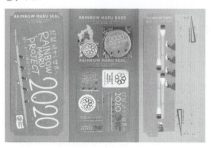

図3 支援型自販機

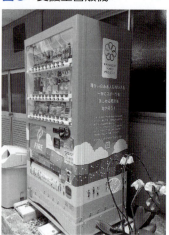

た，指定運動療法施設という月会費を医療費控除の対象とできる施設を設立して，地域の障害者のみでなく子どもや高齢者も利用できる施設の設立を目標に提携病院との交渉を進めている。④に関しては，特に筆者らの活動する滋賀県大津市ではいじめの問題も大きく取り上げられていることから，障害のある者がスポーツを通して精力的に活動している姿を伝えることで地域の子供にもインパクトを与えることができる。⑤に関しては，障害者雇用の増率や社会的責任を果たす割合が高くなる企業において，採用や定着率アップにつなぐ目的で実施する。

　以上のように筆者は理学療法士として障害者ボート競技を行うNPO法人にかかわって活動をしているが，地域での活動を継続するためには臨床的なかかわり以外にも収益事業のコンサルティングを行うなどさまざまな形で貢献できる形があると考えている。国際的に活躍する車椅子のトップアスリートであるハインツ・フライ選手が残した言葉で，「障害のない人はスポーツをしたほうがよいが障害のある人はスポーツをしなければならない」というものがある。この言葉も単に身体機能の維持・向上を目的にスポーツが重要という意味だけではなく，社会的なつながりを形成して生活の質を高める意味でもスポーツには大きな可能性があると考えている。実際に本NPO法人にかかわっている選手のなかでは，日々の仕事にも好影響を及ぼした事例があることから，社会的に問題になっている障害者の就労支援の課題に対しても好影響があると考えられる。これを機に地域で行われている障害者スポーツの活動にも注目し，地域の生活をサポートするうえでのアプローチの1つにしていただければ幸いである。

障害者スポーツと訪問リハ

　現在は訪問をはじめとする在宅リハビリテーションにかかわるセラピストは増加傾向にある。また，訪問リハビリテーション（以下，訪問リハ）に携わる多くのセラピストは，対象者のゴールをADL・IADLの自立（生活を安定して送れること）に設定しがちではないだろうか．対象者のQOLの向上を目的とするならば，「生活にスポーツを取り入れる」といった，より一歩踏み込んだゴール設定も必要かもしれない．

　今回はボート競技にすでに取り組んでいるケースを事例として紹介したが，障害者スポーツにかかわる機会をもっていなかっただけの対象者に今後出会うこともあるだろう．そして，訪問リハの対象者が障害者スポーツに興味をもっているものの始め方がわからないといった場面に出くわすかもしれない．筆者のように，日常的に地域のスポーツ団体とかかわる機会を設けていれば，対象者のアクセスは容易であるが，地域の団体を周知することは一朝一夕でできることではない．しかし，近年はICT (Information and Communication Technology) の発展により，障害者スポーツへのアクセスも以前に比べて簡易化されている．近年運用されている日本財団のマイパラ (https://www.parasapo.tokyo/mypara/) というサイトを利用して自分に合ったスポーツや近隣のチームを探すこともできるので，この場で活用をお勧めする．

コラム⑪ 開発途上国と国内地域医療との繋がり

辰巳昌嵩

日本が実施する開発途上国への保健医療分野における取り組み

開発途上国への保健医療分野におけるわが国の取り組みは，政府開発援助（official development assistance；ODA）として独立行政法人国際協力機構（Japan International Cooperation Agency；JICA）が各国で支援を行っている．支援形態はそれぞれの国の情勢を踏まえ，状況に応じた手法が選択される．医療分野に限定して述べるが，技術協力プロジェクトであれば，行政と医療機関に対するヘルスプロモーションを目的に，運営能力強化を主体に介入する．また，そのプロジェクト自体のモニタリング・評価体制の整備なども担っている．さらに，このプロジェクト運営を現場で支援する技術者として，専門家とよばれるコンサルタント職や青年海外協力隊（看護師，保健師，栄養士，理学療法士，放射線技師など）の派遣を行っている．ほかにも，無償資金協力として医療器材整備などの支援が挙げられる．このなかで一般にも広く知られている支援の1つが青年海外協力隊（JICAボランティア）の活動ではないだろうか．

JICAボランティアの立場を通して経験した開発途上国の地域医療（図1）

筆者は，東アフリカのタンザニア連合共和国に派遣されていた経験を有する．タンザニアの中心に位置するドドマ州の州立病院にJICAボランティアとして所属し，理学療法診療と運営をサポートした．現地医療を取り巻く環境は，医師をはじめとした医療従事者の不足，CTやMRIなどの検査機器の未設置・未整備や医薬品の不足に加え，検査や手術自体の技術も十分ではない状況であり，標準医療の早急な底上げが望まれる環境であった．

また，医療現場だけでなく，生活における環境も医療アクセスという点で課題を抱えている．まず費用として，タンザニアは国民の大多数が農業に従事しており，保険への加入自体が一般に普及していない．そのため医療費は自ずと高額となる．さらに，交通手段の課題もある．タンザニアは一般的に自動車で移動することが多く，なかでも乗り合いのバイクやワンボックス車が主流である．これらの車両は，セカンドハンド，サードハンドの中古車が大多数を占め，どれだけ多くの客が乗せられるかという目的でセルフカスタマイズされており，乗り心地は考慮されていない．そのうえ，村へ続く道は大きな石や凸凹が多数ある未舗装の砂地の道路である．つまり地域住民が何らかの疾病や傷害を負った場合，医療機関へ向かうということは，未舗装道を中古車で長距離移動することが前提となり，費用や身体的負担から受診をためらう原因となっている．

また，救急対応の事例だけでなく，医療アクセスに障壁がある環境は，定期受診/健診や服薬指導，リハビリテーション指導などの継続した介入を妨げる状況をつくる．つまり，設備や制度が十分に整備されていない環境での事故や疾病の発症は，重傷や重篤な後遺症に直結するのはもちろん，継続した治療を必要とする場合においても弊害を生じさせる．要するに，開発途上国の人々にとって，医療的ケアを受けることは容易なものではないのである．

そして，このような状況はタンザニアに限らず，多くの開発途上国において類似した課題を抱えているのが現状である．

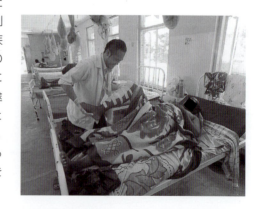

図1　開発途上国における保健医療へのアクセスの3つの障壁

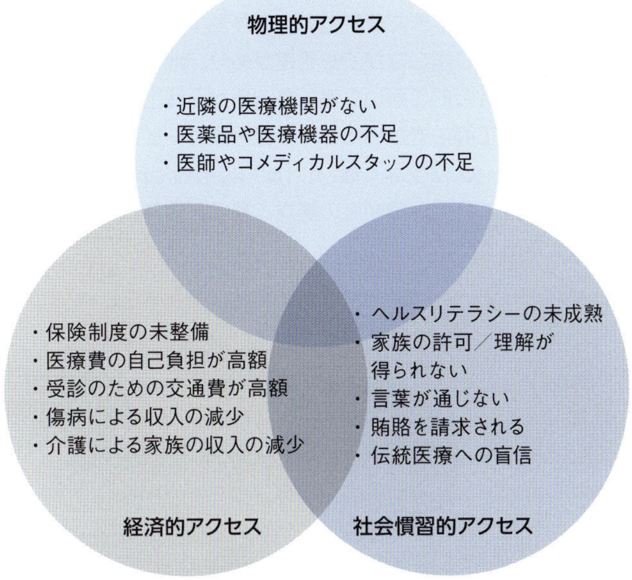

物理的アクセス
- 近隣の医療機関がない
- 医薬品や医療機器の不足
- 医師やコメディカルスタッフの不足

経済的アクセス
- 保険制度の未整備
- 医療費の自己負担が高額
- 受診のための交通費が高額
- 傷病による収入の減少
- 介護による家族の収入の減少

社会慣習的アクセス
- ヘルスリテラシーの未成熟
- 家族の許可／理解が得られない
- 言葉が通じない
- 賄賂を請求される
- 伝統医療への盲信

（文献2）より作成）

なぜ開発途上国にヘルスリテラシーの向上が求められるのか

　開発途上国において，限られた人材と資源での対応が求められている医療現場では，目の前の疾病に対処することが優先とされ，疾病を予防するという概念に及んでいない。つまり，保健医療課題の対策として疾病予防は重視されておらず，わが国では当たり前のように一般化された教育機関や地域コミュニティーでの健康教育，食育，健康診断などの制度づくりまで政策が及んでいない。すなわち，この環境のままでは，開発途上国の人々のヘルスリテラシーが育まれ難い現状がある。

　しかしながら，開発途上国における医療サービスの向上を目的とした政策が急速に整備され，基本医療や交通環境，費用の課題が一斉に改善することは現実には起こりえないだろう。そのため，環境の整備と並行して疾病を予防するという概念を育むことが，開発途上国の保健医療における課題の改善を促す有効な手段ではないだろうか。現に，世界保健機関（World Health Organization；WHO）においても，ヘルスリテラシー（健康を増進し維持するための情報にアクセスし，理解し，使う個々の能力[1]）の向上が世界各国のヘルスプロモーションの重要な戦略の1つであるとの見解を示している。つまり，医療アクセスが整備/迅速化された先進国とよばれる国々よりも，設備や制度が十分に整備されていない環境こそ自らの力で健康を維持する必要があるのではないだろうか。

　言い換えれば，開発途上国における現地の人々は，現時点での対策として自らの手で疾患と障害を予防する手段を手に入れる必要があるといえる。傷病を重篤化させないために，自らの力で健康を維持/増進できるようになることが重要だと考える。

ヘルスリテラシーを育む

　WHOは「健康な生活を営むことを基本的な人権とし，健康の維持増進と疾病の予防（特に一次予防と二次予防）を徹底し，ヘルスリテラシーを向上させると共に，人々をとりまく社会環境を改善（医療アクセスの向上，治療や検査の向上，食習慣の見直しなど）する必要がある」と言及

している[1]。

　近年，国際社会の取り組みによって5歳未満児の死亡数は減少し，大きな成果を出している。しかしながら，世界ではまだ億単位の人々が基本的な保健医療サービスを利用できていない現状にある。さらに，同じ国のなかでも格差があり，地方・へき地居住者，低所得者に加え女性，障害者，民族などの社会的に弱い立場にある層が保健医療サービスから取り残されている。彼らは医療費や交通費が工面できないため，保健医療サービスの利用を控えるといった悪循環のなかに身を置いているケースが少なくない。「能力に応じた負担」と「必要に応じた給付」を原則に，費用を社会が負担する社会保障制度の確立と整備が望まれており，医療保険などの医療保障制度の整備が重要となっている[2]。

図2　貧困化の原因

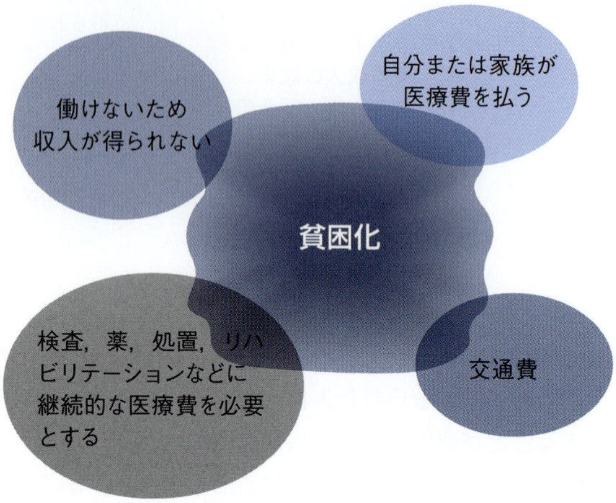

（図：貧困化を中心に，「働けないため収入が得られない」「自分または家族が医療費を払う」「交通費」「検査，薬，処置，リハビリテーションなどに継続的な医療費を必要とする」の4要因を示す）

　一方，医療保障制度の整備をただ待つのではなく，現場では教育機関や地域コミュニティーにおける健康教育，食育，健康診断などに取り組み，制度づくりと現場アプローチの並行したヘルスプロモーションの実施が必要である。

　現場におけるヘルスプロモーションとして，各地域の医療職による地域コミュニティーに入り込んだ支援は重大な役割をもつ。なぜなら，地域に入り込んだ医療従事者は，現場のニーズを把握し，地域全体の人々とリスク保因者の双方へのアプローチを可能とし，コミュニティー全体の健康状態の改善を目指す立場となりえるからである。

　しかしながら，地域コミュニティーにおけるヘルスプロモーションは，あくまでも主体は地域住民であることを常々意識しなければならない。そして，アプローチする側は，現場にある資源を用いて地域住民の1人ひとりが自覚的に健康改善に取り組むことを前提に，主体となる地域住民を側面から支援する姿勢が必要となる。なぜなら，先進国の技術者が開発途上国のコミュニティーに対し，先進国で行われている保健医療サービスをそのまま一方的に導入しようと働きかけたところで，外国式の手法がそのまま提供できる訳ではないからである。強行すれば人材や機材，知識や技術がままならず，たちまち機能しなくなることが容易に予測できる。例えば，ある開発途上国の地域で生活習慣病の改善を目的とした食事指導を行うとする。現場で利用できる教材は乏しく，一般的に流通している食品は限られている。また，親しみのない食材や調理法を勧められたところで，現地の人々にとって食生活改善の必要性は理解が得られるはずはなく，行動変容を起こすことは到底達成しえないだろう。つまり，異なる文化形態で構成された国への介入は，その国の文化に合わせて行わなければならないということである。

開発途上国において現地の人々を対象としたヘルスプロモーションを効果的なものにするためには，現地の人々を尊重し，信頼関係を築きあげ，人々の文化社会背景を理解し，そのアプローチが人々の生活に沿ったものでなければならないのである。

開発途上国と日本国内との共通点
　WHOが指針を示しているヘルスリテラシーの向上は，開発途上国だけの対策課題ではないと筆者は考えている。近年，日本国内は少子高齢化の進行で人口減少が進み，地方の過疎化が進んでいる。次第に医療機関は都市への移転が進行し，地方では医療過疎地が増えることが予想される。地方のクリニックにおいて医師の駐在割合が減少すれば，血圧や血糖値測定，食事指導，運動指導，服薬指導，創傷や潰瘍の処置など，健康維持にかかわる取り組みすべてにおいて，各地域の医療従事者が任される分野はさらに拡大させなければならなくなる。今後，地域で活動する医療従事者は，地域に根ざした包括的な活動をより一層求められてくるだろう。

　そして，地域に根ざした包括的な活動を遂行するためには，一次予防に焦点をあて，地域コミュニティー，職場，教育機関において，健康教育や啓発活動による健康増進の働きかけを実行していくことが役割となってくる。さらに，地域のリスク保因者に対しては，より専門性の高い保健指導，健康相談，健康教育や健康増進プログラムの企画など，疾病予防や健康増進を図る取り組みが求められる。このことから，在宅医療にかかわるセラピストも同様に，疾病や障害の専門職から，健康科学全般の専門職として認識を改め，専門技能を発揮していく役割を担わなければならなくなると予測する。

　つまり，国内地域におけるヘルスリテラシーの向上には，各地域のコミュニティーに根ざした医療従事者の共同/協働した地域全体のサポート体制の在り方が重要となる。そして，地域の人々の生活に沿ったアプローチを模索して取り組むという重要な点は，前述した「開発途上国への支援」と根幹で繋がっているのではないだろうか。

文献
1) WHO: Health literacy, solid facts, 2013
　 (http://www.euro.who.int/en/publications/abstracts/health-literacy.-the-solid-facts)
2) JICA独立行政法人 国際協力機構
　 (https://www.jica.go.jp/topics/2017/20171120_01.html)

索　引

あ
- 悪性症候群 154
- アセスメント 52, 68
- アマンタジン 155

い
- 意識障害 134
- 移乗 240
- 痛みの評価 277
- 一次救命処置 133
- 一次予防 53
- 医療保険のリハ 28
- 胃瘻 118, 218
- インスリン 156
- 陰洗ボトル 210
- インターフェロン製剤 46
- インテーク面接（受理面談） 62
- インフォーマルサポート 197
- インフォームド・コンセント 16
- 陰部洗浄 211

え
- 栄養アセスメント 50
- 栄養ケア・ステーション事業 51
- 栄養失調スコア 125
- エードック 19
- 嚥下 46, 154, 284
- 円背 239
- エンド・オブ・ライフケア 71

お
- 嘔吐 154
- 悪心 154
- おむつ交換 208

か
- 介護給付費実態調査 23
- 介護支援専門員 94
- 介護福祉士の働き 36
- 介護保険のリハ 28
- 外出支援 309
- 介助グローブ 233
- 介助指導 181

か（続き）
- 疥癬 135
- 学齢期 114, 116
- 学齢期以降 115
- 家族との連携 38
- 滑脳症 112
- カナダ作業遂行測定 19
- 看護師の働き 32
- 関節可動域 260, 266
- 感染対策 251
- がんに対するリハ 150
- カンファレンス 34, 79, 81
- 管理栄養士の働き 48
- 緩和ケア 150

き
- 気管支拡張薬 46
- 気管切開 117
- 義歯 227
- 義肢装具士 57
- 機能訓練担当職員 187
- 機能的自立度評価表 31, 44, 108
- 気分が落ち込む 46
- 吸引器 138
- 救急要請 145
- 急変時 145
- 狭心症 133, 155
- 強心配糖体製剤 46
- 胸椎の痛み 126
- 胸痛 131
- 興味・関心チェックシート 100
- 起立性低血圧 154
- 筋萎縮性側索硬化症 43, 48
- 緊急対応を要する場合 131
- 筋弛緩薬 157
- 筋力増強訓練 262
- 筋力低下 136, 157
- 筋力低下をきたす原因 261

く
- 薬の心身への影響 45
- 車椅子 14

け
- ケアプラン 68, 173
- ケアマネジメント 67, 173
- ケアマネジメントプロセス 68, 174
- 経管栄養 118
- 経口血糖降下薬 156
- 脛骨動脈 133, 145
- 頸髄損傷 119
- 傾聴技法 99
- 頸椎症 13
- 頸動脈 133
- ゲイトソリューション継手 59
- けいれん発作 133
- 血圧降下薬 46
- 結合型連携 71
- 幻覚 155

こ
- 抗悪性腫瘍薬 46
- 降圧薬 155
- 抗ウイルス薬 135
- 抗うつ薬 46, 154
- 抗凝固薬 157
- 口腔機能の観察ポイント 224
- 口腔ケア用自助具 43
- 口腔保湿剤 225
- 抗けいれん薬 157
- 高血圧 90, 155
- 抗結核薬 46
- 抗血栓薬 157
- 抗コリン薬 46, 155
- 高次脳機能障害 297
- 抗精神病薬 46, 154
- 更生用装具 60
- 抗てんかん薬 46
- 抗認知症薬 155
- 抗不安薬 46, 154
- 興奮 155
- 抗リウマチ薬 158
- 高齢者に対する接し方 99
- 高齢者の皮膚の特徴 214
- 誤嚥 131

呼吸回数の観察 142
呼吸不全 131
国際生活機能分類 50, 107, 260
骨粗鬆症 157
骨粗鬆症薬 158
困難事例 54

さ
サービス担当者会議 78
サービス調整会議 63
サービス付き高齢者住宅 74
座位姿勢の評価 238
最終域感 267
在宅移行期 148
在宅医療 52, 148
在宅医療・介護連携情報共有
　システム 34
在宅介護 38
在宅酸素療法 140
在宅人工呼吸器 117
在宅中心静脈栄養法 46
催眠作用 154
三次予防 53
酸素解離曲線 142

し
歯科衛生士の在宅訪問 41
脂質異常症治療薬 156
自主トレーニングの指導 38
姿勢の評価 231
事前意志決定 133
舌体操 226
疾患修飾抗リウマチ薬 158
失禁 136
疾病管理指導 181
質問法 99
児童発達支援 185
紙面での記録 34
就学前 114
住環境 39
住環境整備 306
住環境評価 177
住宅改修に関する制度 177
住宅型有料老人ホーム 74
重篤副作用症状 160

終末期 78, 254
住民による活動支援 54
主治医（かかりつけ医） 94
主訴 100
出血量からみたショッククラ
　ス分類 142
障害児支援利用計画書 182
焦燥 154
小児在宅医療 112
小児訪問リハの対象 112
小脳出血 14
情報収集のポイント 93
食後評価 288
食事評価 285
食前評価 282
褥瘡 46, 118, 217
食欲亢進 46
食欲減退 46
食欲低下 155
徐呼吸 91
徐脈 91, 133
視力障害 46
進学後 186
人工肛門 220
心身機能に影響を与える可能
　性がある薬剤 46
深達度分類 217
診療ガイドラインを用いた
　SDM 21

す
錐体外路症状 154
水頭症 112, 119
水分摂取量 12
睡眠導入剤（睡眠薬） 12, 154
スキンケア 215, 218
スキン・テア 215
ステロイド（薬） 46, 157
ストーマ 220
スライディングシート 232
スルホニル尿素 156

せ
生活行為聞き取りシート 100
生活相談員 37

清拭 209
精神神経用剤 46
精神変調 157
切創 216
セロトニン症候群 154
染色体異常 112
全身観察 139
前頭側頭型認知症 42
せん妄 134, 157

そ
装具ノート 59
装具の耐用年数 59
総合感冒薬 12
創傷 216
相談支援専門員 182
ソーシャルワーカー 62

た
退院後 28
退院支援 54
体温 90
体重減少 49, 125
大腿骨頸部骨折 11
対話 64
唾液腺マッサージ 226
多系統萎縮症 291
多職種協働食支援 152
多職種の在宅チーム 78
立ち上がり動作準備期 240
脱水 244
ダブルハンド法 166

ち
地域医療構想 52
地域ケア会議 7, 63, 198
地域におけるセラピスト 54
地域包括ケアシステム 53
窒息 131
注意障害 157
腸瘻 118
治療用装具 60
鎮痛薬 158

つ
椎骨脳底動脈循環不全 126

て

低栄養状態 47
低温熱傷 217
低血圧 90
デイサービス 37
低ナトリウム血症 220
てんかん 112
転倒 46, 135, 154, 157
転倒時の対応 273
転倒による外傷 126
電動歯ブラシ 43
転倒予防 270
転倒を起こしやすい薬剤 162

と

疼痛 126
糖尿病薬 156
頭部打撲 135
都市部における訪問リハ 190
閉じられた質問 99
突発的睡眠 155
努力様呼吸 131

な

ナラティヴ 62

に

ニーズ 37, 69, 100
ニーズに基づく実践 62
ニーズを聴取する質問例 103
二次予防 53
日常生活活動 4
乳がん 11
ニューキノロン系抗菌薬 46
乳児期 116
入退院時 37
乳幼児期 186
入浴評価 293
尿閉 134, 154
人間作業モデル 100
認知機能障害 135

ね

ネットワーキング 64
眠気 154

の

脳幹梗塞 10

脳梗塞後遺症 291
脳室周囲白質軟化症 112
脳出血 13
脳性麻痺 118
脳卒中 59

は

パーキンソン病 39
パーキンソン病治療薬 155
徘徊 136
バイタルサイン 45, 88, 139, 157
排痰補助装置 117
排尿障害治療薬 157
吐き気 155
激しい頭痛 131
橋渡し型連携 71
バスタオルの活用 234
パソコンの設定手順 14
発熱 134
馬尾症候群 125
歯磨き 43

ひ

非がん疾患における緩和ケア 150
皮疹 135
非侵襲的陽圧換気 117
非ステロイド性消炎鎮痛薬 158
皮膚裂傷 215
開かれた質問 99
頻呼吸 91
頻脈 91, 157

ふ

ファシリテーター 80
不安 154
福祉用具 39
福祉用具事業所 94
福祉用具の活用 237, 242
復唱法 18
腹痛 131
ブクブクうがい 225
服薬指導管理 45
不随意運動 155

不整脈 155
不眠 46
プラスチック装具 59
ふらつき 46, 157
不良肉芽 220

へ

へき地の訪問リハの資源 201
ヘルスコミュニケーション 16

ほ

放課後等デイサービス 186
膀胱直腸障害 125
訪問介護員（ホームヘルパー） 94
訪問看護師 33, 94
訪問看護ステーションによる訪問リハ 190
訪問セラピストに求められる感性 70
訪問薬剤管理指導業務 44
訪問リハ開始時期 28
訪問リハ計画作成 29
訪問リハの介入フェーズ 77
訪問リハの提供実態 23
訪問リハビリテーション計画書 175
訪問リハビリテーションサービス 174
訪問リハビリテーション指示書 175
ホームプログラム指導 181
保健師の種類 52
歩行障害 135
ポジショニング 235
ボディメカニクス 230

ま

末期がん 48
末梢体温の確認 145
慢性痛 276

み

ミオクローヌス 154
味覚異常 46
脈の速度の確認 145
脈拍測定 91

索引

脈拍測定部位 …… 166

む
むくみ …… 46

め
めまい …… 157

も
目標設定 …… 76
物を落としやすい …… 46
問診 …… 99

や
夜間の排泄 …… 292
薬剤過敏性 …… 12
薬剤性パーキンソニズム …… 159

よ
幼児期 …… 114, 116
抑うつ …… 136, 157
予備能力 …… 185

り
リスク管理 …… 88
利尿薬 …… 156
リハ会議 …… 8, 30
リハ事業所による訪問リハ …… 189
リハビリテーション中止基準 …… 89
リハマネジメント …… 107

れ
裂傷 …… 216
レッドフラッグ徴候 …… 124
レビー小体型認知症 …… 12
連携の時期 …… 71
連絡手段 …… 96

ろ
老老介護 …… 74

A
ABCDEアプローチ …… 145
ACE阻害薬 …… 46
activities of daily living（ADL） …… 4
advance care planning（ACP） …… 133
Aid for Decision-making in Occupation Choice（ADOC） …… 19
amyotrophic lateral sclerosis（ALS） …… 43, 48
angiotensin-converting enzyme（ACE）阻害薬 …… 156

B
Barthel Index …… 44, 108
basic life support（BLS） …… 133

C
Canadian Occupational Performance Measure（COPM） …… 19
choice talk …… 18
closed question …… 99

D
decision aid（DA） …… 19
decision talk …… 18
disease modifying antirheumatic drugs（DMARDs） …… 158

E
eating assessment tool（EAT-10） …… 284

F
functional independence measure（FIM） …… 31, 44, 108

H
Hofferの分類 …… 239
home oxygen therapy（HOT） …… 140
home parenteral nutrition（HPN） …… 46

I
information and communication technology（ICT） …… 14, 34, 50
informed consent（IC） …… 16
instrumental activities of daily living（IADL） …… 19
International Classification of Functioning, Disability and Health（ICF） …… 50, 107, 260
interprofessional work（IPW） …… 5

N
non-invasive positive pressure ventilation（NIPPV） …… 117
non-steroidal anti-inflammatory drugs（NSAIDs） …… 158

O
open question …… 99
option talk …… 18
Oral Health Assessment Tool（OHAT） …… 223

R
range of motion（ROM） …… 260
red flags …… 124

S
SBAR法 …… 147
shared decision making（SDM） …… 16
shared decision makingの9steps …… 17
SPDCAサイクル …… 107
sulfonylurea（SU）製剤 …… 156

T
teach back …… 18

V
vertebrobasilar insufficiency（VBI） …… 126

訪問リハビリテーション アドバイスブック

2018年　4月　1日　第1版第1刷発行
2023年　5月 30日　　　　第2刷発行

■監　修　青山朋樹　あおやま　ともき
　　　　　高橋紀代　たかはし　のりよ

■編　集　辰巳昌嵩　たつみ　まさたか

■発行者　吉田富生

■発行所　株式会社メジカルビュー社
　　　　　〒162-0845 東京都新宿区市谷本村町2-30
　　　　　電話　03(5228)2050(代表)
　　　　　ホームページ　https://www.medicalview.co.jp

　　　　　営業部　FAX 03(5228)2059
　　　　　　　　　E-mail　eigyo@medicalview.co.jp

　　　　　編集部　FAX 03(5228)2062
　　　　　　　　　E-mail　ed@medicalview.co.jp

■印刷所　シナノ印刷株式会社

ISBN 978-4-7583-1914-0　C3047

©MEDICAL VIEW, 2018. Printed in Japan

・本書に掲載された著作物の複写・複製・転載・翻訳・データベースへの取り込みおよび送信（送信可能化権を含む）・上映・譲渡に関する許諾権は，（株）メジカルビュー社が保有しています．

・JCOPY〈出版者著作権管理機構　委託出版物〉
本書の無断複製は著作権法上での例外を除き禁じられています．複製される場合は，そのつど事前に，出版者著作権管理機構（電話 03-5244-5088, FAX 03-5244-5089, e-mail：info@jcopy.or.jp）の許諾を得てください．

・本書をコピー，スキャン，デジタルデータ化するなどの複製を無許諾で行う行為は，著作権法上での限られた例外（「私的使用のための複製」など）を除き禁じられています．大学，病院，企業などにおいて，研究活動，診察を含み業務上使用する目的で上記の行為を行うことは私的使用には該当せず違法です．また私的使用のためであっても，代行業者等の第三者に依頼して上記の行為を行うことは違法となります．